战略性新兴领域"十四五"高等教育系列教材

纳米材料与技术系列教材　　总主编　张跃

生物医用纳米材料

赵宇亮	陈春英	刘　颖	白云洋	陈　宽	陈　亮	戴志飞
邓旭亮	丁建东	江圣杰	蒋心驰	高建青	顾　臻	兰天龙
李　娟	李方园	李洪军	李佳阳	林楚冰	刘安安	刘冬生
刘　晶	刘　洋	凌代舜	孟　幻	聂广军	庞代文	邵安良
申有青	宋　旭	王　均	王黎明	汪贻广	王亚玲	王育才
吴爱国	肖百全	相佳佳	许华平	许杉杉	张　凯	张　强
		张学慧	张宇琪	赵　潇		

编

机 械 工 业 出 版 社

本书为教育部战略性新兴领域"十四五"高等教育系列教材、纳米材料与技术系列教材之一。生物医用纳米材料主要包括可用于药物递送、生物成像、组织修复和疾病诊断等生物医学领域的纳米材料，属于纳米技术与生物医药的融合交叉研究领域。本书共8章，以纳米材料的特殊性质为纽带，涵盖生物医用纳米材料的分类、应用、评价技术及监管科学，重点阐述生物医用纳米材料在疾病治疗、组织修复与再生、医学诊断、疫苗领域的应用。

本书可作为纳米科学与工程和生物医学工程等相关专业本科生和研究生的学习用书，也可供从事生物纳米材料研究、生产、检测的科研人员及企事业相关工作人员使用。

图书在版编目（CIP）数据

生物医用纳米材料 / 赵宇亮等编. -- 北京：机械
工业出版社，2024.12. -- (战略性新兴领域"十四五"
高等教育系列教材) (纳米材料与技术系列教材).
ISBN 978-7-111-77662-8

Ⅰ. R318.08
中国国家版本馆 CIP 数据核字第 2024CC1792 号

机械工业出版社（北京市百万庄大街22号　邮政编码100037）
策划编辑：丁昕祯　　　　　　责任编辑：丁昕祯
责任校对：龚思文　陈　越　封面设计：王　旭
责任印制：邓　博
天津市银博印刷集团有限公司印刷
2024年12月第1版第1次印刷
184mm×260mm・15印张・367千字
标准书号：ISBN 978-7-111-77662-8
定价：69.00 元

电话服务　　　　　　　　　网络服务
客服电话：010-88361066　　机 工 官 网：www.cmpbook.com
　　　　　010-88379833　　机 工 官 博：weibo.com/cmp1952
　　　　　010-68326294　　金 书 网：www.golden-book.com
封底无防伪标均为盗版　机工教育服务网：www.cmpedu.com

编　委　会

序

人才是衡量一个国家综合国力的重要指标。习近平总书记在党的二十大报告中强调："教育、科技、人才是全面建设社会主义现代化国家的基础性、战略性支撑。"在"两个一百年"交汇的关键历史时期，坚持"四个面向"，深入实施新时代人才强国战略，优化高等学校学科设置，创新人才培养模式，提高人才自主培养水平和质量，加快建设世界重要人才中心和创新高地，为2035年基本实现社会主义现代化提供人才支撑，为2050年全面建成社会主义现代化强国打好人才基础是新时期党和国家赋予高等教育的重要使命。

当前，世界百年未有之大变局加速演进，新一轮科技革命和产业变革深入推进，要在激烈的国际竞争中抢占主动权和制高点，实现科技自立自强，关键在于聚焦国际科技前沿、服务国家战略需求，培养"向极宏观拓展、向极微观深入、向极端条件迈进、向极综合交叉发力"的交叉型、复合型、创新型人才。纳米科学与工程学科具有典型的学科交叉属性，与材料科学、物理学、化学、生物学、信息科学、集成电路、能源环境等多个学科深入交叉融合，不断探索各个领域的四"极"认知边界，产生对人类发展具有重大影响的科技创新成果。

经过数十年的建设和发展，我国在纳米科学与工程领域的科学研究和人才培养方面积累了丰富的经验，产出了一批国际领先的科技成果，形成了一支国际知名的高质量人才队伍。为了全面推进我国纳米科学与工程学科的发展，2010年，教育部将"纳米材料与技术"本科专业纳入战略性新兴产业专业；2022年，国务院学位委员会把"纳米科学与工程"作为一级学科列入交叉学科门类；2023年，在教育部战略性新兴领域"十四五"高等教育教材体系建设任务指引下，北京科技大学牵头组织，清华大学、北京大学、浙江大学、北京航空航天大学、国家纳米科学中心等二十余家单位共同参与，编写了我国首套纳米材料与技术系列教材。该系列教材锚定国家重大需求，聚焦世界科技前沿，坚持以战略导向培养学生的体系化思维、以前沿导向鼓励学生探索"无人区"、以市场导向引导学生解决工程应用难题，建立基础研究、应用基础研究、前沿技术融通发展的新体系，为纳米科学与工程领域的人才培养、教育赋能和科技进步提供坚实有力的支撑与保障。

纳米材料与技术系列教材主要包括基础理论课程模块与功能应用课程模块。基础理论课程与功能应用课程循序渐进、紧密关联、环环相扣，培育扎实的专业基础与严谨的科学思维，培养构建多学科交叉的知识体系和解决实际问题的能力。

在基础理论课程模块中，《材料科学基础》深入剖析材料的构成与特性，助力学生掌握材料科学的基本原理；《材料物理性能》聚焦纳米材料物理性能的变化，培养学生对新兴材料物理性质的理解与分析能力；《材料表征基础》与《先进表征方法与技术》详细介绍传统与前沿的材料表征技术，帮助学生掌握材料微观结构与性质的分析方法；《纳米材料制备方法》引入前沿制备技术，让学生了解材料制备的新手段；《纳米材料物理基础》和《纳米材料化学基础》从物理、化学的角度深入探讨纳米材料的前沿问题，启发学生进行深度思考；《材料服役损伤微观机理》结合新兴技术，探究材料在服役过程中的损伤机制。功能应用课程模块涵盖了信息领域的《磁性材料与功能器件》《光电信息功能材料与半导体器件》《纳米功能薄膜》，能源领域的《电化学储能电源及应用》《氢能与燃料电池》《纳米催化材料与电化学应用》《纳米半导体材料与太阳能电池》，生物领域的《生物医用纳米材料》。将前沿科技成果纳入教材内容，学生能够及时接触到学科领域的最前沿知识，激发创新思维与探索欲望，搭建起通往纳米材料与技术领域的知识体系，真正实现学以致用。

希望本系列教材能够助力每一位读者在知识的道路上迈出坚实步伐，为我国纳米科学与工程领域引领国际科技前沿发展、建设创新国家、实现科技强国使命贡献力量。

张跃

北京科技大学
中国科学院院士

前　言

生物医用纳米材料是在纳米尺度下设计、制造和应用于生物医学领域的材料，具有独特的纳米尺度性质，其在疾病治疗、组织修复与再生、医学诊断、疫苗等生物医学领域具有广阔的应用前景，将为医学领域的研究和临床治疗带来新的发展机遇。

本书是按照教育部战略性新兴领域"十四五"高等教育教材体系建设工作所建议的纳米材料与技术教材体系的要求编写而成的。本书主要包括绪论、生物医用纳米材料的分类及性质、生物医用纳米材料在疾病治疗中的应用、生物医用纳米材料在组织修复与再生中的应用、生物医用纳米材料在诊断领域中的应用、生物医用纳米材料在疫苗领域中的应用、生物医用纳米材料的非临床安全性评价体系和应用纳米材料的医疗器械和纳米药物的监管科学共8章内容。本书作为战略性新兴领域高等教育教材，在编写过程努力体现以下要求：①平衡基础知识与科研新成果；②平衡知识的广度与深度；③融汇产学共识。

本书在综合该领域众多专家意见和建议的基础上，由赵宇亮院士和陈春英院士领衔、国内从事生物医用纳米材料并具有丰富教学经验的教师共同撰写完成。第1章由赵宇亮院士和孟幻研究员撰写，第2章由王均教授和刘洋教授撰写，第3章由申有青教授、张强院士、高建青教授、刘冬生教授、许华平教授、汪贻广教授和蒋心驰研究员撰写，第4章由刘颖研究员、邓旭亮教授、顾臻教授、丁建东教授、张学慧研究员、白云洋副主任医师和江圣杰医师撰写，第5章由庞代文教授、戴志飞教授、吴爱国研究员、李娟研究员、凌代舜教授、李方园教授和刘安安副教授撰写，第6章由聂广军研究员、王育才教授、赵潇研究员、刘晶研究员和王亚玲研究员撰写，第7章由陈春英院士、王黎明研究员、肖百全高级工程师和李佳阳研究员撰写，第8章由张凯教授、陈宽研究员、陈亮研究员、邵安良副研究员、宋旭副教授和林楚冰工程师撰写。在本书撰写过程中，还得到撰写人员所在单位青年教师和研究生的积极协助，审定人员也付出了辛勤的劳动，在此表示衷心的感谢。

在生物医用纳米材料领域，由于纳米材料的研究随着科技水平的提高和实践效果的验证不断发展，且新技术、新方法、新政策也与时俱进，加之编者学识水平有限，本书难免存在不足之处，敬请读者批评指正！

编　者
2024.8

目　　录

第1章

绪　论

　　微观世界是一个神秘而奇妙的领域，纳米尺度是分子、原子等基本化学单元通过各类组装行为和聚集的尺度，这里承载着生命的奥秘和演变。在这个微小世界中，一种被称为生物医用纳米材料（Biomedical Nanomaterials）的新型功能材料，正以其微小而强大的特性，彻底改变着我们对医学的认知和实践。

　　生物医用纳米材料是在纳米尺度下精心设计的材料，具有惊人的功能和潜力。在医学领域，生物医用纳米材料被认为是一种革命性的工具，为治疗、诊断和预防疾病提供了前所未有的机会和方法。以药物传输为例，传统的药物分子往往存在溶解度低、生物利用度差等问题，限制了其在体内的有效性。而生物医用纳米材料的出现改变了这一现状。通过精心设计和构建，纳米粒子可以有效地载药并将药物传递到目标组织或细胞，提高了药物的生物利用度和治疗效果。在医学诊断方面，生物医用纳米材料可用于提高各种生物成像技术的灵敏度和分辨率，实现对体内微小结构和变化的高度精确观察，为早期疾病的诊断和治疗提供了有力支持。更为引人注目的是，生物医用纳米材料为个性化医疗的实现成为可能。通过精确设计和定制化应用，纳米材料可以根据患者的个体特征和需求，提供量身定制的治疗方案和诊断技术，实现医学的个性化和精准化。

　　因此，生物医用纳米材料的出现，不仅是一次技术革新，更是医学领域的一次革命。它们正在以微小而强大的力量，引领着医学迈向一个全新的时代，一个充满希望和可能性的时代。本章中作者将对生物医用纳米材料的发展历史、重要性、面临的机遇与挑战、各个国家纳米产业的发展现状及监管情况进行综述。在其他章节中，各个领域的专家还将对生物医用纳米材料的分类及性质、生物医用纳米材料的特征、生物医用纳米材料在疾病治疗中的应用、在组织修复与再生中的应用、基于纳米技术的医学影像学、在疫苗领域中的应用、生物医用纳米材料的安全评价体系、安全性评价和表征新方法、应用纳米材料的医疗器械和纳米药物的监管科学等领域进行详尽地描述。

1.1　生物医用纳米材料的发展历史与重要性

　　生物医用纳米材料是指可用于药物递送、生物成像、组织修复和疾病诊断等生物医学领域的纳米材料，属于纳米技术与生物医药的融合交叉研究领域，将纳米材料应用于生物医学领域，涉及材料学、物理、化学、生物、医学等众多学科领域，对疾病的预防、诊断和治疗有重大的推动作用。

1959 年，美国物理学家、诺贝尔物理学奖获得者理查德·费曼（Richard Feynman）在演讲中，以"底部还有足够的空间（There's plenty of room at the bottom）"为主题，描述了如果科学家能够学习如何控制单个原子和分子，并提高电子显微镜等仪器的性能，将带来令人兴奋的可能性。1974 年，日本科学家谷口纪夫（Norio Taniguchi）在论文中首次使用了"纳米技术"一词，而纳米材料在生物医学领域的应用远早于"纳米技术"概念的产生。早在 16 世纪文艺复兴初期，帕拉塞尔苏斯（Paracelsus）就已经制备出了"饮用金（金纳米粒）"用于治疗精神类疾病。

20 世纪 50 年代至 70 年代，科学家开始有意识地探索纳米材料在生物医学领域的应用，早期的研究集中在将纳米材料用作药物递送系统方面的研究。1955 年，霍斯特·亚茨克维茨（Horst Jatzkewitz）描述了聚（乙烯基）吡咯烷偶联的麦斯卡林药物，详细介绍了它的合成、表征，并进行了首次体内实验，这是第一个被报道的聚合物药物偶联物；1961 年，英国科学家亚力克·邦汉姆（Alec Bangham）尝试使用负染色电子显微镜对脂质进行成像时发现磷脂分散于水性介质中会自发形成封闭囊泡结构，并于 1964 年首次公开了"脂质体"的结构；1973 年，已经有基于脂质体的药物被制备出来。此外，在生物成像领域，1974 年美国批准了第一个商业纳米胶体显像剂 Technecoll。

20 世纪 80 年代至 90 年代，随着电子显微镜和光学显微镜分辨率的提升，科研人员对生物医用纳米材料的研究日趋成熟。在 20 世纪 80 年代初期至中期，扫描隧道显微镜和原子力显微镜的发展允许科学家以原子分辨率对材料表面进行成像。1994 年，斯特凡·赫尔（Stefan Hell）和扬·维希曼（Jan Wichmann）设计了超分辨率受激发射损耗（Stimalated emission depletion）荧光显微镜（STED 显微镜），实现远小于 200nm 衍射极限的分子尺度光学成像。纳米尺度观测能力的提升，一方面帮助科学家发现了许多天然纳米结构，另一方面也促使人们开始主动制造纳米材料。1981 年，苏联物理学家亚历克谢·埃基莫夫（Alexei Ekimov）和亚历山大·埃弗罗斯（Alexander Efros）在研究掺杂半导体的玻璃时，发现了内嵌的纳米级结晶体，后被称为半导体量子点。1985 年，罗伯特·科尔（Robert F.Curl）、哈罗德·克罗托（Harold Walter Kroto）和理查德·斯莫利（Richard Errett Smalley）发现了富勒烯（C_{60}）——这是一种完全由碳原子组成、形如足球并且异常稳定的分子。在生物医学领域，1986 年日本科学家松村保宏（Yasuhiro Matsumura）和前田浩（Hiroshi Maeda）首次在论文中描述了增强渗透性和保留（EPR）效应，指出纳米颗粒和大分子在肿瘤中的沉积程度高于健康组织，这个理论为后来科学家应用纳米药物进行肿瘤特异性治疗奠定了基础。1991 年，日本科学家饭岛澄男（Sumio Iijima）首次报道了碳纳米管，为这种管状碳纳米结构的广泛应用铺平了道路。1995 年，美国食品药品监督管理局（FDA）批准了第一种纳米治疗药物——阿霉素脂质体（Doxil®），标志着抗肿瘤纳米药物开始应用于治疗，其在肿瘤的化学治疗中占据了重要地位，据统计，2022 年全球阿霉素脂质体的市场规模达到 12 亿美元。

自 21 世纪以来，生物医用纳米材料进入快速发展阶段，在药物递送、体内成像、体外诊断、组织再生和工程、可穿戴设备和植入物等领域都发挥了重要作用，并有望改变现代医学的格局。2005 年，美国 FDA 批准紫杉醇 - 白蛋白纳米粒（Abraxane®）上市，目前其已经成为使用最广的化疗药之一；2010 年，全球首款磁热疗纳米制剂（NanoTherm®）获得欧洲市场批准（CE 认证）；2018 年，美国 FDA 批准 Onpattro® 用于治疗遗传性转甲状腺素蛋白介导的淀粉样变性（hATTR），这是首个获批的基于纳米制剂的基因疗法；2019 年，欧洲市场批准首款放射增强剂——氧化铪纳米颗粒 Hensify®（NBTXR3）。截至 2020 年，共有约 60 种纳米药物获得监管部门批准用于临床，包括获得美国 FDA 紧急使用授权的两款针对 COVID-19 的 mRNA 疫苗（Comirnaty 和 mRNA-1273），值得一提的是，在过去 16 年中获批的纳米药物占比超过 1/3。

生物医用纳米材料是在纳米尺度下设计、制造和应用于生物医学领域的材料，具有独特的纳米尺寸性质（例如量子尺寸效应、小尺寸效应、表面和界面效应等），其在疾病治疗、组织工程、医学诊断、疫苗等生物医学领域具有重要的应用潜力，为医学领域的研究和临床治疗带来了新的发展机遇，有望为未来医学的发展和进步作出重要贡献。

1.2　生物医用纳米材料的机遇与挑战

在过去的 20 多年里，纳米技术在生物医学领域取得了巨大进步，涌现出各种各样的生物医用纳米材料。生物医用纳米材料在精准药物治疗、实时动态成像诊断、传染性疾病的预防、组织修复与再生方面有很大的发展机遇。目前，生物医用纳米材料已经成为纳米材料研发的一个重要方向，在纳米尺度为重要的生物医学问题提供新的解决策略，并迅速成为世界各国生物技术发展的前沿领域，具有广泛的应用前景和明确的产业化前景。

1）在疾病治疗领域，生物医用纳米材料可以作为药物载体，通过调控其理化性质，可实现活性药物成分（Active pharmaceutical ingredient，API）的缓释、靶向释放和组织特异性输送，减少毒副作用，提高生物利用度和治疗效果。

2）在组织工程和修复领域，具有特定生物相容性和生物活性的纳米材料，可以促进细胞黏附、增殖和分化，在骨骼、牙齿、软骨、皮肤等组织的修复和再生方面具有巨大的应用潜力。

3）在医学诊断和影像领域，生物医用纳米材料可通过改变小分子显影剂的光、热、磁等性质，实现对生物组织和细胞的高灵敏度和高分辨成像，为疾病的早期诊断和治疗监测提供重要支持。

4）在疫苗领域，生物医用纳米材料可作为抗原载体或保护剂，调节抗原的释放速度和位置，提高疫苗的稳定性，模拟病原体的特征，从而增加疫苗与免疫细胞的相互作用，提高疫苗的免疫刺激效果。此外，生物医用纳米材料还可以将多种疫苗或药物载体结合在一起，实现多价疫苗的组合，提高疫苗的接种效率。

5）个性化治疗。生物医用纳米材料可以根据患者的个体特征和疾病特点进行定制，为每位患者量身定制最适合的治疗方案。生物医用纳米材料的功能化设计，可实现靶向药物递送，选择性地识别和结合疾病细胞，实现精准治疗。除此之外，纳米材料还可以被设计成可控释药物载体，根据患者的生理状态和治疗需要调节药物释放速率，实现个性化的疾病治疗，有望成为未来生物医用纳米材料的重要应用方向。

生物医用纳米材料是医学领域的前沿技术，在我们关注它所带来的巨大发展机遇的同时，也应关注到它的未来发展面临着诸多挑战。

1）生物医用纳米材料的安全性评价极具挑战性。生物医用纳米材料进入体内后，会遇到各种生理环境，如血液、细胞外基质、病理性组织液等，纳米材料的本征性质（如形态、大小、表面电荷等）和获得性质（蛋白冠等）会影响其纳米 - 生物界面相互作用，进而导致体内吸收、分布、代谢、排泄和毒性（ADMET）行为与 API 的 ADMET 行为差异巨大，传统小分子药物的评价方法无法全面准确地评估生物医用纳米材料的安全性。在临床开发的早期阶段，仍缺乏标准化的体内和体外评估纳米毒理学的方法，尽管当前的检测方法不足以进行临床转化的毒理学评估，但一些新技术，如高通量筛选、高内涵分析和机器学习建模等，为我们了解纳米颗粒的物理化学性质、预测纳米生物界面行为提供了一定的帮助。

2）大规模生产高质量的生物医用纳米材料极具挑战性。生物医用纳米材料的结构和物理化学复杂性阻碍了其规模化合成和放大生产，而复杂和费时的合成过程限制了这类纳米材料的临床转化潜力。在实验室研究和临床前研究中，生物医用纳米材料通常是小批量合成，在这种情况下，对配方的控制和优化更加容易。相比之下，上市的纳米产品需克服产能、质量控制和成本控制等关键挑战。

3）生物医用纳米材料的基础研究和产业化之间的平衡面临挑战。以抗肿瘤纳米药物为例，截至目前，获得临床批准的抗肿瘤纳米药物还不到 20 种，而在 PubMed 上仅以"nanomedicine+tumor"为关键词便可查到 2 万多篇已发表文章。生物医用纳米材料的基础研究往往需要大量的时间和资源，并且转化成功率不高。要实现生物医用纳米材料的基础研究和产业化之间的平衡，需要更好地协调和整合各方资源，加强产学研合作，推动科研成果向市场转化。

4）生物医用纳米材料的应用涉及伦理、法规等方面的问题，需要建立健全的法规监管体系，确保其安全性和合规性。生物医用纳米材料的研发投入正逐年增长，尽管全球各国已经建立了纳米技术发展的一般策略，但目前各国监管机构对纳米类药物尚未形成统一的监管要求，缺乏统一的评价标准，目前只能由药监机构根据传统的监管文件进行监管。新的纳米治疗药物获得监管批准是困难的，尤其是当市场上已有同一目标适应症的现有产品时。全球研究机构、制造商和监管机构之间应该开展更加频繁和紧密的监管科学合作，以制定生物医用纳米材料监管的全球标准，推动新型纳米医药产品的临床转化和全球应用。

1.3　各国生物医用纳米产业的发展现状

近 20 年以来，全球生物医用纳米产业呈快速发展趋势，纳米医药在癌症、感染性疾病、心血管疾病和慢性疾病等重大疾病的预防、检测、成像和治疗中发挥了重要作用。在 PubMed 上搜索"Nanomedicine"相关的文献，从 2011 年（总数约为 1440 篇）到 2021 年（总数约为 5430 篇）10 年间增长了 376%（图 1-1a）。在全球专利数据库中搜索"Nanomedicine"，2021 年申请的专利数量有 702 项，而 2005 年仅有 5 项（图 1-1b）。

全球关于"纳米"的临床试验的数量也在大幅增加，见表 1-1，2022 年 1 月更新的数据显示，全球有 370 多项关于"纳米"的临床试验，欧盟总量最多，为 115 项。就单个国家而言，美国位居第一，正在进行和已完成的临床试验 91 项。

表 1-1 2022 年全球与"纳米"相关的临床试验数量及分布统计

地区	临床数量 / 项	地区	临床数量 / 项
全球	371	加拿大	13
欧洲	115	大洋洲	8
美国	91	北亚	5
非洲	38	南亚	4
东亚	31	东南亚	4
中东	41	墨西哥	3
南美	16	日本	2

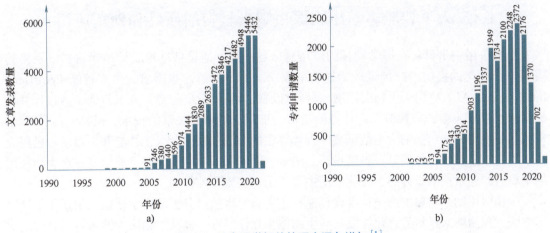

图 1-1 纳米医学相关的研究逐年增加[1]

从 20 世纪 80 年代起, 纳米科技开始引起人们的广泛关注, 美国国家科学技术委员会 (NSTC) 于 2000 年率先发布了 "国家纳米技术计划 (the National Nanotechnology Initiative, NNI)", 促进了纳米尺度的相关研究, 掀起了国际纳米科技的研究热潮, 并推动了美国众多知名大学、研究机构和生物技术公司在该领域的发展。美国政府通过国家科学基金会 (NSF)、国家卫生研究院 (NIH) 等机构提供资金支持生物医用纳米技术的研发, 其生物医用纳米产业主要集中在硅谷、波士顿、西雅图等科技创新中心, 涵盖了药物递送系统、医学诊断、生物传感器等领域。

欧洲各国在生物医用纳米领域也有着活跃的研究和产业发展。欧盟通过框架计划支持生物医用纳米技术的研究合作项目, 如 Horizon 2020 计划, 为欧洲生物医用纳米材料研发提供了重要的支持和促进, 推动了该领域的发展和创新。英国、德国、法国等国家都有自己的生物医用纳米研究中心和企业, 涉及药物递送、生物成像、生物传感器等领域。

日本通过科学技术振兴机构 (JST)、日本学术振兴会 (JSPS) 等机构支持生物医用纳米技术的研发。日本的生物医用纳米产业主要涉及药物递送系统、生物成像技术、医疗器械等领域。

中国高度关注纳米科技发展，于 2001 年成立了国家纳米科学技术指导协调委员会，并与原国家发展计划委员会、教育部、中国科学院和国家自然科学基金委员会联合制定了《国家纳米科技发展纲要》，对我国纳米研究的发展起到了重要的推动作用。2003 年成立的国家纳米科学中心，定位于纳米科学的原创性基础研究和变革性产业技术，并通过"十三五"规划和"中国制造 2025"等政策支持生物医用纳米技术的发展。同时，国家自然科学基金委员会（NSFC）和科技部也都部署了纳米科技的相关研究。这些措施极大地推动了中国纳米科技的发展，许多高校和科研机构在生物医用纳米领域取得了重要进展，北京、上海、广州等城市成为生物医用纳米产业的主要发展地区。

总之，各国都在生物医用纳米产业领域加大投入和研发力度，推动技术创新和产业发展。未来，随着生物医用纳米技术的不断进步和应用，这些国家的生物医用纳米产业有望获得更好的发展和应用前景。

1.4 人工智能驱动生物医用纳米材料的研发和创新应用

生物医用纳米材料在医学领域的应用越来越广泛，通量精准地设计纳米材料以及将其应用于个性化的疾病治疗场景成为迫切的需求。为了应对这些需求，人工智能（Artificial Intelligence，AI）应用于生物医用纳米材料领域成为新的发展趋势。人工智能是通过计算机模拟人类智能思维，实现对复杂任务的学习、推理、规划和决策的技术，机器学习属于 AI 领域，是使用先前示例的大型数据集中训练算法的方法。目前，人工智能和机器学习已经应用于生物医学领域，如纳米材料的设计、纳米材料的毒理学评价、医学成像等，在生物医用纳米材料的通量精准设计和个性化应用中发挥了至关重要的作用。

生物医用纳米材料的通量精准设计途径主要有：①通过分子动力学模拟、量子化学计算等方法，预测纳米材料的理化性质、与生物体相互作用等，提高生物医用纳米材料开发的成功率；②通过使用机器学习和深度学习等人工智能技术，利用大量实验数据和文献资料建立纳米材料结构 – 效应关系规律，从而指导功能性生物医用纳米材料的设计；③通过使用人工智能技术，优化生物医用纳米材料相关的实验设计，控制实验变量、提高实验效率，进而更快地验证和优化生物医用纳米材料的性能和应用场景；④通过人工智能方法预测目标生物医用纳米材料与生物体液、免疫系统、脉管系统和细胞膜的相互作用，预测材料的毒理学特征，进而优化材料的性能，提高治疗效果。

生物医用纳米材料的个性化应用主要有：①根据患者的特定组学特征（如基因组、转录组、免疫组、代谢组、微生物组等），使用人工智能和机器学习方法对候选纳米药物的治疗效果进行预测，提供具有治疗潜力的药物列表，以选择最佳治疗方案；②利用基于人工智能算法生成的生物标志物特征图谱，对患者进行准确的生物标志物分析，确定适合靶向纳米药物治疗的合适患者群体；③利用人工智能技术关联药物剂量、病生理参数、基因表达谱与治疗结果，确定个性化的纳米药物给药剂量。例如，根据辐射的物理参数、治疗目标以及患者的生理和病理参数，通过人工神经网络为癌症患者构建量身定制的放射治疗方案；④利用人工智能技术，结合生物传感器技术，可以实时监测纳米药物治疗中患者的生理参数和治疗效果，提供个性化的治疗反馈，实时调整治疗方案。

生物医用纳米材料具有特殊纳米尺寸效应，与传统材料相比，其表面性质和结构与生物介质的相互作用更为复杂，需要更加精细的设计和表征，而生物医学学科本身就具有复杂性，不同个体同一个体不同病的生理状态下，对纳米药物的响应性差异巨大，传统的材料设计和评价方法已不能满足生物医用纳米材料的设计和应用需求。人工智能技术在生物医用纳米材料领域的应用，加速了生物医学研究的进程和效率，推动了个性化医疗，促进了跨学科研究，正在彻底改变传统的研究方法和科研范式。

1.5 各国生物医用纳米材料监管情况

生物医用纳米材料作为一类新兴的生物医用材料，其在生命医学领域的应用涉及伦理、法规等方面问题，需要建立健全的法规监管体系，确保其安全和合规。国际学术界关于纳米材料安全性的评价研究处于快速发展中，但均认为含有纳米材料的生物医用产品进入市场前，对其中所含纳米材料的安全性进行评估是必要的。纳米材料独特的纳米尺寸效应，使其在理化性质、药理学、毒理学、代谢动力学等方面可能表现出新特性，对其安全性评价带来了新的挑战。

尽管生物医用纳米材料的研发投入正逐年增长，但目前各国药监机构对纳米类药物尚未形成统一的监管要求，缺乏统一的评价标准。美国食品药品监督管理局（FDA）、欧洲药品管理局（EMA）和其他国家的监管机构在传统的利益/风险分析框架下，多采用逐案处理的方式对基于纳米材料的医药产品进行评估。

美国的生物医用纳米产业发展较早，其出台的"国家纳米技术计划（NNI）"主要目标之一是支持以负责任的方式发展纳米技术。此外，美国还组织了若干工作组，探讨和应对纳米技术带来的伦理、法律和社会问题，其生物医用纳米材料监管由FDA负责。FDA对生物医用纳米材料的临床试验、市场准入和监管制度进行严格监管，要求企业提供充分的安全性和有效性数据。同时，美国环保局（EPA）也对纳米材料的环境影响进行监管。2006年，FDA成立纳米技术组（the Nanotechnology Task Force），对纳米产品的评估规则进行更新。2011年，FDA颁布了第一个有关纳米产品划分的工业指导原则；2012年，相继颁布了食品和化妆品纳米工业指导原则。2014年，FDA发布关于在FDA监管产品中使用纳米技术的草案指导文件 *Guidance for Industry：Considering Whether an FDA-Regulated Product Involves the Application of Nanotechnology*。该文件旨在帮助制造商和开发商确定其产品是否涉及纳米技术，并提供了评估和报告纳米技术在FDA监管产品中应用的指导。2022年，FDA颁布 *Guidance for Industry：Drug Products，Including Biological Products，that Contain Nanomaterials*，该指导文件针对包含纳米材料的药物产品，包括生物制品，提供了如何评估和报告这些产品的指导。

欧盟对生物医用纳米材料的监管由EMA和欧洲化学品局（ECHA）等机构共同负责。欧盟委员会在2004年通过第一项关于纳米技术的文件，旨在创造有利于创新和保证安全发展的纳米技术环境，控制纳米产品的申报。欧洲标准化委员会（CEN）在2005年成立了医疗器械新兴技术工作组（Working Group on New and Emerging Technologies in Medical Devices，N&ET Working Group），将其作为监管决策的技术支撑。在该工作组标准化工作的支持下，2006年欧洲医疗器械法规规定"将组合有或含有纳米级颗粒、成分或部件的医疗器械（被包裹或结合在不能释放到病人器官、组织、细胞的分子中的除外）都作为Ⅲ类医疗器械监管"。2011 年更新了纳米材料监管报告，登记已上市纳米材料及用途，发布修订食品法规。采用了一系列法规和指令，如医疗器械指令、REACH 法规等，对纳米材料的安全性和环境影响进行监管。

日本对生物医用纳米材料的监管由厚生劳动省（MHLW）和日本药品医疗器械管理局（PMDA）负责。日本通过《医疗器械法》《药事法》等法规对纳米材料的研发、生产和上市进行监管。日本在 2011 年成立纳米医学倡议工作组（Nanomedicine Initiative WG），主要负责讨论纳米药物开发的监管要求。在厚生劳动省和 EMA 的合作下，协助编写了《厚生劳动省 / 欧洲药品管理局关于嵌段共聚物胶束医药产品开发的联合反思文件草案》。讨论了在非临床和早期临床研究中评估嵌段共聚物胶束医药产品的一般原则。2013 年协助厚生劳动省制定了两份关于临床试验通知的管理指南，其中包含了在基于纳米技术的药物的情况下需要考虑的要点。

中国自 2001 年就投入资金研究纳米安全问题，约有 7% 的纳米技术研究预算用于有关纳米技术潜在的环境、健康及安全问题的科学研究。这些研究也将支持制定标准方法，以量化相关的环境及健康危害，同时有助于形成监控和管制纳米污染的指导方针。目前，中国对生物医用纳米材料的监管主要由国家药品监督管理局（NMPA）负责，主要通过《医疗器械监督管理条例》《药品管理法》等法律法规对生物医用纳米材料的研发、生产和上市进行监管。2021 年，由国家纳米科学中心、国家药品监督管理局医疗器械技术审评中心和中国食品药品检定研究院共建的国家药监局纳米技术产品研究与评价重点实验室获得认定。该实验室以服务国家纳米技术产品科学监管为宗旨，定位于纳米技术应用于产品的研究与评价，深入探索纳米技术产品研究评价体系，深入探索纳米技术、产品性能、生物功效的内在规律。同年，国家药品监督管理局在第二批监管科学行动计划研究项目中，也专门设立了纳米医疗器械监管科学研究项目。2021 年 8 月 23 日，国家药品监督管理局发布了《应用纳米材料的医疗器械安全性和有效性评价指导原则第一部分：体系框架》，以指导应用纳米材料的医疗器械的安评工作。在国家药品监督管理局部署下，国家药品监督管理局药品审评中心（CDE）于 2021 年 8 月 27 日颁布了《纳米药物质量控制研究技术指导原则（试行）》《纳米药物非临床药代动力学研究技术指导原则（试行）》《纳米药物非临床安全性评价研究技术指导原则（试行）》，以规范和指导纳米药物的研究与评价。

随着生物医用纳米产业的迅速发展，各国对生物医用纳米材料的监管越来越重视，相继制定了一系列法规和监管措施以确保其安全性和有效性。虽然这些监管措施目前还处于初期阶段，但是相信随着生物医用纳米技术的不断发展和应用，各国对生物医用纳米材料的监管将更加完善和规范。

参 考 文 献

［1］ SHI Y，CHEN L，ZHU M，et al. The Future of Nanomedicine，in：N. Gu（Ed.）Nanomedicine［M］. Singapore：Springer，2023.

第2章

生物医用纳米材料的分类及性质

纳米材料（Nanomaterials）是近年来快速发展的一类新型功能材料，其定义为：在三维空间中至少有一维尺寸为1~100nm，或由此尺寸作为基本单元构成的材料。纳米材料具有较小的组成单元尺寸和高界面占有率，在特性上表现出与常规大块宏观材料截然不同的多种特殊性质，将人类对自然界的认知提升到更深层次。作为连接原子、分子和整个宏观体系的重要中介环节，纳米材料对研究从微观到宏观体系过渡过程中微观结构的有序变化和状态非平衡性质转变具备重要的意义，并已成为国际材料科学领域的研究热点之一。纳米技术与纳米材料推动了材料向"更轻、更高、更强"的方向发展，广泛应用于能源与环境、航空航天、医疗健康以及纳米电子器件等领域，被誉为"21世纪最具前景的材料"。

纳米材料与生物体密切相关，生物体内存在着丰富而精细的纳米结构，如核酸、蛋白质和细胞器等。此外，在骨骼、牙齿和肌腱等器官与组织中也发现了纳米结构的存在。研究表明，自然界广泛存在的贝壳、甲虫壳和珊瑚等天然材料是由某种有机黏合剂连接成有序排列的纳米碳酸钙颗粒构成的。纳米生物材料（Nanobiomaterials）指应用于生物领域的纳米材料及其结构，包括生物医用纳米材料（Biomedical nanomaterials）。生物医用纳米材料是指具备纳米尺度特性并可用于诊断、治疗或替代损伤组织、器官以及促进功能增强的材料，由于其独特的性能，在药物载体控释、组织工程支架、介入性诊疗设备、人工器官材料以及血液净化和大分子分离等方面都展示出了广阔的应用前景。因此，开发生物医用纳米材料具有重要意义。

2.1 生物医用纳米材料简介

生物医用纳米材料必须通过直接或间接参与生命活动才能发挥其作用。细胞是构成生命的基本单元，生物材料与细胞之间的相互作用是实现功能的基础和核心。蛋白质以及基因级联激活是调控细胞行为的关键机制。纳米生物材料独特的尺寸和结构决定了其与细胞/蛋白质之间的相互作用方式完全不同于常规材料，呈现一系列特异的生物学效应。例如，对于一维纳米粒子，其粒径小于动物细胞（5~50μm），与重要蛋白质和核酸在体内具有相似大小，这使得纳米粒子可以进入细胞并影响体内蛋白质和遗传物质的增长，同时也可携带药物等进入细胞发挥治疗作用。此外，纳米微观结构材料与存在于生物体内的微环境（主要由66nm胶原纤维组成）处于相同尺度范围，在空间微观结构方面如表面粗糙度、孔隙大小及分布等对于细胞形态、黏附、铺展、定向增长以及生物活性均产生显著影响[1]。

在纳米医学这个术语被创造出来之前，纳米材料已经开始对生物医学研究产生影响。例如，自 20 世纪 80 年代初起，超顺磁性纳米颗粒及其衍生物开始商业化，并用于生物物种的纯化、分离和检测。这类纳米材料还广泛应用于各类药物递送载体以及磁共振成像（MRI）的分子造影剂。例如，加柏集团基于氧化铁的纳米颗粒已成功应用于临床核磁共振成像的造影剂；通过静脉注射 12nm MnMEIO- 赫赛汀的抗体偶联物，可实现小鼠中肿瘤（约 50mg）的 MRI 检测（图 2-1a）。自俄罗斯物理学家阿列克谢·埃基莫夫（Alexei Ekimov）1980 年发现量子点（QDs）后，纳米材料发展迅速，目前其可作为体外成像的荧光标签。例如，前列腺特异性膜抗原抗体偶联物（QD-PSMA Ab）可作为携带人前列腺癌细胞（C4-2 细胞）的活体动物中的光谱成像荧光标签［图 2-1b，健康小鼠（左），患前列腺肿瘤小鼠（右）］，等量 QD-PSMA Ab 注射后无局部荧光信号。与传统有机染料相比，QDs 在标记、跟踪和成像等应用方面具有许多优势（如高发射强度、出色光稳定性和单一激发波长下多种颜色）。同时，金和银纳米粒子因局部表面等离子共振特性而再次引起关注，该特性能够在光照射下，在粒子表面附近产生强大电磁场。这种光诱导场可将拉曼散射强度提高 10 亿倍以上，并能开发出用于检测低水平特定疾病生物标志物的光学探针。例如，通过注射金纳米笼修饰的聚乙二醇，实现小鼠大脑皮层的光声层析成像（图 2-1c）。最近，这些纳米颗粒及其衍生物被进一步开发为由纳米球构建的比色传感器，并可基于光学相干性、光声学以及双光子荧光成像模式进行造影剂应用，在癌症治疗和药物控释中也可作为光热剂使用。

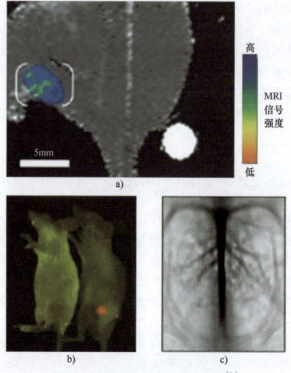

图 2-1　生物医用纳米材料的应用[2]

尽管研究历史有限，但纳米生物材料的发展势头迅猛，呈现出强大的生命力。特别是近年来，随着纳米科技、生物技术等相关领域的快速发展以及相关检测手段的进步，纳米生物材料研究取得了引人瞩目的成就。一方面，在可控制备、功能组装和纳米化过程中对于纳米生物材料所表现出的特殊生物活性（如细胞/组织调控、抗肿瘤活性、抗菌活性和基因转染等）以及与之相关机制方面已经有了系统深入的认识；另一方面，部分纳米生物材料及其复合材料已实现产业化，并通过快速准确诊断整合诊断和治疗的功能，为个性化医学提供潜力并具备替代当前分子诊断技术的可能性。此外，未来还将致力于开发更智能、仿真和生物相容性更好的新型医用纳米材料，这将对人类健康产生积极影响并造福社会。

2.2　分类及性质

根据物理、化学性质和功能不同可以将纳米生物材料按物理结构和化学结构进行分类。

2.2.1　按物理结构分类

当材料结构中的空间维度减小，或纳米粒子在特定晶体方向上受到限制时，通常会导致材料在该晶向上的物理性能发生变化。因此，根据材料所处纳米尺度下的空间维度数量，可以对纳米材料和纳米体系进行分类。一般可分为零维生物材料、一维生物材料、二维生物材料和三维生物材料，不同维度生物医用纳米材料在细胞周期中的应用如图 2-2 所示。

1. 零维生物材料

零维生物材料是指其空间结构尺度均处于纳米量级，即材料的三维尺寸均在纳米尺度范围内（即不占据任何维度）。该类材料包括纳米粒子和纳米晶等（图 2-3a、b）。一般而言，零维生物材料可通过物理或化学途径制备（表 2-1）。其中，物理途径包括溅射、激光消融法、脉冲燃烧和热蒸发法等方法。由物理路线产生的零维生物材料具有较高的表面能并因此倾向于聚集成团。

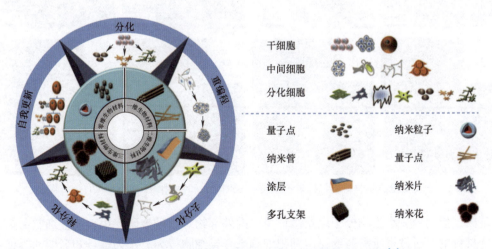

图 2-2　不同维度生物医用纳米材料在细胞周期中的应用[3]

表 2-1 不同维度生物医用纳米材料的代表性制备方法

物理结构分类	生物材料名称	制造工艺
零维生物材料	壳聚糖 / 质粒 DNA 纳米颗粒	凝聚法
	硅纳米颗粒	微乳液法
	金纳米颗粒	柠檬酸钠还原法
一维生物材料	二氧化钛纳米管	电化学阳极氧化法
	硅纳米线	电化学蚀刻
	碳纳米管 / 聚（L- 乳酸）微纤维	电纺丝法
二维生物材料	钛表面的磷酸钙涂层	溶胶 - 凝胶法
	石墨烯	化学气相沉积法（CVD）
	富含二氧化钛聚合物的粉末涂层	热喷涂
三维生物材料	SLA 处理的钛圆盘	喷砂和酸蚀（SLA）
	聚己内酯纳米纤维支架	电纺丝法
	聚乙二醇二丙烯酸酯支架	3D 生物打印

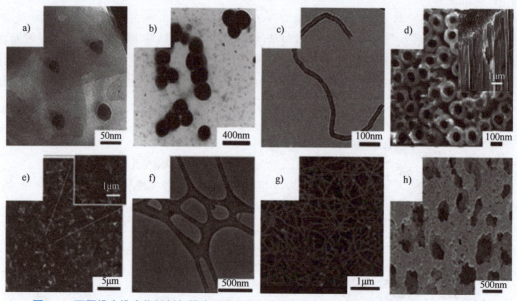

图 2-3 不同维度维生物材料扫描电子显微镜（SEM）和投射电子显微镜（TEM）图像[3]

基因、蛋白质、小生物分子以及微环境中的外部物理信号被研究用于调控细胞命运。零维生物材料主要通过将所需药物输送到靶细胞来介导细胞行为。作为最具知名度的零维生物材料，脂质体于 20 世纪 60 年代末首次被 Bangham 等人应用于药物输送系统[4]。金属类零维生物材料如金纳米颗粒和银纳米颗粒是理想候选材料，具有高化学稳定性，在合成过程中尺寸控制较窄，具备可接受的生物相容性和表面修饰多功能性。无机和非金属类零维生物材料，如羟基磷灰石纳米颗粒、硅纳米颗粒和二氧化钛纳米颗粒，因其能够直接与人类骨骼结合被认为是有前途的骨再生生物材料。

此外，量子点是一种具有量子限域效应的荧光半导体纳米晶体，通常由ⅡB-ⅥA族元素（如 CdS、$CdSe$、$CdTe$、$ZnSe$ 等）、ⅢA-ⅤA族元素（如 InP、$InAs$ 等）、ⅠB-ⅥA族元素（如 Ag_2S、Ag_2Se、Ag_2Te 等）以及ⅠB-ⅢA-ⅥA族元素（如 $CuInS_2$、$AgInS_2$、$CuInSe_2$ 等）组成，粒径一般为 2~20nm。量子点具有优异的光学性质，如连续可调的荧光发射光谱、窄且对称的荧光半峰宽度（纯净发光），具有高发射效率和良好稳定性，并且能够覆盖整个可见光区和近红外区域的荧光发射波长范围，广泛应用于生物医学、光电显示、太阳能电池、光催化反应器件以及激光器和量子计算等研究领域。在生物医学应用方面，与传统有机荧光试剂相比，量子点具有以下优势：①发射谱窄而对称，谱图重叠方面减少了干扰；②具有较宽激发谱带宽，在单一激发波长下可以实现不同颜色量子点的激活；③具备较大斯托克斯位移特性，即其发射波长相对吸收波长向红端移动更多，可有效避开自吸收问题；④具备极强的稳定性和较长的寿命，长时间动态示踪研究时不易产生漂白现象。

2. 一维生物材料

一维生物材料是指具有纳米量级二维空间结构尺度的材料，即在三维中其他两个方向上不占据维度。该体系包括纳米线（NWs）、纳米棒（NRs）和纳米管（NTs）等（图 2-3c、d）。在这些结构中，长度与直径的比被称为长径比，通常纳米棒的长径比为 10~100nm。当长径比大于 100 时，则称之为纳米线，因此可以将纳米线视作更长的纳米棒，纳米管则是中空的纳米棒。这些一维纳米材料可以是无定形或结晶、单晶或多晶、金属、陶瓷或类似零维聚合物，并可独立存在或嵌入到其他介质中。目前已有各种合成方法用于获得具备科学和技术应用价值的一维纳米材料。主要包括两个过程：①通过自上而下技术，从大块材料减小尺寸以制备较小的材料；②通过自下而上技术，从其他小尺寸材料构建新型复合材料。自上而下技术包括离子刻蚀、金属辅助化学刻蚀和阳极氧化等过程，在微电子行业，广泛应用于实现部件和电路的微型化，并达到亚微观精度排列结构要求。

针对靶向特定生理环境，设计能够特异性响应的纳米纤维自组装体有助于精确控制形态（如厚度、长度或束状），通过其细长结构和高比表面积来调节细胞活性，并干扰细胞内网络[5]。在控制自组装结构形成方面，重要的是考虑它们的位置（即细胞外/内）和尺寸，因为这些因素会影响到细胞破坏机制和程度。例如，在肿瘤特异性条件下，可以利用过度表达的受体、酶和肽段以及肿瘤微环境（TME）或与肿瘤相关的高浓度氧化还原分子来触发靶向纳米纤维自组装在细胞外/内进行，从而干扰癌细胞中有序的细胞内网络[6]。

与零维生物材料相比，一维生物材料具有更高的药物载荷能力和功能分子附着能力，这是由于其较大的比表面积所带来的显著优势。因此，相对于零维生物材料，使用一维生物材料可以实现以更少量的药物达到相同递送效果的目的。例如，胃癌治疗中分别使用包载药物的金纳米棒（AuNRs）和金纳米粒子进行治疗，金纳米棒展示出了更强化的化疗效果[7]。由于具有较大比表面积，AuNRs 可在其表面涂覆更多药物，并有效诱导癌细胞死亡。通过调整一维生物材料表面结构以呈现粗糙或介孔形态，则可进一步提升其载药效率。此外，鉴于一维生物材料拥有较大的比表面积，在靶向治疗方面也具备优势，它们能够提供与靶向受体更多的接触机会，从而使得其靶向能力超过零维生物材料，并实现在目标部位的特异性聚集并增强治疗效果。通过进行表面修饰处理，一维生物材料可以与癌细胞上过度表达的受体如 CD33、葡萄糖、HER2 等相互发生作用，从而准确地对癌细胞进行靶向作用，减弱非靶组织中的非特异性摄取，并增加在肿瘤组织中的聚集。

3. 二维生物材料

二维生物材料是一种具有纳米级尺度限制的空间结构，一维尺度处于纳米量级。该体系包括超薄膜、多层膜、薄膜和表面涂层等（图 2-3e、f）。二维生物材料可以通过自上而下和自下而上的方法进行可控合成，包括机械剥离、液相剥离、水热和化学气相沉积等方法。由于表面改性二维生物材料具有独特的结构特性、优异的性能以及广泛的应用领域，相关研究已成为材料科学、储能、催化和纳米医学领域中备受关注的热点。

作为纳米医学中的关键角色，二维生物材料因具备高载药能力和特定的物理化学性质而广泛用于癌症治疗。肿瘤微环境由多个组分构成，与肿瘤细胞的存活、生长、增殖和转移密切相关。例如，肿瘤细胞通过释放信号分子来调节血管生成和免疫耐受性。在肿瘤微环境中存在包括肿瘤细胞、成纤维细胞和免疫细胞等各种细胞组分，以及包括特定的生理条件、各类细胞因子、趋化因子和非细胞组分（如细胞外基质）。例如，信号转导蛋白转化生长因子 - β（TGF-β）对于调控增殖、分化、黏附、衰老和凋亡等方面具有多效作用。值得注意的是，在正常组织与肿瘤组织之间存在着不同的生理条件特征，相较于正常环境下的细胞，肿瘤微环境具有较低的 pH 值、较高的氧化还原活性和多种过度表达的酶。通过二维生物材料对肿瘤微环境成分相互作用，我们可以利用对肿瘤微环境敏感的二维生物材料实现高效的靶向肿瘤治疗，进一步提升其在临床癌症治疗领域的潜力。

4. 三维生物材料

三维生物材料结构包含纳米、微米和宏观尺度的孔隙，其中每种孔隙尺寸都能提高植入物的生物学功能（图 2-3g、h）。宏孔（100~500μm）应具有互相连接性，以促进表面细胞附着、组织生长和血管化。而微孔（<100μm）和纳米孔（<100nm）则可进一步传递生物分子和离子。在不同发展阶段，各种制造技术可用于在互相连接的细胞框架中构建多种层次孔隙度，从而形成各类多孔生物材料。常见的制造技术有模板法、冷冻干燥法、3D 生物打印、乳液法和电纺丝法等。值得特别注意的是，在组织工程领域广泛采用快速成形技术取代传统技术，这是由于其具备预先开发计算机控制设计能力的优势。基于计算机辅助设计（CAD），光固化 / 数字光处理、选择性激光烧结和熔丝成形等添加制造技术也成功应用于生成互相连接的宏观与微观结构（表 2-1）。图 2-3g 和图 2-3h 展示了部分三维生物材料样例。聚合物支架与水凝胶是典型的三维生物材料，可提供类似大量天然细胞外基质结构，并具有可调节的生化及生物力学特性。

水凝胶已广泛作为三维培养支架，以促进干细胞存活并调节其命运。水凝胶具有高含水量和交联聚合物，可作为物理支架，并产生化学信号来构建干细胞在体内微环境中的生长环境。与无法保持细胞生理特征的传统二维培养相比，水凝胶系统已被证明能够复制干细胞生长环境，从而保持其功能包括黏附、迁移、增殖和分化，并最终改善细胞移植结果。在凝胶化过程中，可通过物理或化学方法制备以用于封装和播种。根据来源不同，水凝胶基本上可分为天然或合成两类。天然组成源自于细胞外基质（ECM），如胶原蛋白、纤维蛋白、透明质酸（HA）和海藻酸盐等，在生物识别特性方面表现出优越性。相反地，合成水凝胶则是通过人工合成化学材料制备而成，并不含任何原始的细胞外基质元素，例如聚乙二醇（PEG）和聚乙烯醇（PVA），具有可调节的力学性能和结构特点。由于多样的组成方式，水凝胶可以通过不同的生物机制调控干细胞功能包括黏附、增殖、迁移和分化等方面。至今已有大量研究揭示通过与基质及其他单个干扰因子之间相互作用来调节干细胞命运这一潜在机制。

同时，三维生物打印是一项具有巨大潜力的技术，可应用于组织再生和器官替代，并在短期内为模拟人体器官发育、疾病研究以及体外药物筛选提供模型，从而作为动物实验的替代方法。三维生物打印允许不同类型的细胞以各种可能的方式分布和排列，在其驱动下具备高度再现性，并有助于细胞获取营养和氧气，因为它控制着三维组织工程结构中的图案填充。此外，在对细胞群体进行装配之前，该技术还可以实现预分化处理，称为"自下而上"的方法。例如，通过精确挑选和组装整个球形集合体来形成最小损伤高级结构。另外，通过在相邻但含有不同浓度适当可溶性因子的水凝胶中进行生物打印来复制涉及发育形态发展的分子梯度也变得更加简单。最后值得一提的是，在使用牺牲性生物墨水时可以插入重现血管结构甚至血管网络到器官样本中，这些墨水旨在溶解以腾出"血管"腔[8]。

2.2.2　按化学结构分类

纳米材料因其独特性能而在各个领域广泛应用，尤其是生物医学领域。根据化学结构不同，可分为无机纳米材料、有机纳米材料和复合纳米材料。无机纳米材料主要由无机物质组成，并应用于纳米医学。有机纳米材料则以脂质、蛋白质、多糖和功能聚合物为基础，广泛应用于纳米医学。复合材料是由两种或两种以上具有不同物理、化学性质的材料按设计要求的形式、比例和分布组合而成的新型材料。复合材料能够克服单一材料的缺点，综合发挥各种组成部分的优点，相互补充并提升整体性能，往往表现出单一组成部分不能达到的特性，综合性能优于原始组件。因此，"复合"已经成为开发新型材料的重要途径之一，在现代科技发展中扮演着关键角色。

1. 无机纳米材料

由于其相对简单的组成和制备过程，无机纳米材料是研究最早且在临床上应用最为广泛的一类材料。作为一种新兴平台，无机纳米材料构建了药物与治疗靶点之间的桥梁。凭借天然的物理化学特性，包括优越的光学、热学和磁学特征以及在靶向药物递送、控制释放方式和成像能力方面的出色表现，无机纳米材料在癌症诊断治疗中得到广泛应用[9]。主要涵盖两类、四种无机纳米材料：无机非金属纳米材料（黑磷纳米材料、硅基纳米材料、碳基纳米材料）和金属纳米材料。

（1）无机非金属纳米材料

1）黑磷（BP）纳米材料是一种新兴的无机纳米材料，具有优异的生物相容性和可降解性，在生物医学领域展示出巨大潜力。黑磷由柔软的磷原子平面组成，通过强烈的层内 P—P 键合和弱层间范德华力形成了独特的呈褶皱蜂窝结构[10]。可通过破坏范德华力将其剥离为纳米片（NSs）。这些剥离后的黑磷纳米片具有高表面积，便于生物共轭和药物负载。此外，黑磷还具有其他独特属性，使其成为抗癌应用的理想候选材料。例如，由于其具有高光热转换效率和较大的近红外消光系数，可作为光热治疗剂（PTA）应用于光热治疗（PTT）[11]。此外，黑磷介导的光热治疗能够刺激免疫反应，并通过识别 T 淋巴细胞和多种免疫细胞因子来缓解免疫抑制性肿瘤微环境。因此，黑磷介导的纳米复合物不仅可以作为有效的光敏剂消除大型实体肿瘤，还可作为一种免疫调节剂清除离散的小肿块，基于黑磷纳米材料的光免疫治疗将为未来的抗肿瘤治疗提供更多可能性。

2）硅基纳米材料是常用的可生物降解和生物相容的无机纳米材料，被认为是各种生物医学应用的优秀平台。介孔二氧化硅纳米颗粒（MSNs）作为一种硅基纳米材料，因其具有蜂窝状有序多孔结构，能够出色地吸收多种活性分子[12]。此外，由于具有可调节尺寸、优异的生物相容性、可定制表面以及良好的化学和热稳定性，介孔二氧化硅纳米颗粒已经广泛应用于各种癌症的检测和诊断。特别是介孔二氧化硅纳米颗粒作为基于纳米材料的免疫治疗候选者具有潜在前景。它们对树突状细胞（DC）产生的影响取决于其大小和浓度，这意味着较大颗粒和较高浓度的介孔二氧化硅纳米颗粒更有效。此外，在介孔二氧化硅纳米颗粒内部，可通过工程手段载入抗原特异性适配体或佐剂以达到免疫调节效果，例如将小尺寸介孔二氧化硅纳米颗粒 – 负载疫苗递送到抗原提呈细胞内部传递抗原信息。另外，通过与金属化合物结合，可以实现免疫治疗与光热治疗之间的协同，并获得最佳治疗结果。

3）石墨烯是一种备受关注的碳基二维纳米材料，具有独特的电学、热学和力学性质。自 2004 年发现以来，石墨烯在生物医学领域中得到广泛应用。该新型材料比表面积巨大，具备良好的生物相容性、稳定性、卓越的导热和光学特性以及优异的导电性，因此在材料科学、生物传感、组织工程、药物输送以及肿瘤光动力治疗和光动态治疗等领域有着广泛的应用前景。近年来的研究表明，基于石墨烯的纳米材料能够有效激活巨噬细胞并诱导免疫因子产生，从而提高机体的免疫反应[13]。此外，功能化处理后的石墨烯及其衍生物可作为小分子化疗药物和生物制剂的运输载体，在未来将成为革命性材料。

（2）金属纳米材料　金纳米颗粒（AuNPs）是一种金属纳米颗粒，长期以来在药物递送中广泛应用。这是因为它们具备可调节的大小、光学特性、易于表面修饰、稳定性和生物相容性好等独特的化学和物理特征。大量研究证实，由于在第二近红外窗口中具备高吸收能力，金纳米颗粒作为光热治疗剂使用，并赋予了其在肿瘤部位产生局部高温的能力[14]。近年来，金纳米颗粒因具有良好的相容性而成为免疫治疗的理想载体，可实现将治疗剂输送到感兴趣的特定位置，同时还能实现具有特殊药物释放属性的诊断治疗功能。此外，基于金纳米颗粒的载体应用不仅提高了免疫调节剂输送的安全性，与光热治疗结合也有显著的治疗效果。因此，金纳米颗粒被认为是癌症光热疗法中有前景的候选者。

类似于金纳米材料，银纳米材料因其在癌症诊断和治疗中的多功能性也备受关注。例如，在激发时，银表面等离子体响应极为强大，能够将光子能量转化为光热疗法中的超温效应。在富氧环境下，银常具有更高的反应活性，因其具备抗菌特性，通常被用作创伤处理中的辅助剂。硫化银是一种经过广泛研究的含银纳米材料，在递送抗癌药物方面扮演着理想载体角色，在光热治疗研究中，适当尺寸的硫化银可产生光热效应，从而可对肿瘤进行有效灭活作用。此外，它还可用于成像，并具有更好的穿透组织能力以提供更详尽信息进行癌症诊断[15]。与其他常见光热材料如（金和硫化铜）相比，银纳米颗粒展现出更好的体内稳定性和生物安全性，并呈现出卓越的光热性能。因此，在癌症光免疫疗法领域采用硫化银纳米颗粒将带来更多机遇。

2. 有机纳米材料

虽然无机纳米材料在某些方面表现出优异的性能，但其生物相容性相对较低，并且其制备过程可能对环境造成影响。因此，大多数纳米药物制剂中使用的载体材料都是脂质体或聚合物。有机纳米材料具有毒性微小、低免疫反应和高化学通用性，在各种疾病治疗中被广泛应用[16]。

脂质是由亲水头部和疏水尾部共价结合而成的物质，可通过自然资源或一系列合成步骤获取。脂质体是药物递送系统中最具代表性的纳米结构之一，包括天然或合成的磷脂、脂肪酸或甾醇等。它们由多个同心双层组成的球形结构构建，内含一个水核心和一个用于装载化学特异性治疗剂的疏水壳层。然而，在血液循环过程中，未经修饰的脂质体会被迅速清除，主要归因于其与单核吞噬细胞系统相互作用。为解决此问题，在脂质体表面常采用聚乙二醇（PEG）化改良策略，Doxil 即为聚乙二醇脂质体典型代表之一。通过延长循环时间，Doxil 可将阿霉素（Dox）药物的生物利用度提高 90 倍[17]。此外，各种阳离子已应用于作为基因递送载体组分存在于脂质体中。与治疗基因结合后产生的纳米粒子通常称为脂质聚合物，其具备较好的稳定性、较高的转染效率以及内体逃逸效率高等生物医学优点。借助其水相空间和亲 - 疏水双层脂质结构，在该载体系统中同时装载了亲水抗癌药物和基因，并在表面修饰活性配体实现了药物的靶向递送（图 2-4）。

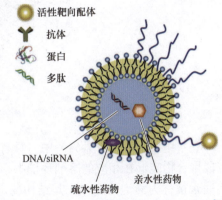

图 2-4　脂质体纳米结构的典型颗粒结构[18]

树枝状聚合物是一种高度支化聚合物，通常通过发散或收敛方法合成，在药物递送应用中被广泛采用。发散法中，首先使用具有至少两个最小功能数的中心引发剂分子或原子，并通过化学偶联反应从中心引发剂创建支链。支链的重复进一步导致形成环绕着中心引发剂的同心层。这样的层通常被称为"代"（generation，G），以描述树枝状聚合物。癌症治疗中因其低毒性和易于合成，通常使用具有 3~5 个同心层（G3~G5）的树枝状聚合物，如图 2-5 所示。然而，G3~G5 树枝状聚合物粒径小于 10nm，在血液循环过程中会出现快速清除和缺乏增强渗透和滞留（EPR）效应等问题。为了解决这个问题，聚乙二醇化（PEGylation）已经广泛用于增加树枝状聚合物表面颗粒大小并提高体内稳定性。因此，已经制备出各种类型的树枝状聚合物，包括聚酰胺胺（PAMAM）、聚 -L- 赖氨酸（PLL）、聚丙烯酸（PPI）以及基于葡萄糖和柠檬酸的树枝型聚集体。其中，聚酰胺胺作为载体最常用于癌症治疗。例如，第四代聚酰胺胺树状分子可作为多西紫杉醇载体用来治疗乳腺癌，并且通过与曲妥珠单抗来增强其抗增殖活性并改善药代动力学特性。此外，第五代聚酰胺胺树状分子与 siMDR1 等基因形成复杂颗粒还可以克服多重耐药性问题。在靶向抗体共轭和负载抗癌药物后，在 MCF-7/ADR 细胞系成功地抑制了 MDR 主要药物外排泵 P- 糖蛋白（Pgp）表达，并观察到与紫杉醇（Ptx）等抗癌药产生协同效应。此外，人们还努力改善其药物释放动力学特性，如将 N- 二（取代）氨乙基官能团连接保留在聚酰胺胺表面的氨基团上，可以制备对温度、pH 值和 CO_2 刺激响应敏感的聚酰胺胺。

纳米胶囊（NCs）是一种重要的基于聚合物的纳米结构载体。与聚合物胶束相比，纳米胶囊没有临界胶束浓度限制，这意味着在高度稀释环境和高离子强度条件下，纳米胶囊很难被暴露，而这些条件通常会在血液中遇到。相对于树状聚合物，纳米胶囊具有内部空腔特点，使其能够装载大量药物，包括亲水性抗癌药物、基因和大分子蛋白质。由于具有较大表面积特征，纳米胶囊在表面可以装饰各种针对癌细胞的靶向配体以实现主动靶向递送。此外，在设计调节壳层渗透性时不会影响载体完整性，并通过可调节的渗透性轻松实现与刺激响应相关的功能化处理，且在相应生物医学应用中还可以设计壳层不可逆破裂或可逆渗透性。目前自组装方法、逐层技术（LBL）和乳液法已广泛用于纳米胶囊制备。

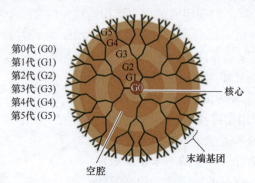

第0代（G0）
第1代（G1）
第2代（G2）
第3代（G3）
第4代（G4）
第5代（G5）

核心

末端基团

空腔

图 2-5　树枝状聚合物的典型颗粒结构[19]

在自组装程序（图 2-6a）中，具有适当嵌段比、共聚物和离子含量的两亲性二嵌段或三嵌段聚合物能够在相应的溶剂环境中，在指定的聚合物浓度下形成囊泡结构。由此产生的囊泡通常被称为囊泡聚合体，其结构稳定性通常优于脂质体[20]。而在逐层技术中（图 2-6b），需要先使用牺牲模板，并通过沉积多层聚合物形成外壳部分。这种沉积过程利用了静电相互作用、共价键和氢键来稳定化聚合物。待牺牲模板去除后，可得到囊泡聚合体。与其他方法获得的纳米胶束相比，采用逐层技术制备的囊泡聚合体通常具有更明确的囊状结构，但该技术需使用牺牲模板进行制备。这些牺牲模板可以由有机材料也可以由无机材料制成。对于有机材料，经典代表如三聚氰胺甲醛、聚苯乙烯和聚甲基丙烯酸甲酯所制备的胶体颗粒经常被使用；然而，使用有机模板制备纳米胶束时存在预装药物方面的难题，并且限制了药物载荷能力。为解决这一问题，已开始尝试将无机多孔性材料作为替代品进行实验室测试，例如介孔二氧化硅或碳酸钙纳米颗粒。

一般而言，在乳液法中采取了三个主要步骤（图 2-6c）。首先，在油型和水型模板中事先选择性地置入两种反应单体，并随后在油/水界面上发生缩聚或加成反应以实现局部区域内特异性地发生高分子链增长；由于选择性作用，聚合仅限于发生在油/水界面上并进一步形成包裹非溶质负载物质（易去除），从而最终获得空心结构。其次，需要选取对单体是良溶剂水溶性好但对生成高分子是差溶剂水溶性差特征的油型或水型模板，使增长高分子链可以选择地析出至油/水界面处并逐渐形成包裹非溶质负载物（易去除），从而最终获得空心结构。最后，使用两亲交联高分子作为表面活性剂来调控稳定乳液状态，并通过交联处理及去除油型模板来获取乳液法所得到的纳米囊泡。

3. 复合纳米材料

生物医用纳米复合材料是由两种或两种以上的物质在纳米尺度上复合而成的一类材料，其中至少包含一种纳米尺度材料。这些固相可以是非晶质、半晶质或二者兼有，也可以是无机、有机或二者都存在。纳米复合材料不仅具备纳米材料特有的小尺寸效应和表面效应等性质，还引入了刚性、尺寸稳定性和热稳定性等方面来显著改善原始材料的性能。目前已经研究出金属基纳米复合材料、陶瓷基纳米复合材料以及聚合物基纳米复合材料等类型。

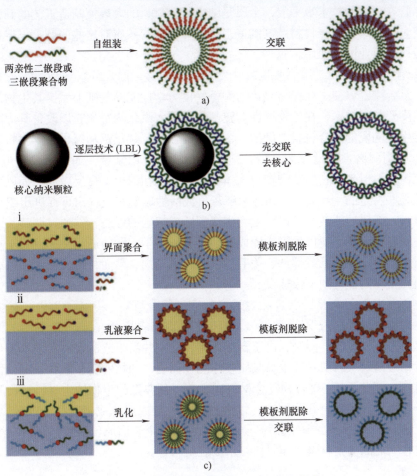

图 2-6　树枝状聚合物的典型颗粒结构[18]

a）自组装程序　b）逐层技术　c）乳液法

近年来，金属基纳米复合材料备受关注。其出色的强度、模量、韧度和热稳定性使它们成为航空航天、机械和生物医学行业应用中有前途的轻型结构材料。除了在结构应用方面，在电子、能源、化工和生物医药等领域也期望使用其可调节的热力学、催化剂和生物相容性属性，以进行各种功能应用。最近对金属基纳米复合材料的研究主要集中在纳米填充（如零维生物纳米材料、一维生物纳米材料、二维生物纳米材料）以改善力学和功能性能。一般来说，铝、镁、钛及铜等金属或合金被用作医学纳米复合材料的基体。铝合金具有轻量化、高比强度以及良好耐蚀性能，是最广泛研究的医学纳米复合材料之一。镁及其合金则因易于回收利用且天然资源丰富而常被选作结构性医学纳米复合材料的基体，如填充有石墨烯的镁基复合材料在骨科应用中已被报道具有可控降解性、优良的耐蚀性和良好的力学特性；铜及其合金通常被选作电子应用中的基体材料，因为它们具有较高的电导率；钛及其合金则广泛应用于修补或替换人类骨骼相关生物医疗器械上，这是由于钛及其合金具备优异的生物相容性与力学特征。此外，金由于其高生物相容性，具有广泛的生物医学应用，包括从传感到光热疗法；而基于银的金属基纳米复合材料常被用作抗菌剂，因为银是一种众所周知的消毒剂。金属基纳米复合材料具有广阔的生物医学应用，如检测、药物递送、光热疗法以及抗菌和抗癌剂等。尽管在目前的技术水平上，金属基纳米复合材料的大规模制造工艺的开发可能具有挑战性，但金属基纳米复合材料及其制造工艺的开发将有效应对这些问题，以促进其在目前尚未广泛应用的行业中的使用。

陶瓷基纳米复合材料是以高强度氧化物陶瓷为基材，掺入纳米羟基磷灰石等生物活性陶瓷颗粒的复合陶瓷，使之在保持氧化物陶瓷优良力学性能的基础上赋予其生物活性；同时利用高技术陶瓷补强技术，在生物活性陶瓷基体中掺入氧化物等颗粒以改善其力学性能，从而形成一类生物陶瓷的复合材料。例如，①高固有强度。氧化铝和氧化锆等材料具有出色的力学性能，如高耐磨性和低摩擦系数，适用于高应力应用领域，如人工关节或牙种植体；②生物相容性。一般来说，生物陶瓷与人体组织兼容，在减少不良反应或炎症风险方面发挥作用，并且某些特定的生物陶瓷（如羟基磷灰石或活性玻璃）表现出可促进组织再生和骨整合的活性行为；③多功能性。可以将生物陶瓷塑造成精确的形态，并通过调整其成分来增强特定属性。所有这些特点使得生物陶瓷成为解决各种医学问题的适当选择，对于在医学和生物技术领域中用作，作为承载部件、关节替代品、填充剂、贴面材料、药物递送载体和仿真支架等方面，生物陶瓷得到了快速发展。

聚合物纳米复合材料是以聚合物为载体的纳米复合材料，综合了无机、有机纳米材料的优良特性，具有良好的力学性能和光、电和磁等功能特性，为改善生物材料的力学性能和生物活性提供了有效手段。同时，由于自然界生物的某些组织或器官具有纳米复合结构，如动物的牙齿是羟基磷灰石纳米纤维与胶质基体复合而成，动物的筋、软骨、皮、骨骼等都是纳米复合材料，因此无机/聚合物复合材料代表着一种典型的生物仿生材料。目前常见的纳米无机/聚合物复合生物材料主要有：以天然明胶、胶原或合成聚乳酸（PLA）、聚己内酯（PCL）等为基体，加入纳米磷酸钙粒子、纳米管，利用表面原位沉积、原位自组装纳米粒子等技术复合而成的支架材料、膜材料、水凝胶材料等。

2.3　生物医用纳米材料的特征

生物医用纳米材料作为传感元器件、成像探针或治疗剂，在改善疾病的早期检测和有效治疗方面具有重大前景。纳米材料具有以下特征[21]：

1）尺寸范围宽，大到足以负载治疗药物、成像和诊断的分子，小到足以维持全身系统循环。

2）比表面积超高，有助于实现高亲和力结合和超大有效负载。

3）高度模块化、可控的物理化学特性，包括尺寸、材料、密度、形状、孔隙率、表面电荷以及化学可调性，并且可进行多种功能化修饰。

4）多功能潜力，可以将诊断、成像、治疗进行组合。

5）生物相容性和生物可降解性好。

6）原材料丰富，聚合物、脂质、金属及其氧化物、非金属、仿生生物膜等都可作为原材料，并且可以相互组合杂化进行纳米载体的制备。

以尺寸为例，纳米颗粒的尺寸在体内转运方面起关键作用，因为器官和组织中存在不同的尺寸阈值。例如正常毛细血管中的约10nm的内皮连接，肿瘤内皮细胞开窗扩大（通常>50nm），肝脏中100~150nm血管开窗，肾脏肾小球滤过阈值约6nm，以及肠道中的孔结构黏液（约

200nm）和紧密连接的上皮细胞（1.6~2.6nm）。不同的尺寸决定了纳米粒子在体内的不同运输行为[22]。体内的这些尺寸过滤机制有助于研究纳米颗粒在体内的运输，可以为设计最佳尺寸的纳米药物提供指导（图 2-7）。

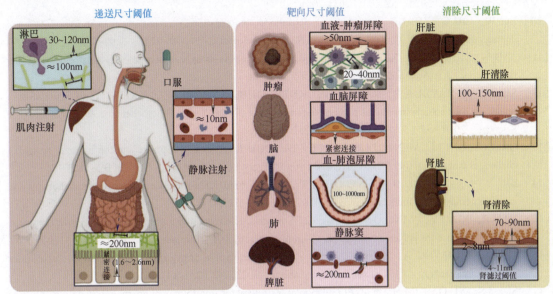

图 2-7　体内的尺寸阈值[22]

　　未来，随着纳米技术、生物工程、材料科学等领域的不断发展，生物医用纳米材料将展现出更加广阔的应用前景。随着对其在生物医学应用研究的深入及生物安全性问题的阐明和解决，生物医用纳米材料将成为医学研究和临床治疗中的一个重要工具，为许多重大疾病患者带来福音。

参 考 文 献

［1］LV D, LUO C, ZHANG C, et al. Differential regulation of morphology and stemness of mouse embryonic stem cells by substrate stiffness and topography［J］. Biomaterials, 2014, 35（13）: 3945-3955.

［2］XIA Y N. Nanomaterials at work in biomedical research［J］. Nature Materials, 2008, 7（10）: 758-760.

［3］ZHANG C, XIE B, ZOU Y, et al. Zero-dimensional, one-dimensional, two-dimensional and three-dimensional biomaterials for cell fate regulation［J］. Advanced Drug Delivery Reviews, 2018, 132: 33-56.

［4］BANGHAM A D, STANDISH M M, WATKINS J C. Diffusion of univalent ions across the lamellae of swollen phospholipids［J］. Journal of Molecular Cell Biology, 1965, 13（1）: 238-252.

［5］CHAGRI S, NG D Y W, WEIL T. Designing bioresponsive nanomaterials for intracellular self-assembly［J］. Nature Reviews Chemistry, 2022, 6（5）: 320-338.

［6］SHIN J, KANG N, KIM B, et al. One-dimensional nanomaterials for cancer therapy and diagnosis［J］. Chemical Society Reviews, 2023, 52（13）: 4488-4514.

［7］FAN L, WANG W, WANG Z, et al. Gold nanoparticles enhance antibody effect through direct cancer cell cytotoxicity by differential regulation of phagocytosis［J］. Nature Communications, 2021, 12（1）:

6371.

［8］ LAYROLLE P, PAYOUX P, CHAVANAS S. Message in a scaffold: natural biomaterials for three-dimensional（3D）bioprinting of human brain organoids［J］. Biomolecules, 2022, 13（1）.

［9］ PEI Z, LEI H, CHENG L. Bioactive inorganic nanomaterials for cancer theranostics［J］. Chemical Society Reviews, 2023, 52（6）: 2031-2081.

［10］ LEI W, LIU G, ZHANG J, et al. Black phosphorus nanostructures: recent advances in hybridization, doping and functionalization［J］. Chemical Society Reviews, 2017, 46（12）: 3492-3509.

［11］ TAO W, ZHU X, YU X, et al. Black phosphorus nanosheets as a robust delivery platform for cancer theranostics［J］. Advancde Materials, 2017, 29（1）.

［12］ SUMEYRA BAYIR A B, RABAH BOUKHERROUB, SABINE SZUNERITS, et al. Outstanding reviewers for photochemical and photobiological sciences in 2017［J］. Photochemical & Photobiological Sciences, 2020, 17（5）: 533.

［13］ ORECCHIONI M, MENARD-MOYON C, DELOGU L G, et al. Graphene and the immune system: challenges and potentiality［J］. Advanced Drug Delivery Reviews, 2016, 105（Pt B）: 163-175.

［14］ LIU Y, CRAWFORD B M, VO-DINH T. Gold nanoparticles-mediated photothermal therapy and immunotherapy［J］. Immunotherapy, 2018, 10（13）: 1175-1188.

［15］ HAN R, XIAO Y, YANG Q, et al. Ag（2）S nanoparticle-mediated multiple ablations reinvigorates the immune response for enhanced cancer photo-immunotherapy［J］. Biomaterials, 2021, 264: 120451.

［16］ TANG L, ZHANG A, ZHANG Z, et al. Multifunctional inorganic nanomaterials for cancer photoimmunotherapy［J］. Cancer Communications, 2022, 42（2）: 141-163.

［17］ SUK J S, XU Q, KIM N, et al. PEGylation as a strategy for improving nanoparticle-based drug and gene delivery［J］. Advancde Drug Delivery Reviews, 2016, 99（Pt A）: 28-51.

［18］ YANG C, LIN Z I, CHEN J A, et al. Organic/inorganic self-assembled hybrid nano-architectures for cancer therapy applications［J］. Macromolecular Bioscience, 2022, 22（2）: e2100349.

［19］ SUREKHA B, KOMMANA N S, DUBEY S K, et al. PAMAM dendrimer as a talented multifunctional biomimetic nanocarrier for cancer diagnosis and therapy［J］. Colloids and Surfaces B: Biointerfaces, 2021, 204: 111837.

［20］ GAITZSCH J, HUANG X, VOIT B. Engineering functional polymer capsules toward smart nanoreactors［J］. Chemical Reviews, 2016, 116（3）: 1053-1093.

［21］ 刘昌胜. 纳米生物材料［M］. 北京: 科学出版社, 2021.

［22］ XU M, QI Y, LIU G, et al. Size-dependent in vivo transport of nanoparticles: implications for delivery, Targeting, and Clearance［J］. Angwandte Chemie International Edition 2023, 17（21）: 20825-20849.

第3章

生物医用纳米材料在疾病治疗中的应用

3.1　疾病治疗用生物纳米材料

纳米医学有望在传统临床实践中引发一场革命。在纳米材料的帮助下，一些原本难以应用的新型药物得以进入临床，使一些原来不可能实现的医疗需求成为可能[1]。得益于纳米材料的独特性质，通过纳米材料包载，整合具有高毒性与高活性的药物分子，能够提高药物疗效和生物利用度，降低剂量毒性和副作用，增加药物靶向性。研究表明，随着材料尺寸的降低，其生物活性往往得到增强。当材料达到纳米尺度之后，会产生小尺寸效应、宏观量子隧道效应和量子限域效应，从而呈现有别于传统宏观材料的特殊物理、化学及生物特性[2]。纳米材料灵活可控的形状、表面化学性质、聚集状态和药代动力学等特性也使其成为疾病治疗领域的优秀候选材料。此外，通过纳米材料中的电子约束，可进一步调控包括电学、光学和磁学在内的其他性质，构建对外界刺激具有灵敏响应性的智能纳米材料。

药物的缓控释与靶向递送是生物纳米材料研究领域中重点关注的问题，对于疾病治疗有着不可估量的意义。与传统小分子药物和近年来发展迅速的抗体药物相比，生物纳米材料具有高组织渗透性、高细胞穿透性、良好的药物包载与缓控释能力等显著优势[3]。同时，根据不同疾病的生理环境特点以及治疗的临床需求，调节材料结构与表面修饰制备不同的缓控释剂型，从而有针对性地改变药物在体内的半衰期，延长血液循环时间，提高药物靶向性及其在病灶处的保留时长。此外，将传统药物分子纳米化还能使一些非靶向药物穿透机体天然的生物屏障阻隔，为以往只能通过手术治疗的疾病提供更加温和的治疗手段。

近年来，生物纳米材料在药物递送领域的研究取得显著进展。许多有机（包括高分子）、无机以及复合材料作为药物递送载体的应用得到大量关注和研究。其中，纳米脂质体与可降解高分子纳米微球（聚乳酸、聚己内酯等）的生物相容性与生物安全性已经得到证明，并且具有高药物装载量、生理环境中高稳定性、对药物分子的保护作用以及缓控释能力，已被美国食品药品监督管理局（FDA）批准，作为小分子、多肽、蛋白、核酸药物的载体材料，广泛用于临床疾病治疗。特别是在癌症治疗领域，生物纳米材料可用作抗癌药物的递送载体，极大地提升了难溶性抗癌药物的溶解性、稳定性以及对癌细胞的靶向性和选择性，降低了药物自身毒副作用，从而有效提高药物的临床疗效。纳米脂质体作为递送载体大幅增强 mRNA 在人体生理环境中的稳定性，使新冠病毒核酸疫苗的快速开发和应用成为可能。

3.2 纳米药物的定义

3.2.1 纳米载体 + 药物

纳米药物在多数情况下指利用纳米载体材料包载活性药物分子形成的纳米尺度药物分散体系，以纳米材料为药物载体，将药物分子包裹在内部或连接在表面，从而对药物进行运输。与传统药物相比，纳米药物的优势有：具有纳米尺寸效应，更容易进入病灶组织和细胞；比表面积大，可连接功能基团位点多，生物活性高；具有中空、多孔等结构，药物装载量大，能实现药物缓控释等[4]。

3.2.2 纳米载体的分类

根据材料的化学组成不同，纳米载体可分为无机纳米载体、有机高分子纳米载体和复合纳米载体，如图 3-1 所示。

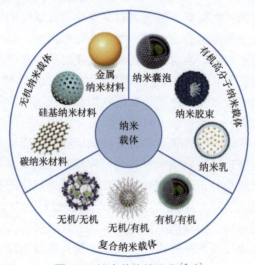

图 3-1　纳米载体的分类 [5, 6]

1. 无机纳米载体

无机纳米载体是研究较早的一类纳米载体，在生物医药领域已有较为广泛的应用，主要包括金属纳米材料、硅基纳米材料和碳纳米材料等。

金属纳米材料通常以金属为核，将药物分子连接在表面，具有易于制备、均一度高、负载稳定等特点。根据金属材料的不同，还可赋予纳米载体成像能力以及多样化的生物活性。但是金属纳米材料在生物体内往往不易降解，很多金属纳米材料的代谢通道尚未得到清晰揭示，在生物安全性方面的担忧使其临床应用受到一定限制。金纳米颗粒是金属纳米材料中常见的一类，具有稳定的化学性质与良好的生物相容性，易于进行表面修饰，是一类理想的药物递送载体。此外，其尺寸可在 5~400nm 范围内精确调控，形貌也能在纳米球、纳米棒、纳米笼等多种结构中自由选择，适用范围广；具有独特的表面等离子共振等光学和电学特性，从而在光热治疗、生物成像等应用领域备受关注。磁性纳米材料主要由纳米金属氧化物组成，包括铁、钴、镍等的氧化物，通常表现出超顺磁性。在外磁场作用下，这类纳米材料会被磁化，从而产生磁相互作用力，当磁场撤销后又会恢复到磁无序状态。这一特性使磁性纳米材料具有较强的可操控性，用其制备的纳米载体有望通过外加磁场对体内药物分布进行远程遥控，实现药物精准递送；此外还具有成像能力，能通过核磁共振成像监控载体在人体内的器官定位。

硅基纳米材料由于具有电学与力学性能优异、比表面积高、易于修饰以及生物相容性良好等特点，在生物医药领域有良好的应用前景[5]。硅基纳米材料的种类多样，包括量子点、纳米线、纳米棒等，但作为纳米载体，应用最为广泛的是介孔二氧化硅纳米颗粒（MSN）。MSN 具有尺寸均匀可调节的多孔结构，通过精确调节孔道直径可以将不同尺寸的药物分子吸附在其内部，实现药物的高效装载。早在 2001 年，Vallet-Regi 等就利用 MSN 装载布洛芬，证实了其作为纳米载体的可行性[6]。截至目前，MSN 已由最初的单一孔结构发展出核 - 壳结构、空心结构、卵壳结构、多级孔结构等多种结构与形貌，并与抗癌、抗菌、消炎等多种药物相结合，进行药物的缓控释与靶向运输研究，取得了不少可喜的成果。

碳纳米材料形态多样，具有优秀的导电性、稳定的化学性质、良好的生物相容性等优势，总体上按纳米结构不同，可划分为零维、一维和二维碳纳米材料。零维碳纳米材料主要包括纳米金刚石、富勒烯与碳量子点。其中，碳量子点不仅有水溶性好、生物毒性低等特点，还具有精准可调控的荧光性能和光电特性。其荧光量子产率可达 0.9，接近甚至超过许多有机荧光染料，可用于诊疗一体化的纳米药物设计。一维碳纳米材料主要指碳纳米管，根据石墨层的数量又可分为单壁、双壁和多壁碳纳米管。独特的封闭纳米通道结构使其成为构建药物载体的理想材料之一，其优良的光学特性与导电性能使其进一步应用于光动力疗法、光热疗法以及生物传感等领域。除了碳量子点与碳纳米管，以石墨烯为代表的二维碳纳米材料也在药物递送领域引起广泛关注。在石墨烯中，碳原子以 sp^2 杂化形成 π 轨道，其中自由移动的 π 电子使石墨烯具有独特的光电性质。此外，单层石墨烯具有很大的比表面积，其表面的 π 电子能够与芳香族的药物分子产生非共价相互作用，因而有利于药物装载，在化学疗法、光学疗法等领域取得了一系列研究进展。

2. 有机高分子纳米载体

有机高分子纳米载体是由有机小分子和高分子通过自组装形成的纳米载体。与无机材料相比，有机高分子材料的结构更多样，且易于修饰和组装，因而具有更加多样化的生物功能。此外，相比于无机材料，有机高分子材料的结构更可控，且在生物体内易降解。随着过去几十年来的不断发展，有机高分子纳米载体因其独特优势，在临床疾病治疗中取得突破性进展，如白蛋白紫杉醇、脂质体阿霉素等纳米药物已得到广泛应用。常见的有机高分子纳米载体包括纳米胶束、纳米囊泡、纳米乳等分散体系，如图 3-2 所示。

纳米胶束通常是由具有亲水基团和疏水基团的两亲性嵌段共聚物自组装形成的以疏水基团为内核、亲水基团为外壳的纳米尺度核 - 壳结构。其疏水内核能通过疏水相互作用包载药物分子，尤其是难溶性小分子药物。而亲水外壳不仅能起到空间保护作用，还可以通过官能团修饰赋予靶向性等多种生物功能。水溶性或两亲性嵌段共聚物在水中溶解后往往能够自发形成高分子胶束，但考虑制备胶束的稳定性和均一性，常用的嵌段共聚物多为两嵌段（AB 型）和三嵌段（ABA 型）。其中，亲水段材料多为聚乙二醇（PEG）、聚乙烯吡咯烷酮

（PVP）、水溶性壳聚糖等，疏水段材料包括聚苯乙烯（PS）、聚乳酸（PLA）、聚氨基酸、短链磷脂等。随着纳米胶束领域研究的不断发展，除嵌段共聚物，具有支链结构的接枝共聚物以及树枝状高分子等不同拓扑结构的高分子也用于构建纳米胶束，一些经过理性设计的两亲性小分子也能通过多重非共价相互作用形成较为稳定的纳米胶束。

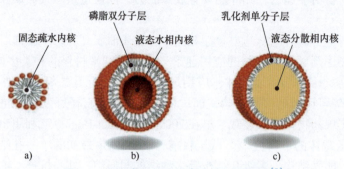

固态疏水内核　磷脂双分子层　液态水相内核　乳化剂单分子层　液态分散相内核

a)　　　　b)　　　　c)

图 3-2　不同类型的有机高分子纳米载体[7]
a）纳米胶束　b）纳米囊泡　c）纳米乳

纳米囊泡也是一类由具有亲水基团和疏水基团的有机分子自组装形成的纳米载体结构，其与纳米胶束的主要区别是亲水基团和疏水基团所占比例不同，因而在自组装过程中形成具有双分子层结构的封闭囊泡。由于囊泡内部空腔为水相，易于通过离子梯度包载弱碱或弱酸性水溶药物，双分子层构成的疏水外膜能够为药物分子提供有力保护。纳米囊泡的成分除嵌段共聚物外还有磷脂分子，由两亲性磷脂分子自组装形成的纳米囊泡称为脂质体，它是纳米载体领域研究最早、应用最广的材料之一。自 1995 年脂质体包载阿霉素成为首个被批准进入临床的纳米药物以来，脂质体因可包载亲水性及疏水性药物并改善药物稳定性，具有尺寸均一、毒性低、可生物降解等优势，在近 30 年来得到广泛应用。随着脂质体研究和纳米技术的进步也诞生了很多新型脂质体，如长循环脂质体、磁性脂质体、免疫脂质体等新一代靶向、高效、低毒的脂质体纳米药物载体，为疾病治疗提供了新型药物递送系统。

纳米乳是由油相、水相、乳化剂和助乳化剂按一定比例形成的具有纳米乳滴结构的载药系统。其中，一相在内作为分散相形成乳滴，另一相在外作为分散介质。乳化剂一般是具有两亲性的有机分子，在乳滴和分散介质之间的界面聚集，从而降低界面张力，助乳剂能够进一步维持乳滴稳定，形成纳米尺度的乳滴。纳米乳可分为水包油和油包水两类，既可增加难溶性药物的溶解度，又能包载水溶性药物，发挥靶向与缓控释作用。纳米乳的乳化剂种类包括天然有机分子如磷脂、胆固醇、明胶等，也包括人工合成的 Tween 类、Span 类、Myrj 类两亲性分子等。纳米乳作为药物递送领域的新型载体，除注射、口服的给药方式之外，还适用于经皮给药，易透过角质层经毛囊被人体吸收，在皮肤病学领域具有显著优势。

3. 复合纳米载体

复合纳米载体是由两种或两种以上物理化学性质不同的材料，依照特定的形式、比例和分布组成的新型纳米载体。在生物医药领域，单一的金属材料、碳材料、高分子材料等渐渐无法满足复杂的临床需求。复合纳米载体通过综合发挥各组成材料自身优势，相互取长补短，从而克服单一材料的缺陷，具备更加优越的性能。根据组成材料不同，复合纳米载体可分为无机 / 无机、无机 / 有机以及有机 / 有机复合纳米载体。

无机 / 无机复合纳米载体多为核 - 壳结构的中空或介孔纳米粒子，利用具有不同功能性的无机材料进行复合，制备诊疗一体化的纳米材料，同时通过中空或介孔的结构设计负载药物分子。例如，施剑林等制备了一种中空介孔普鲁士蓝（HMPB）纳米颗粒，在其表面涂覆含 Mn 的普鲁士蓝类似物（MnPBA），组成复合纳米载体[8]。HMPB 具有灵敏的 pH 响应性和良好的光热转换性能，而 MnPBA 能够释放 Mn^{2+} 作为核磁成像造影剂，二者复合形成的纳米载体能够包载阿霉素实现肿瘤化疗与光热疗法的协同，同时通过核磁共振成像实时监测载体位置和药物释放速率。

无机 / 有机复合纳米载体的设计和应用更加广泛，在无机纳米载体的表面修饰功能性有机分子，能够增强无机材料的生物相容性、组织微环境响应性、靶向性等多种生物性能。例如，在含 Gd 的金属有机框架（MOF）材料表面，通过可逆加成 - 断裂链转移（RAFT）聚合生长嵌段共聚物涂层以增强稳定性和生物相容性，进而修饰多肽靶向基团以提高肿瘤靶向性[9]。这类基于 Gd 的无机 / 有机复合纳米载体能够在靶向肿瘤组织的同时实现核磁共振成像示踪，并负载抗癌药物氨甲蝶呤（MTX）发挥化疗功效。

对具有不同生物功能的有机分子进行复合能够构建有机 / 有机复合纳米载体，通过负载药物分子，增强药物在生理环境中的稳定性、靶向性以及其他生物功能。在获批临床应用的脂质体纳米载体表面修饰 PEG 可增强其稳定性，进一步将具有肿瘤主动靶向能力的叶酸修饰在 PEG 链段末端，可使基于脂质体的复合纳米载体特异性识别肿瘤细胞表面高表达的叶酸受体，大幅提高所负载化疗药物的抗癌功效[10]。

3.2.3　药物分类

具有不同结构的纳米载体能够负载不同种类的药物，这些药物根据组成成分不同可分为小分子药物、核酸药物、多肽药物和蛋白药物。

小分子药物包括化疗药物、抗生素、类固醇等，它们的相对分子质量较小，能够通过自由扩散跨越细胞膜和多种生物屏障。为了快速扩散至全身血液循环系统，小分子药物需要在生物体液内自由溶解，然而约 90% 的小分子药物在生理环境下溶解度较低。利用纳米载体对小分子药物进行包载，能够有效地提高其溶解度，从而延长血液循环时间，增加药物运输到作用部位的几率。其中最具代表性的案例是使用 PEG 化脂质体包载阿霉素，可延长药物在血液循环中的半衰期，增大肿瘤部位的滞留效率。

尽管纳米药物的设计基础是建立在小分子药物的递送需求之上，但小分子药物的作用靶点只占人类基因组的 2%~5%[11]，因此需开发其他类型的药物以丰富临床疾病治疗的选择。多肽药物具有多样化的分子结构和空间结构，能够与很多特定的蛋白质靶点产生特异性结合，比许多小分子药物有着更高的药效和更低的毒性。然而，多肽药物的稳定性较差，在生理环境下易降解，严重影响其药效发挥。应用于小分子药物包载的纳米载体同样适用于多肽药物，有机高分子纳米载体，如聚乳酸（PLA）、聚乳酸 - 羟基乙酸共聚物（PLGA）、聚乙烯醇（PVA）等均可用于包载多肽类药物，能够有效缓解上述稳定性问题。

多肽药物通常为含有 2~50 个氨基酸的多肽序列，当氨基酸序列大于 50 时通常称为蛋白药物。在蛋白药物中，抗体占据着主导地位，全球已有超过 100 款抗体药物获批上市。它们能够与细胞表面特定治疗靶点产生特异性结合，从而调控机体免疫微环境，激活多种免疫细胞；但因此也可能导致免疫系统过度激活，从而引发免疫相关不良事件。此外，蛋白药物对生理环境中的温度和 pH 值变化以及大量存在的蛋白酶十分敏感，稳定性较差。由于蛋白药物大多带负电，阳离子有机高分子纳米载体和阳离子脂质体与蛋白药物之间的相互作用较强，广泛用于蛋白药物的包载。除此之外，基于金纳米颗粒、介孔二氧化硅等无机纳米材料与阳离子聚合物的复合纳米载体也有较多报道。

虽然蛋白和多肽药物的研发极大地扩展了疾病治疗目标靶点的数量，但核酸药物能够精确控制基因表达，从而修复或沉默异常基因，或驱动与疾病治疗相关的基因表达，进一步拓展了疾病治疗的维度与界限。然而，在生理环境中裸露的核酸易被核酸酶降解，并且人体的免疫系统也会识别和清除外源核酸，因而需通过纳米药物化来应对上述问题。2018 年获批的全球首款 siRNA 疗法是一种脂质纳米颗粒负载的核酸药物，用于治疗淀粉样变性多发性神经病。在新型冠状病毒疫情期间，通过聚乙二醇修饰脂质体包载的 mRNA 疫苗获得紧急使用授权，促进了核酸药物递送领域的快速发展。

3.2.4　给药途径

由于疾病的病灶部位分布在全身各处，且不同种类的纳米药物物理化学性质与药代动力学有所差异，针对特定病症与药物种类需选择适合的给药途径。临床上通常将给药途径分为两类，即胃肠道给药途径和非胃肠道给药途径。胃肠道给药途径主要包括：口服、舌下和直肠给药；而非胃肠道给药途径主要包括：注射给药（静脉注射、动脉注射、皮下注射、肌肉注射）、经皮给药、鼻腔给药、肺部给药、眼部给药等。注射给药、口服给药和经皮给药在纳米医药领域使用较为广泛[12]。

静脉注射因其较高的生物利用度和较低的病人间个体差异，成为最常用的给药方式之一。通过静脉注射能够使药物避开肝脏的首关代谢，从浅表皮层快速运输至全身各处，但相应地也会带来毒副作用强、治疗窗口窄等缺陷。利用纳米载体包载药物进行静脉注射，能够有效提升药物在血液中的溶解性和稳定性，从而延长血液循环时间；通过靶向基团的表面修饰还能提高药物对病灶组织的靶向性，从而提高疗效，减少毒副作用。

相比于静脉注射，口服给药具有给药过程简单、非侵入性、患者依从性高等优势，因而在临床疾病治疗中应用广泛。但是口服给药对药物的稳定性要求更高，需要药物分子稳定通过环境复杂的胃液和肠液，并穿透胃肠道黏膜进入血液循环系统，这极大地限制了口服药物的生物利用度，尤其是大分子药物，如核酸、多肽、蛋白等。纳米载体包载策略能够提高药物在胃肠道中的稳定性，进而提高生物利用度，但在材料选择和结构设计上相比静脉注射需要考虑更加复杂的影响因素。

经皮给药是对患者伤害性和毒副作用最小的给药方式之一，有别于静脉注射和口服给药这些系统性给药途径，多用于病灶部位的局部给药。经皮给药的最大阻碍在于皮肤表皮的角质层和皮脂膜组成的皮肤屏障，这层屏障在发挥抗菌和保护作用的同时也阻碍了药物的经皮吸收效率。有机高分子纳米载体如纳米乳、脂质体等能通过角质细胞间空隙或跨细胞转运通路渗入真皮层，常用于包载药物经皮给药。经皮给药途径也可以避免肝脏首过效应，少量药物可以通过皮肤进入血液循环系统，同时具有较低的肝毒性，但大分子量药物透皮效率较低，一定程度上限制了经皮给药途径的应用范围。

3.3　纳米药物的优势

游离药物往往在特定病灶部位蓄积不足、代谢清除快、全身分布广，从而造成药效较差并引起非靶部位毒性等问题。同时，部分小分子药物还存在水溶性差和生物利用度低等问题。过去 30 年来，纳米技术在药物治疗领域的应用大幅增加，美国 FDA 已批准许多用于治疗癌症和传染病的纳米药物，实现了高效低毒的药物利用。

3.3.1　提高药物的溶解度和生物利用度

纳米药物本质上是一种胶体分散系。活性药物可以直接粉碎至纳米级别，或者以物理或化学作用力吸附在纳米载体的内部或表面，这种高度分散的体系对于药物分子具有普遍的增溶效果。根据 Ostwald-Freundlich 方程，当粒径在 1μm 以下，药物的溶解度会随粒径的减小而增大；若将药物结晶直接制成纳米级别，药物的溶解度会显著提高。对于口服给药系统，具有高溶解度和高溶出速率的纳米药物（例如纳米晶体、纳米混悬剂），由于粒径小、比表面积大具有较高的口服吸收效率。

此外，对于不具有口服活性、只能静脉注射给药的疏水性药物，可以使用纳米载体进行药物包载，通过纳米药物亲水性的表面掩盖药物分子的疏水性。一种典型的纳米载体是脂质体，它是一类由磷脂双分子层形成的纳米尺寸球形囊泡。通常情况下，亲水性药物包封在内部的水相中，疏水性药物包载于磷脂双分子层中的疏水区域，并不直接与生理环境接触。脂质体和其他基于脂质的纳米药物还可通过促进药物与亲脂性细胞膜之间的相互作用来增强药物的生物渗透性，提高生物利用度。

总之，纳米载体能够改变药物分子在体内的行为和分布，药物的物理化学性质诸如亲疏水性、电荷等性质不再决定它们的体内行为。纳米药物外壳常涂有亲水性聚合物（如 PEG），这将赋予其"隐形"的特性，减少其与血浆蛋白的相互作用，延长药物分子的体内循环时间，利于增强药物与靶部位的相互作用，从而有效提高生物利用度。此外，一些纳米药物还能实现药物的靶向递送，克服了游离药物靶向性不足的问题，提高了药物在靶器官的生物利用度。

3.3.2　药物保护作用

游离药物经口服给药会与消化系统恶劣的 pH 值、酶环境直接接触，而经静脉注射给药也面临着被各类血浆蛋白酶、核酸酶降解的问题，因此，对于稳定性较差的药物，尤其是核酸、蛋白和多肽类药物等，直接静脉注射给药往往低效甚至无效。纳米载体为这些药物提供了抵抗生理环境的屏障，可以使药物分子受到保护而免遭代谢降解，并且可以达到持久的治疗浓度水平。在 2020 年，美国 FDA 授权新型冠状病毒疫苗的紧急使用许可，这是全球首个正式获批并大规模推广的 mRNA 疫苗。mRNA 疫苗成功借助了脂质纳米颗粒技术：依靠多种脂质对 mRNA 的稳定包裹作用，mRNA 能够不被降解并顺利进入细胞完成蛋白质翻译。纳米药物提供的药物保护作用为不稳定药物（如蛋白药物、核酸药物等）的临床应用提供了机会。

纳米药物可以将药物与外部生理环境隔开，避免了血浆蛋白与药物分子的直接结合以及后续的代谢清除过程，从而改善了药物的体内行为。例如，布比卡因是一种酰胺类长效局部麻醉药，血浆蛋白结合率为 95%，注射后经肝脏代谢，药效持续 3~6h。将布比卡因制成多囊纳米脂质体（上市药物为 Exparel®）后，其术后镇痛效果大幅延长至 72h。

3.3.3　药物的靶向递送

为了实现良好的药物治疗效果，活性药物应该到靶部位即病灶部位发挥作用，而不引起非靶部位的毒副反应。与小分子药物给药后在全身的广泛分布不同，纳米药物可以选择性地靶向至病灶部位来提高治疗效果，进而可以减少给药剂量，降低药物的全身毒性。此外，纳米药物还具有细胞甚至是亚细胞特异性递送的潜力。纳米药物靶向递送过程可以分为被动靶向、主动靶向和物理化学靶向三类。

目前，纳米药物在肿瘤治疗中备受关注。许多纳米药物通过增强的渗透性和滞留效应（Enhanced permeability and retention effect，EPR effect）实现肿瘤靶向。具体来说，肿瘤血管疏松的内皮细胞间隙促进了纳米药物的旁细胞运输以及跨细胞运输；肿瘤的扩张和高基质密度增大了固体应力和间质液体的压力，从而阻碍纳米药物从肿瘤组织中清除，最终导致纳米粒子长时间、高浓度地富集于肿瘤区域。但是，利用 EPR 效应进行肿瘤靶向的有效性仍然是一个充满争议的话题，有待进一步研究确证。此外，炎症部位伴随的局部组织渗透性升高和内皮间隙增加同样利于纳米药物蓄积。除了肿瘤、炎症组织，纳米药物还具有肝脏、脾脏和淋巴结的被动靶向能力。这种器官靶向性是因为脾脏、淋巴结和肝脏中的单核吞噬细胞系统大量摄取了体内的纳米药物。纳米药物进入体循环后，血浆蛋白（包括血清白蛋白、载脂蛋白、补体成分和免疫球蛋白）吸附到纳米颗粒表面，此过程称为调理作用，并最终导致纳米药物结合单核吞噬细胞系统（MPS）细胞表面的特定受体而被吞噬。这一过程受纳米药物物理化学性质的影响，包括尺寸大小、表面电荷、亲疏水性等。

主动靶向纳米药物是指一类由特异性识别靶组织、靶细胞或靶分子的功能配体（统称为靶头）修饰的纳米药物。疾病部位的器官、组织或细胞往往表现出独特的病理特征，为主动靶向提供了特异性。主动靶向纳米药物可以识别疾病组织或细胞表面独特的或表达增加的受体，通过配体 - 受体相互作用增加药物在病灶部位的分布和保留，并减少正常组织中的分布。主动靶向赋予纳米药物多功能性，使其能够应用于肿瘤治疗以外的领域，尤其是针对纳米药物通常不易到达的组织，例如大脑、心脏、肌肉、胰腺和骨骼等。主动靶向使用的配体种类繁多，包括蛋白、多肽、小分子等。例如，通过抗体蛋白与药物直接偶联合成纳米级别的抗体药物偶联物（Antibody-drug conjugate，ADC），可以将单克隆抗体的高特异性和小分子药物的高活性有效结合，从而将药物精准地递送至目标组织或目标细胞。随着对疾病病理和生理的认知深入，越来越多的特异性配体被报道，根据靶部位选择所需的靶头是构建主动靶向纳米药物的有效策略。

物理化学靶向纳米药物是通过某些物理或化学方法将药物递送到疾病部位而发挥靶向治疗效果的纳米制剂。例如，因 pH 值而改变结构的载体材料可制备成病灶组织 pH 敏感释药的纳米药物制剂；因温度而导致相转变的载体材料可制备温度敏感释药的纳米药物制剂；将磁性材料包载在纳米制剂中，在外磁场的引导下，可定位到预设定的靶位等。本章涉及的环境敏感型药物释放纳米药物制剂均属于此类靶向机制。

3.3.4　药物的缓释、控释和按需释放

药物的缓释和控释一直是药剂学研究中的重要目标。缓释（sustained release）是指在规定的释放介质中，按预设的要求缓慢地、非恒速地释放药物；如果是缓慢地、恒速地或接近恒速地释放药物，则称为控释（controlled release）。药物缓控释的主要目标是使药物在体内保持相对平稳的血药浓度，从而降低给药频率、使治疗剂量最优化、方便用药，还可以提高患者的依从性。由于纳米药物进入体内后具有独特的代谢过程，实现药物的缓控释是纳米药物的一大优势。纳米药物缓控释的机制因材料而异，对于聚合物胶束或纳米颗粒，生物可降解材料（例如：PEG-PLGA 纳米粒）的缓慢水解或酶解过程会促进内部包裹的药物释放，而生物不可降解材料则更多地依赖于扩散、溶蚀和溶胀作用来促进药物缓释。对于纳米晶体，如药物纳米晶体或前药纳米结晶等，缓释过程主要取决于药物 / 前药在水中的溶解和水解过程，例如，棕榈酸帕利哌酮可在体内水解成帕利哌酮，将其制成纳米结晶后，可作为长效注射剂，实现每 1 个月、3 个月、6 个月注射一次的产品，提高患者依从性和治疗效果。对于纳米囊泡，药物释放依赖于剪切作用力下囊泡破裂的过程，比如多囊纳米脂质体通过将其内部水相分隔成上百个小隔室，能够实现搭载药物的缓控释。

由于纳米药物易于结构修饰，现有的诸多研究聚焦于智能纳米药物的设计。除了实现药物的缓控释，研究者们还期望实现纳米药物响应于特定内源性或外源性刺激而释放药物，即药物的按需释放（on-demand release）。与缓控释纳米药物不同，按需释放的纳米药物并不持续释放药物，仅在特定的场景下开启药物的释放，目前已广泛用于各种疾病的治疗，例如糖尿病、癌症等。不同的内外刺激（如 pH 值、酶、光、热、电、磁场和超声等）可以精确控制药物释放时间、释放量和持续时间。此外，药物的释放位置可通过对特定器官组织的精确识别来控制。吡咯并苯二氮杂䓬二聚体是一种高效的 DNA 交联剂，可引起细胞的大量死亡，但全身给药时会引起严重的毒副作用。这种高效的细胞毒素在制成纳米药物（主要是 ADC 类药物）后，可以在被表达特定抗原的细胞摄取之后被胞内蛋白酶水解，触发药物释放，从而杀伤特定类型的细胞。

3.4　纳米药物的制备

3.4.1　纳米载体负载药物的基本原理

1. 疏水相互作用介导的自组装

疏水相互作用是指疏水性分子或分子片段倾向于相互接近，从而避免与水分子接触的现象。当疏水性分子进入水中，它们会扰乱周围水分子间的氢键，导致系统的自由能增加。系统为减少自由能的增加，疏水性分子倾向于聚集，减少与水的接触面积，这种聚集过程促成了疏水性分子的自组装。

在纳米药物制备中，根据疏水组分不同，疏水相互作用介导的自组装主要分为聚合物自组装、小分子自组装和脂质自组装。聚合物自组装是两亲性聚合物在水溶液中通过疏水相互作用自发组装成的结构。在水溶液中，疏水性链段会聚集在一起，形成核心，而亲水性链段则延伸到外部与水接触，形成外层（图 3-3a）[13]。例如，通过合成并使用聚乙二醇 - 聚乳

酸（PEG-PLA）等两亲性聚合物，可以有效包裹疏水性药物，比如阿霉素、紫杉醇等，提高其在水溶液中的溶解度，从而增加其生物可用性和疗效。小分子自组装是指疏水性小分子在水中通过疏水相互作用形成自组装结构。这些小分子通常具有亲水性头基和疏水性尾基，使其能够在溶液中形成类似胶束的结构（图3-3b）[14]。这种结构能够有效包裹疏水性药物分子，增加其在水中的溶解度。这种自组装策略尤其适用于那些因溶解度差而难以临床应用的药物。脂质自组装主要指两亲性脂质分子在水溶液中通过亲疏水相互作用自发组装成的结构（图3-3c）[15]，比如，脂质纳米颗粒、脂质体和多层脂质体等，利用其独特的亲水和疏水区域，能够有效包裹、保护和递送各种药物分子，包括小分子药物、蛋白质和核酸药物。例如，二硬脂酰基磷脂酰乙醇胺-甲氧基聚乙二醇（DSPE-PEG）具有优良的两性亲和性，可以在水中进行自组装用于负载顺铂、喜树碱等，增大了疏水性药物的溶解性和疗效，是临床上应用广泛的一种自组装方式。以上三种基于疏水作用介导的自组装过程是高度动态的，它受多种因素的影响，可以通过改变条件，如pH值、温度、浓度等来调控纳米药物组装的大小、形状和表面特性。例如，随着温度升高，某些聚合物会经历由水溶性向疏水性的转变，比如聚N-异丙基丙烯酰胺，这促进聚合物分子间的相互作用，进一步驱动自组装过程。

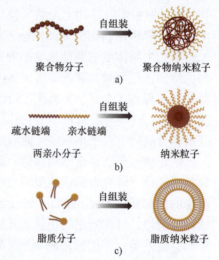

图3-3　疏水相互作用介导的自组装示意图

疏水相互作用介导的自组装在纳米药物中具有多种应用。首先，自组装纳米药物能够提高疏水性药物的溶解度和稳定性，尤其是部分临床上使用的化疗药物，如奥沙利铂、多西他赛、吉西他滨等，从而增加药物的生物利用度。其次，通过表面修饰，纳米药物可以实现疾病部位的靶向递送，提高治疗效率并减小副作用。此外，纳米药物还可通过调控药物释放速率来实现缓释或控释效果，提高治疗的持续性和有效性。疏水相互作用介导的自组装为纳米载体的设计和制备提供了一种有效的策略，这种策略为实现药物的精准递送和控制释放提供了新的可能。通过深入理解疏水相互作用和自组装机制，可以设计出更加高效和安全的纳米药物递送系统，为治疗各种疾病提供新工具。

2. 静电相互作用介导的自组装

静电相互作用是指带电粒子之间的吸引力或排斥力，其大小与所带电荷量成正比，与距离的平方成反比。在自组装过程中，带电分子或带电基团之间的静电相互作用扮演着重要的角色。当分子中存在带正电荷和带负电荷的区域时，它们会相互吸引，促使分子自发排列形成有序结构[16]。除了自组装成球状，静电相互作用还可以自组装成管状、棒状或层状，其中层状是自组装中常见的一种形状，其利用带有相反电荷的相互作用，通过逐层吸附的方式组装而成，该形状具有结合强度高、致密等优点。同时静电相互作用介导的自组装过程受多种因素影响，包括分子的电荷量、电荷密度、溶剂的极性和离子强度等。如当溶液中存在无机离子时，它们会屏蔽分子之间的静电相互作用，从而影响自组装的动力学行为。此外，温度、pH值以及溶剂类型等因素也会对自组装过程产生重要影响。静电相互作用介导的自组装在纳米药物制备中具有广泛的应用，尤其在核酸递送方面。阳离子聚合物如聚乙烯亚胺和聚甲基丙烯酸 N, N- 二甲基氨基乙酯，可以与带负电的核酸分子（siRNA 或 DNA）通过静电相互作用自组装成稳定的纳米药物，使核酸分子免受降解，用于基因治疗。值得注意的是，阳离子聚合物的阳离子特性有助于与细胞负电荷表面相互作用，促进核酸分子的细胞内摄取和释放。除了阳离子聚合物，脂质递送核酸分子也备受关注。脂质用于递送核酸分子是利用带有正电荷基团的脂质分子如 1, 2- 二棕榈基 -3- 三甲氨基丙酰胆碱（DOTAP）和二油酰磷脂酰乙醇胺（DOPE）与带负电的核酸分子之间的静电相互作用，自组装成稳定的纳米药物，以实现核酸药物的保护、传递和释放。静电相互作用介导的自组装为设计与制备纳米药物提供了一条有效途径，在药物递送系统中发挥着重要作用。

3.4.2　纳米药物的制备方法

1. 基于学科原理的制备技术

纳米技术在药物递送系统中的应用已成为提高药物治疗效果和安全性的关键技术之一。将药物减小到纳米尺度，可以实现对药物分布和释放的精准控制。制备纳米药物的技术主要分为物理方法、化学方法和生物方法，每种方法都基于其独特的原理，满足特定的应用需求。

首先，制备纳米药物的物理方法应用广泛，主要优势在于能够直接通过物理作用减小纳米药物的尺寸，减小因化学反应造成的药物损失以及潜在毒性，其能保持药物分子的原有结构不变[17]。例如，重沉淀法是通过在载体材料中加入药物溶液，利用溶解度差异在沉淀剂的作用下引发快速沉淀，形成纳米颗粒。这种方法简单高效，制备的纳米药物粒径较小，具有较大的比表面积。电纺丝技术是利用高电压使药物溶液或熔体通过细小喷嘴时形成带电喷丝，在飞向收集器的过程中溶剂蒸发或熔体凝固，形成细长的纳米纤维。这种方法适用于制备具有特定表面性质、多孔性和高比表面积的纳米纤维载体。冷冻干燥技术是将药物溶液冷冻后，在真空下进行升华干燥，去除水分，形成多孔的纳米粒子或纳米结构。这种方法适用于热敏感物质，能够保持活性成分的稳定性和生物活性。溶剂蒸发法是将药物和聚合物共溶于溶剂，随着溶剂逐渐蒸发，药物和聚合物因溶解度降低而自组装成纳米颗粒。这种方法的关键在于对溶剂蒸发速率和温度的精确控制。值得注意的是，薄膜超声法也是一种常用的纳米药物制备方法，是通过超声波作用于含有脂质和溶剂的溶液形成薄膜，然后加入水相使薄膜膨胀并形成纳米药物。除此之外，溶剂扩散法等方法也可用于制备纳米药物。

通过化学方法可以利用在分子层面上的化学反应来制备纳米药物，这种方法能够更精细地控制颗粒的尺寸、形态和表面性质[18]。自组装技术则利用分子间的非共价键作用力，如静电、疏水相互作用等，促进药物分子和载体在特定条件下自发组装成有序的纳米结构。这种方法具有制备过程简单、可扩展性强、对药物的损伤小等优点，对于构建功能化纳米药物尤为重要。微乳液法是通过形成微乳液体系并在微乳液的微观液滴中进行化学反应或沉淀，制备出尺寸均一、形态可控的纳米粒子。这种方法适用于制备金属纳米粒子、无机纳米颗粒以及某些复合纳米结构。原位聚合法是将药物和载体材料单体同时引入反应溶液中，通过聚合反应形成纳米药物。通过控制反应条件和单体的选择，实现对纳米药物结构和性能的调控。此外，电化学法、点击化学法等也能通过化学反应制备纳米药物。

生物方法是一种利用生物体或生物分子作为模板或反应介质的策略，用于制备具有特定功能的纳米药物[19]。例如，病毒样颗粒技术（VLP）通过重组技术，利用病毒的自组装能力，将药物分子封装在病毒外壳蛋白构建的纳米颗粒中，这种方法可以实现极高的封装效率和精确的尺寸控制。而外泌体作为一种多泡体与质膜融合形成的50~150nm的囊泡也可以用来制备纳米药物，通过外泌体来包裹和递送药物分子能够避免网状内皮系统的清除。这种方法的优势还在于良好的生物相容性、高生物渗透性和低免疫原性，这也成为当前应用最广泛的纳米药物递送系统之一。此外，基因工程菌等生物载体在纳米药物制备方面也有广阔的潜力。

纳米药物的制备技术正在不断地发展和完善，该技术旨在解决传统药物递送系统中存在的局限性，如药物的溶解度低、生物利用度和靶向性差、副作用大等。通过精确控制纳米药物的尺寸、形态、表面特性及功能，纳米技术为医药领域带来了革命性的进步，为临床治疗提供了更有效、更安全的新方案。随着纳米技术的不断进步和多学科交叉融合，未来纳米药物将在疾病治疗中发挥更加重要的作用。在纳米药物的制备过程中，精密仪器设备扮演了至关重要的角色，促使研究达到前所未有的精度。均质机利用压力产生剧烈的剪切力，将粒子减小到纳米级别，非常适合于纳米乳液和纳米悬浮液的制备。超声波碎化器则通过高频超声波在液体中产生空化效应，有效地分散或碎化颗粒，常用于减小纳米粒子的尺寸以及制备纳米悬浮液（图3-4a）。超声破碎仪利用超声波的高能量来破碎和分散粒子，可以有效地制备具有可控粒径和形态的纳米药物，适用于各种药物递送和治疗应用（图3-4b）。喷雾干燥器是通过将粒子溶液喷雾成微细雾滴，并在热空气流中迅速干燥，从而使溶剂蒸发并形成干燥的纳米粒子。这种方法特别适合对热敏感药物进行干燥处理，因为它可以在较低温度下快速完成干燥过程，减少热敏感物质的热降解（图3-4c）。微流控设备通过精密控制流体在微小通道中的流动，实现对纳米粒子合成过程的高度控制（图3-4d）。这种技术能够制备出具有统一尺寸和形态的纳米粒子，且具有极高的重现性和精确度。微流控设备的核心在于其精细设计的微流控芯片，该芯片通常由透明的硅或聚合物材料（如聚二甲基硅氧烷）制成，以便于观察流体的流动和反应过程。芯片内部包含精密加工的微流道、反应室、混合区和控制元件（如微阀门），这些构件共同实现对流体的精确操控和对化学反应的高度控制。

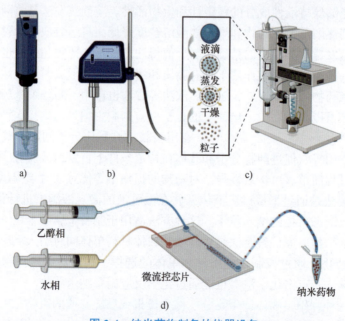

图 3-4　纳米药物制备的仪器设备
a）均质机　b）超声破碎仪　c）喷雾干燥器　d）微流控设备

这些先进的制备技术和分析仪器为纳米药物的研发提供了强有力的技术支持，让精确控制药物颗粒的尺寸、形态和表面特性成为可能，从而开发出更有效、更安全的纳米药物递送系统。随着这些技术的不断进步和优化，未来纳米药物的研究和应用将更加广泛，将为人类的健康和医疗保健带来更多的创新和突破。

2. 基于载体类型的制备技术

（1）脂质体　脂质体是一种由一个或多个包围水核的同心脂质双层组成的人造球形囊泡，其粒径为纳米和微米级，是纳米递药系统研究领域的热点[20]。脂质体的双层结构结合药物后改变了药物的药动学特征，能够有效提高药物的溶解性、生物利用度和疗效，在医药领域具有重要的应用。脂质体具有生物相容性好、无生物毒性、可生物降解、低免疫原性等优势，这些优势决定了脂质体可以作为药物载体。药物可通过脂质体的封装减少直接与外界的接触，增加稳定性，延长在体内的循环时间，减少用药量和副作用。传统脂质体的制备方法包括薄膜水化法、溶剂注入法、逆向蒸发法等，这些方法都是先将脂质溶解在有机溶剂中，然后再去除有机溶剂。之所以采取这样的操作方法，是因为在水相中水的比重很大，脂质小分子在水中自组装成粒子所需浓度极低，所以如果将磷脂直接暴露在水相中不仅会生成脂质体，还会形成一些其他杂质。传统方法的优点是设备简单、工艺成熟，但由于使用了有机溶剂，可能会带来潜在的毒性风险。为减少化学药品存在的潜在毒性，一些非传统的制备方法也为脂质体的制备和发展奠定了基础，主要包括超临界流体技术、微流体技术、冷冻干燥法等，其对应的优缺点见表 3-1。

表 3-1　非传统脂质体制备方法的优缺点

方法	优点	缺点
超临界流体技术	应用广泛、粒径均一、无有机溶剂残留、步骤简单	技术条件要求苛刻
微流体技术	均一性和单分散性高、重复性好、高通量和连续生产	操作技术要求高、设备成本高
冷冻干燥法	保留了药物的活性、产物质量稳定性高、易于贮存和运输	设备和能耗成本高、脂质体结构受损、制备周期长

疏水双分子层是脂质体中一种常见的结构，通过疏水双分子层包载疏水性药物可以保护内部的疏水性药物免受水的溶解和降解。这种包裹作用使得疏水性药物能够在体内稳定存在，并降低其释放速度。当脂质体进入体内后，受体内环境的影响，例如 pH 值的变化、酶的作用等，会使疏水性双分子层发生结构改变，从而释放出包裹的药物。疏水双分子层包载疏水性药物的优势在于其高度可调控性和良好的生物相容性。通过调节脂质的种类、结构和比例，可以实现对脂质体的性质和功能的精确控制，从而提高药物的递送效率和治疗效果。

中空水泡（也称为水包油型脂质体）是脂质体中另外一种常见的结构，它允许水溶性药物被有效地包裹并在体内释放。中空水泡通常由一个或多个水泡组成，这些水泡被疏水性的脂质双分子层包围。水泡内部充满水相，而疏水性双分子层形成的隔离层则使得水相和外部环境相隔离，防止水相中的药物被分解或溶解。这种结构使得水溶性药物能够在水相中稳定存在。当中空水泡负载水溶性药物进入体内后，受体内温度、pH 值等因素的影响，疏水性双分子层的结构改变，使水泡内部的药物释放，从而实现对疾病的治疗。

值得注意的是，脂质体可以包载单一的水溶性药物，也可同时负载多种不同性质的药物，实现联合递送，从而提高治疗效果，还能对核酸药物、蛋白质药物和激素药物等进行封装和递送，用于肿瘤、艾滋病、阿尔兹海默症等多种疾病的治疗。令人兴奋的是，脂质体载药在临床上取得了一定的效果，尤其是在脂质体疫苗研制领域，Epaxal®、Inflexal®、Mosquirix® 疟疾疫苗和 Shringrix® 带状疱疹疫苗等都是已上市的代表药物。

然而，脂质体在临床应用中也面临着一些挑战。首先是稳定性，脂质体的稳定性差，可能会导致药物的过早释放或降解。因此，需优化脂质体的组成和制备条件来提高其稳定性。脂质体的生物分布和代谢也是需要考虑的问题，这些因素会影响药物的有效性和安全性。在生产和质量控制方面，脂质体的规模化生产是一个挑战。与传统药物相比，脂质体的制备过程更加复杂，需精确控制脂质体的大小、形状和表面特性。此外，还需确保每批产品的一致性，满足严格的药品生产标准。

（2）纳米乳　纳米乳是水相、油相、表面活性剂和助表面活性剂按一定比例形成的粒径为 10~100nm、热力学稳定、各向同性、透明或半透明的均相分散体系，是一种新型的纳米药物载体[21]。一般来说，纳米乳分为三种类型，即水包油型纳米乳、油包水型纳米乳以及双连续型纳米乳。纳米乳作为载体具有一些优势，首先相比于微乳，使用的表面活性剂少。其次，纳米乳稳定性好，有良好的渗透性，还可作为不稳定的脂质体和囊泡的替代物。纳米乳是热力学不稳定的体系，不能自发形成，需要能量才能形成。根据能量获得方式的不同，将制备纳米乳的方法分为高能量制备方法和低能量制备方法。高能量制备方法有超声法、剪切搅拌法、高压均质法等。超声法制备纳米乳的机制目前尚不完全清楚，一种理论是超声波在液体内部形成气泡即声空化：液体内部的气泡增大，急剧破碎，提供了足够的能量形成纳米乳。这种方法适合在短时间内制备少量粒径较小的纳米乳；剪切搅拌法可以控制粒径，且选择方法多样；高压均质法在工业生产中应用最广泛。低能量制备方法包括相变温度法（PIT）、反相乳化法（PIC）、自乳化法和溶剂替代法，方法的比较见表 3-2。

作为给药载体纳米乳除了能提高疏水性药物的生物利用度，还具有以下优点：①易于过滤除菌和制备保存，黏度低；②能够轻易穿过细胞间隙和上皮屏障，明显提高药物摄取率及靶向性，减少毒副作用；③物理稳定性高，适合多种给药途径，能够控制药物释放，延长作用时间，提高药物稳定性。然而，纳米乳在临床应用中也面临着一些挑战。首先是生物相容性和安全性问题。由于纳米乳是一种外源性的纳米材料，因此必须确保其生物相容性和长期安全性。此外，还需考虑药物在体内的分布、代谢和排泄路径，以避免潜在的毒性和副作用。在生产和质量控制方面，纳米乳的规模化生产也是一个问题，需确保每批产品的一致性和稳定性，满足严格的药品生产标准要求。

表 3-2　低能量纳米乳制备方法比较

方法	缺点
PIT 法	不适合包埋受热易分解的药物
PIC 法	纳米乳的粒径受到稀释方法的影响
自乳化法	受负载量的限制
溶剂替代法	受溶于水的有机溶剂限制

　　总之，纳米乳作为一种新型的纳米药物载体，展现出巨大的潜力，特别是在提高疏水性药物的溶解度、实现药物的靶向递送以及控制药物释放方面。然而，要充分发挥这些优势，还需要在生物相容性、药物动力学、生产技术以及安全性评估方面进行深入研究。

　　（3）脂质纳米粒　脂质纳米粒是指脂质分子通过自组装的方式形成的纳米颗粒。根据成分脂质纳米粒可分为单组分脂质纳米粒和多组分脂质纳米粒两种类型。

　　单组分脂质纳米粒由一种类型的脂质分子构成，通常是磷脂酰胆碱（PC）、磷脂酰乙醇胺（PE）等脂质分子。这些脂质分子具有疏水性的脂肪酸尾基和亲水性的头基，能够自组装形成脂质纳米颗粒[22]。单组分脂质纳米粒制备简单，操作方便，适用于一些基本的药物递送需求。

　　多组分脂质纳米粒由两种或多种不同类型的脂质分子组成，两组分的脂质纳米粒通常由带有正电荷的阳离子脂质和带有负电荷的阴离子脂质组成，但是这种脂质纳米粒可能会存在相互作用的问题，影响纳米粒的稳定性，应用范围较窄。

　　多组分脂质组成的脂质纳米粒是药物递送领域最常用的载体，比如用于新冠 mRNA 疫苗的脂质纳米粒。该载体通常由四种成分组成。①可离子化脂质。实现纳米粒的自组装，提高核酸载药包封率，并实现细胞溶酶体逃逸。②辅助脂质。用于提高纳米结构的稳定性和细胞膜融合性，常用胆固醇或胆固醇类似物。③磷脂。用于提高纳米粒脂质结构的稳定性。④聚乙二醇脂质。通过减少与蛋白质的非特异性结合和逃避网状内皮系统的非特异性吞噬而延长半衰期及体内循环时间。这些组成成分提高了脂质纳米粒的动力学稳定性，使其不仅能有效递送小分子化学药物，还可用于核酸药物高效递送。其中可离子化脂质作为脂质纳米粒的主要组成成分，是促成核酸药物有效递送的决定性因素之一。与其他阳离子纳米制剂，如阳离子多聚物、阳离子多肽，通过传统的电离复合形式，可离子化脂质可促进核酸药物被纳米颗粒有效包封于内核区域，并形成紧密的纳米结构。

　　在临床应用方面，基于递送 RNA 的脂质纳米粒中已经有 Patisiran、BNT162b2 和 mRNA-1273 这三种药物分别用于治疗成人遗传性转甲状腺素蛋白介导的淀粉样变性多发性神经病和预防 COVID-19 病毒感染。

　　虽然脂质纳米粒在药物递送方面表现出巨大应用潜力，但可离子化脂质极易引起急性免疫反应，因此需要对化学接头和抗炎特性优化。同时，合理设计可离子化脂质，简化合成步骤，并加速可离子化脂质筛选过程也是必要的。此外，合理设计具有靶向能力的可离子化脂质改善非肝脏递送也能更好地到达疾病部位，发挥更佳的疗效。

　　（4）纳米胶束　纳米胶束是表面活性剂或两亲性高分子在水中自组装形成的纳米给药系统[23]。根据构成载体材料相对分子质量的不同，纳米胶束可以分为有机小分子胶束和聚合物胶束。有机小分子胶束采用小分子表面活性剂作载体材料，其增溶量、载药量及促进药物被机体利用的程度均有限。根据聚合物胶束共聚物结构的不同又可分为嵌段共聚物胶束和接枝共聚物胶束。嵌段共聚物中常用的为二嵌段和三嵌段两类，它们均无支链。而接枝共聚物胶束通常以疏水性的聚合物为主链，接枝上亲水性的侧链，所得到的接枝共聚物在水中自组装成外表亲水、内部亲油的胶束。但是由于接枝共聚物在水中形成的胶束仍有少量疏水部分与水接触，易引起聚集，不利于药物的递送。目前对纳米胶束的研究多集中在嵌段共聚物胶束，尤其是水溶性或两亲性嵌段共聚物在水中分散后自发形成的高分子胶束。由两亲性嵌段共聚物形成的纳米胶束的疏水嵌段形成固态内核包载药物，亲水嵌段则形成水合性外壳掩蔽内核，阻止内核凝集，提高了包载药物的稳定性，达到缓释目的。自组装形成的载药纳米胶束是热力学、动力学稳定的体系。对其疏水性内核的筛选有利于携带不同性质的药物；而对其亲水性外壳的设计和优化则能使载药胶束体系逃避单核巨噬细胞的吞噬，赋予其"隐形"性。

由于纳米胶束本身的结构简单，通常依靠材料自身在水性溶液中的自组装便能形成纳米胶束，所以纳米胶束制备方法众多，比如溶剂挥发法、透析法、熔融法、直接溶解法等，制备方法的选择需考虑纳米胶束的应用领域、制备条件和经济成本等多方面因素。根据共聚物与药物的种类，纳米胶束的载药量一般为 0.5%~45%（质量分数），包封率一般为 20%~95%。胶束载药能力主要受药物与疏水嵌段的相容性、共聚物疏水段的长度、亲水段的性质和长度以及温度等因素的影响。

纳米胶束用以负载一些难溶性药物的试验已取得良好的效果，这类药物主要包括抗癌药物，如紫杉醇、羟基树碱和阿霉素等。纳米胶束载体既能提高药物的溶解性又能提高药物在肿瘤部位的浓度和滞留时间，从而提高疗效，减少副作用。此外，生物降解型的纳米胶束作为基因药物或蛋白质药物的载体也有所突破。在临床应用方面，Genexol® PM 是由 Samyang Biopharm 开发并已被批准用于治疗转移性乳腺癌、非小细胞肺癌和卵巢癌的聚合物胶束，Nanoxel® M 是另一种由 Samyang Biopharm 开发并被临床使用的聚合物胶束。此外还有 NK012、CPC634、NK911 等聚合物胶束正在临床试验，具有高生物相容性的纳米胶束有广阔的发展潜力。随着各种新型两亲性嵌段共聚物的发展，基于纳米胶束的药物递送系统已成为潜在的纳米药物递送技术，并在很多领域取得了重大进展，今后会有更多的胶束制剂应用到临床治疗。

3.4.3　核酸药物递送的基本要求

核酸类药物通过调控基因的转录和表达过程而发挥作用，主要包括 RNA 和 DNA。目前应用较多的为反义寡核苷酸（antisense oligonucleotide，AON）、信使 RNA（messenger RNA，mRNA）、小分子 RNA（microRNA，miRNA）、小干扰 RNA（small interfering RNA，siRNA）和小激活 RNA（small activating RNA，saRNA）等，根据体内效果这些核酸分子可分为表达型核酸和沉默型核酸，表达型核酸主要是 mRNA，沉默型核酸主要是 siRNA。与小分子药物、蛋白药物等传统药物疗法相比，核酸类药物具有设计简单、研发周期短、成功率高、特异性强、能够在根本上调控致病基因等优势，为治疗众多难治疾病提供了解决方案。但是核酸类药物体内稳定性差，容易被体内的核酸酶降解或被网状内皮系统清除；其次，核酸类药物携带负电荷，难以跨越屏障或跨膜到达胞内发挥作用；最后，核酸类药物在体内的靶向性弱，不能精准靶向目标细胞或组织，可能会在实际应用中产生脱靶效应，引发副作用从而损伤机体。

为了提高核酸药物的递送效率，除了对核酸药物进行必要的化学修饰，还要求递送载体具有高效性，能够将核酸药物迅速且有效地输送到细胞内，高效的递送能力能够最大程度地提高核酸的细胞摄取率。递送载体也要在体内环境中保持稳定性，避免递送过程中发生解聚、降解或失活等现象，从而确保核酸的稳定性。递送载体还需具有靶向性，能够选择性地与靶细胞或组织相互作用，提高核酸的靶向递送效率，降低对非靶细胞的影响，减少副作用。递送载体应具有良好的生物相容性，能够与生物体组织相容，并且不引起免疫反应或毒性反应。此外，递送载体要具有可控的释放特性，能够实现对核酸的精确控制释放，提高治疗效果。最后，递送载体需具有良好的表面可功能化性，能够方便地进行化学修饰或生物修饰，实现载体的多样化和定制化，以满足不同的治疗需求。总之，这些要求相互作用，共同决定了核酸药物递送载体的性能和应用效果。

1. 脂质纳米粒递送核酸药物

脂质纳米粒已经被用于运输疏水或亲水分子，包括小分子、蛋白质和核酸，是一种用途极为广泛的纳米载体平台。脂质递送系统由多种不同的脂质分子组成，核心由疏水性脂质分子构成，这些分子通常是脂肪酸、胆固醇和其他脂质类物质。这些膜类物质包裹着水溶性的核酸药物或其他药物，形成了一个稳定的纳米颗粒。由于它们的脂质成分，脂质递送系统具有良好的生物相容性和生物降解性，广泛应用于药物递送领域。

脂质纳米粒递送核酸药物在基因治疗、基因调控、疫苗递送等领域有着广泛的应用。通过调整脂质体的结构和成分，可以实现药物的靶向输送、缓释和组织特异性等功能，从而提高治疗效果并减少副作用。核酸药物的包裹效率和释放方式是评估脂质体递送系统效果的关键指标。通过静电作用介导的自组装，脂质体能够有效包裹核酸药物。到达目标细胞后，通过细胞摄取和内吞，脂质体被带入细胞内，随后在酸性环境中发生溶酶体逃逸并释放核酸药物，从而为基因治疗和药物递送研究提供了重要的载体选择和技术支持。脂质体递送核酸药物技术虽然已在多个领域显示出巨大的潜力，但是仍面临诸多挑战，如提高体内的循环时间、避免免疫系统的清除、增强靶向递送的精确性等。综上所述，脂质体作为一种有前途的核酸药物递送载体，其设计和应用需综合多学科的知识和技术。通过深入理解脂质纳米粒的物理化学性质、与生物体的相互作用机制以及临床应用中的挑战，可以更好地设计和优化脂质纳米粒递送系统，以满足临床治疗的需求。

2. 聚合物纳米颗粒递送核酸药物

聚合物纳米颗粒载体递送是天然高分子或合成高分子通过吸附、共价结合、交联和包埋等方式结合药物，递送到体内病变部位的一种递送方式。聚合物纳米颗粒载体的主要优点源于其多种多样的化学和物理特性，其化学组成、相对分子质量、多分散系数等物理化学性质可以根据递送核酸类药物的种类而设计。大多数聚合物纳米颗粒载体的共同特点是结合了阳离子基团，有助于聚合物通过静电作用包裹负电荷的核酸药物。但聚合物纳米颗粒载体递送核酸药物时需克服两个障碍：内体逃逸障碍和载体递送后的去向。为了克服这两个障碍，在聚合物上修饰伯胺等基团，通过质子化可以增大溶酶体区域的 pH 值，为恢复溶酶体酸性环境 ATP 驱动质子和氯离子流入，随后水流入来抵消由此产生的渗透压不平衡，水的流入导致溶酶体区室肿胀破裂，将内容物释放至细胞质，这样核酸药物可以从溶酶体逃逸从而避免被降解；而应用可降解聚合物材料可以避免聚合物长时间聚集在体内而产生潜在的毒性，从而提高其生物相容性。选择合适的聚合物材料是设计有效核酸递送系统的关键。这些材料应具有生物相容性、生物可降解性、能有效包裹核酸药物并能够在释放核酸药物时帮助其逃逸细胞溶酶体。

由于树枝状大分子（PAMAM）的多价结构，含有数百个伯胺末端的偶联位点，便于在酸性环境下质子化以实现溶酶体逃逸，成为目前广泛研究的药物和基因载体之一。通过 PAMAM 的氨基部分与细胞特异性配体连接，可以提高递送靶向的特异性。因此，以 PAMAM 为递送载体的基因治疗也成为肿瘤治疗的一个手段。由于可降解聚合物材料的生物相容性更强，在核酸药物递送中相对更安全，因此选择可降解聚合物材料用于递送核酸药物成为热点。可降解聚合物分为天然聚合物和合成聚合物，天然聚合物包括结构蛋白和多糖等，如阳离子胶原蛋白和壳聚糖，已成为核酸载体的研究对象；合成聚合物是通过硫键或酯键等生物可逆键将低分子单体聚合而成，包括聚乳酸（PLA）和聚乳酸-羟基乙酸（PLGA）等。这些材料可经过水解过程而缓慢降解，既有利于核酸类药物的持续释放，也能避免聚合物在体内富集的潜在毒性。目前基于 PLGA 的递送系统已应用于多种核酸类药物，包括 siRNA、miRNA 等。总之，聚合物纳米颗粒作为递送核酸药物的载体，为治疗遗传疾病和癌症等提供了新的策略。

3.5 纳米药物的纳米特性

3.5.1 吸收、分布、代谢和排泄（ADME）

尽管纳米药物在临床前研究已取得大量进展，但只有少数纳米药物成功上市，除了产业化困难外，限制纳米药物应用于临床的最大问题是缺乏对其体内行为和作用机制的认识和解释。因此，了解纳米药物在体内的处置过程（吸收、分布、代谢和排泄，简称 ADME）对于分析其在生物组织中的实时行为、评估其有效性和安全性以及促进纳米药物输送系统的发展具有重要意义。

吸收（Absorption）是指纳米药物通过不同的用药途径从给药部位进入血液循环的过程。静脉注射和口服给药是纳米药物最重要和最常见的给药方法。静脉注射允许纳米药物直接进入血液，而无需吸收过程。与尺寸大于 500nm 的纳米颗粒相比，尺寸在 500nm 以下的纳米颗粒更适合静脉给药，因为它们具有在血液中的长循环效果以及靶向疾病组织的能力。对于一些粒径过大（>500nm）的纳米药物，静脉注射时可能会发生栓塞。一些纳米药物（如纳米银、纳米二氧化硅、阳离子脂质纳米颗粒和碳基纳米颗粒）直接静脉注射可能诱导细胞因子释放或血小板聚集，从而导致血管栓塞。非静脉给药的纳米药物，如口服、吸入和透皮给药，则通过生物屏障被吸收到血液中。这些给药途径使纳米颗粒在被吸收入血之前允许部分被运输到局部淋巴结，因此相比静脉给药，非静脉给药途径可以延长所携带药物的血液循环时间。对于肌肉注射和皮下注射方式，纳米药物可通过结缔组织、毛细血管和淋巴内皮细胞间隙（>400nm）扩散，并迅速转运到体循环。对于口服给药方式，纳米药物可跨胃、肠道中的化学和酶屏障以及肠上皮中的吸收屏障，通过被动跨细胞扩散、细胞旁通路转运、载体介导的转胞吞作用或 M 细胞吸收入血，再通过门静脉或肠淋巴通路进入体循环。对于吸入给药的纳米药物，通过肺部吸入的纳米药物主要被肺部循环的巨噬细胞摄取，并通过肺屏障被吸收进入淋巴，积聚在肺部微环境的淋巴结中。通过透皮给药的纳米药物比较少见，这种给药形式所面对的最大障碍是皮肤的角质层，只有少量的纳米药物可以穿透角质层吸收进入循环。

分布（Distribution）被定义为纳米药物吸收后从血液循环到组织、细胞间液和细胞内的运输过程。通常情况下，由于肝脏和骨髓中的窦状内皮毛细血管（以及肝脏和脾脏中的内皮细胞）与血液直接接触，因此，与其他器官相比，血液中的纳米药物会迅速分散到肝脏、脾脏和骨髓中，然后进一步蓄积在肝脏和脾脏中。当肝脾作为非靶器官时，大量纳米药物在肝脏和脾脏中积聚的分布特性大大影响了药物递送效率和安全性。肿瘤血管和炎症组织表现出较大的内皮间隙（200~780nm），血液循环中合适大小的纳米药物可以优先扩散到肿瘤和炎症组织中。尽管脑也是一个血流量大的器官，但由于血脑屏障的存在，纳米药物较难分散在脑组织中。纳米药物的尺寸（>5nm）通常很难穿透具有正常或紧密内皮间隙的组织，因此纳米药物也很少分布在肌肉组织中。纳米药物可通过表面修饰来改变与血浆物质的相互作用，调控其体内分布过程，从而实现更好的药物输送效果。比如，经过亲水性修饰、靶向配体修饰的纳米药物可以延长血液循环时间并增强特定部位的靶向性。此外，一些智能纳米药物，如对 pH 值、温度、光、磁敏感的纳米系统，也可以在内源性或外源性刺激下改变药物的体内分布。

代谢（Metabolism）一般指纳米药物进入体内后失去原始形式的所有过程，包括纳米材料降解和药物释放。纳米药物代谢过程首先依赖于纳米材料本身。大多数无机纳米材料（如金属颗粒、量子点、二氧化硅等）在体内具有抗降解和抗代谢作用，可以在体内稳定存在数月甚至数年。少数无机纳米材料（如碳酸钙纳米粒）可以在溶酶体的酸性环境下降解，或被酶或非酶代谢。大部分有机纳米颗粒（如脂质体、脂质纳米颗粒、纳米凝胶、胶束、聚合物等）可生物降解为小分子，其代谢取决于载体材料的理化性质，随后代谢物可通过尿液或胆汁排出体外。然而，一些长链聚合物在生物环境下很难降解，可以在体内长期存在。纳米药物的代谢过程同时包括游离药物的释放，这对于提高疗效、减少副作用至关重要。药物释放可通过纳米表面吸附的药物溶解来进行，或在多孔的纳米材料中扩散，或通过特定的 pH 值、酶等生理环境来释放共价连接的药物，或随着纳米材料的崩解而逐渐释放。目前，一些智能纳米药物可通过响应不同的体内、外刺激（如 pH 值、酶、温度、光、磁等）进行代谢，从而精确控制纳米药物的药物释放过程。值得注意的是，纳米药物代谢过快可导致药物分子的提前泄露，容易引期药物的突释，造成血浆药物浓度的大幅波动，产生药物脱靶效应；代谢过慢则会导致药物释放效率降低和纳米材料在体内长期积累，容易引起毒副作用和安全问题。

排泄（Excretion）是指纳米药物从体内排到体外的过程，与药效、循环时间和毒副作用密切相关。纳米药物的排泄器官主要是肾脏和肝脏，且排泄过程与纳米药物的尺寸、大小紧密相关。肾脏滤过是纳米药物排泄最重要和最有效的方法。一般认为，调理作用后粒径不大于 10nm 的纳米药物可通过尿液快速有效地排出体外，而粒径超过 20nm 的纳米药物不能从肾脏排出。此外，一些可降解的纳米药物代谢成小分子代谢物后也可通过肾脏进行排泄，但仍可能在肾脏中蓄积，造成肾脏的潜在毒性或功能障碍。对于无法通过肾脏排泄的纳米药物则主要由肝胆系统进行排泄。在肝脏中，主要是 Kupffer 细胞和肝细胞参与纳米药物的代谢。具体来说，肝细胞处理的纳米药物或其代谢物可通过胆汁排泄；Kupffer 细胞不参与胆汁排泄，而是依靠细胞对纳米药物的降解来实现消除。与快速的肾脏排泄相比，肝胆排泄相对缓慢，需要的排泄时间从数小时到数月不等。除了纳米药物的尺寸之外，表面电荷、亲疏水性等物理化学性质也会影响排泄过程，例如肝细胞更容易吸收表面正电荷的纳米药物。需要注意的是，纳米药物发挥治疗效果后还需尽快排出体外，以避免无法及时停药，或引发其他毒副作用。

3.5.2　纳米药物的物理化学性质与 ADME 的关系

纳米药物的各种物理化学性质可能会影响其生物分布和药代动力学行为，从而决定药物在体内的处置、疗效和安全性。通常，这些因素并非独立影响，而是共同作用来决定纳米药物的体内命运，目前的研究显示这些因素包括尺寸大小、表面亲疏水性、表面电荷、形状、表面配体等。

1. 尺寸大小

纳米药物的尺寸大小（即粒径）是决定体内 ADME 的关键因素。目前已知粒径会影响纳米药物的内化、跨膜转运能力和速率。纳米药物的粒径通常是指经过调理作用后的粒径，这是因为纳米药物进入血液后会与各种血浆蛋白发生非特异性结合而导致粒径增大。一般来说，粒径过小的纳米药物（<10nm）会经由肾脏清除并迅速通过尿液排泄，具有较短的血浆半衰期。粒径在 10~20nm 的纳米药物可以跨内皮广泛分布在各个器官，但它们仍可能会被肾小球迅速排泄，这取决于它们的表面带电情况。同时，粒径较小的纳米药物具有较好的组织渗透性，能够进入组织器官深部，但也更容易向外部扩散泄露。相反，粒径过大的纳米药物（>200nm）无法通过肾脏滤过，吸收进入血液后迅速被 MPS 吞噬，并积聚在肝脏和脾脏中。因此，纳米药物的设计不应盲目追求小尺寸，而应按需设计合适的粒度，获得合适的血浆半衰期和组织渗透能力。

2. 表面亲疏水性

通常情况下，具有疏水性表面的纳米药物在血液中容易与免疫球蛋白、补体蛋白和其他血浆蛋白结合，随后被 MPS 清除。具有亲脂性表面的脂质体还可以提高口服后的肠道吸收效率。相反地，具有亲水性表面（例如 PEG 和葡聚糖等）的纳米药物因为调理作用和吞噬作用的减少，具有更长的体内循环时间和半衰期。亲水性表面纳米药物的另一个优势是免疫原性较低，较少引发注射后的炎症。纳米药物表面的聚乙二醇化（PEGylation）是最常见的亲水性修饰，许多聚乙二醇化纳米制剂已获得美国 FDA 批准。另外，一些疏水性材料［如聚乳酸 PLA、聚（ε-己内酯）PCL 等］的刚性太强，难以在体内剪切力的作用下发生形变，可能导致包载的药物释放太慢而无法满足治疗需要。总之，亲水性纳米药物可以实现"隐形"和长循环效果，而疏水性纳米药物具有更好的细胞渗透能力和内化效率。

3. 表面电荷

纳米药物的表面电荷可能影响调理素的吸附，从而影响巨噬细胞的识别、吞噬和消除。一般来说，表面带正电的纳米药物可以与带负电荷的磷脂双分子层相互作用，具有很强的细胞穿透性。然而，带正电荷的纳米药物往往会破坏细胞膜，从而导致高细胞毒性和免疫反应。此外，正电性的纳米药物与血液中大量负电性的蛋白具有很强的非特异性结合，这将导致调理作用和吞噬作用增加，从而缩短的血浆半衰期。相反地，负电性或电中性的纳米药物表现出较低程度的吞噬摄取、较长的血液循环时间和较高的生物相容性，但它们的细胞内化效率较低。表面电荷还对纳米药物的体内器官分布有重要的影响。有研究报道，电中性的纳米药物容易蓄积于肝脏；而表面带正电的纳米药物更倾向于形成粒径更大的团聚体，容易被肺部丰富的毛细血管截留而蓄积在肺中；表面带负电的纳米药物容易蓄积在脾脏中[24]。

4. 形状

三维形状是纳米药物的另一个基本特性，影响并决定了它们在体内的生物过程。纳米药物的形状首先影响巨噬细胞的黏附和吞噬过程。例如，相同尺寸的纳米球和纳米环，纳米环曲率高，与细胞之间的接触面积小，这影响了纳米环在巨噬细胞上的附着。由于被 MPS 内化减少，纳米环具有更长的循环半衰期、更好的扩散特性。在某些情况下，形状也会影响纳米药物在体内的分布。此外，与球形纳米药物相比，棒状纳米药物具有更高的载药量、更高的扩散速率和更深的渗透程度，高纵横比的纳米颗粒可以加快药物递送。尽管目前研究的大多数纳米药物为球形，非球形纳米药物的独特性质可能对循环和分布产生重大影响，这为新型纳米药物的开发提供了新的思路。

5. 表面配体

纳米药物表面配体修饰的目的是增加疾病部位的药物积累。相比于尺寸、亲疏水性、表面电荷、形状等因素，表面配体修饰的主动靶向过程提供了额外的亲和作用力，也将显著影响纳米药物的体内 ADME 过程。例如，与生物素结合的纳米药物在肿瘤细胞中表现出比正常细胞更高水平的摄取，表明受体介导的靶向显著改善了纳米颗粒的细胞内化。除了促进纳米药物的摄取和蓄积，表面配体修饰还可以减少纳米颗粒的清除。例如，将 CD47（一种介导免疫逃逸的跨膜蛋白）肽段连接到纳米药物上，能够使纳米药物获得逃避 MPS 清除的主动"隐形"能力，从而延长循环时间，增强药物输送效率[25]。另外，配体密度的变化很大程度上会影响纳米颗粒在体内的行为。与不经修饰的纳米药物相比，配体密度较大的纳米药物将具有较短的循环半衰期，可能的原因是配体密度的增加导致调理作用增强，即非特异性血浆蛋白的吸附增加。总之，与纳米粒子的被动靶向（依赖尺寸大小、形状、表面电荷和亲疏水性等）相比，主动靶向（依赖配体修饰）可以更主动、更有效地将纳米粒子递送到靶点。因此，通过配体修饰来改变纳米药物的体内 ADME 过程，从而实现疾病部位靶向，为纳米药物的设计提供了一种有效策略。

3.6　纳米药物在癌症治疗中的应用

3.6.1　肿瘤的病理特点

随着癌症患病率与致死率的逐年上升，恶性肿瘤已成为危害人类健康甚至导致人类死亡的重要原因。了解其发病机理与病理特点对于预防、治疗肿瘤，降低其患病率和致死率至关重要。目前，许多研究表明，物理、化学等多种致癌因素的长期作用可能导致异常基因逐渐发展成为癌基因，也有研究认为是致癌因素导致抑癌基因失活，从而激活癌基因。虽然其致病因素和发病机理尚未完全阐明，但人们对肿瘤病理特点的了解已逐渐清晰。

肿瘤组织通常包括肿瘤细胞本身构成的肿瘤实质和除肿瘤细胞外的肿瘤间质。因此，肿瘤的病理特点即为肿瘤实质和间质的特点。肿瘤实质特点主要包括肿瘤细胞的高度代谢性、无限增殖性、细胞异质性和基因组不稳定性等。肿瘤间质特点主要指"肿瘤微环境的异常"。

肿瘤微环境是指肿瘤细胞及周围组织形成的特殊局部环境，包括成纤维细胞、免疫细胞、各种信号分子、细胞因子以及血管、淋巴管和纤维结缔组织等肿瘤间质。这些微环境与肿瘤细胞密切相连，随肿瘤组织的演变而变化，与正常组织有着明显的区别。这些异常的肿瘤微环境不仅影响肿瘤的生长、发展、侵袭和转移，还会影响药物治疗的效果。本章将从生物物理学、组织学、细胞生物学、生物化学和分子生物学等角度对其异常性进行分析[26]，如图 3-5 所示。

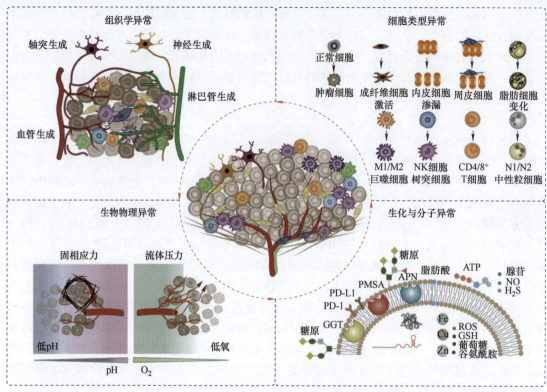

图 3-5　肿瘤微环境的异常[26]

在生物物理方面，许多实体瘤不仅具有机械刚度高、渗透压高等物理特点，还诱导了严重乏氧和低 pH 值等特点的生理环境，从而促进肿瘤进展、转移和耐药性的产生。首先，肿瘤组织的细胞外基质动力学失调使基质细胞产生过量基质成分，且基质中丰富的透明质酸和硫酸化糖胺聚糖可以捕获水分子并膨胀，进一步增强细胞外基质的机械刚度和固体应力。因此，高渗透性的肿瘤血管在积累的固体应力作用下会导致间质液压力的升高和流体剪切应力的降低，从而使肿瘤微环境的渗透压较高，促进肿瘤细胞的迁移和侵袭。其次，由于肿瘤内部低氧压力和低血管密度，限制了氧气的扩散和运输，导致肿瘤乏氧；而低 pH 值微酸环境（肿瘤胞外 pH 值为 6.5~6.9）主要是由于肿瘤细胞所介导的 Warburg 效应，即在摄取葡萄糖后会优先产生并积累乳酸。肿瘤的各个物理特性和生物特性相互影响，例如肿瘤微酸环境加剧了血管的异常生成和乏氧程度，而新生血管和乏氧又进一步增强肿瘤间质的微酸性。肿瘤细胞通过塑造、调控微环境的物理生物特性以促进其生长和侵袭。

从组织学角度看，肿瘤在某种程度上类似于器官，肿瘤细胞的高代谢速率需要诱导血管、淋巴管等血管系统的形成来提供养分和能量。随着肿瘤组织的生长，预先存在的血管会被新生血管替代，这些新生血管结构异常、功能缺失，导致乏氧和高间质液压微环境，同时阻碍治疗药物和免疫细胞的进入。类似的新生淋巴管不仅辅助肿瘤的生长、发展，还是肿瘤转移的主要途径。目前关于肿瘤微环境的神经新生和轴突新生研究较少，但已证明其能影响肿瘤的生长、扩散和转移。肿瘤微环境含有许多非肿瘤细胞的异质性基质细胞，包括内皮细胞、周皮细胞、脂肪细胞、成纤维细胞和各类免疫细胞，如图 3-6 所示，它们在肿瘤细胞的驯化下具有特殊的功能和性质，从而对肿瘤的发生、进展、侵袭、转移和耐药性起到关键作用。

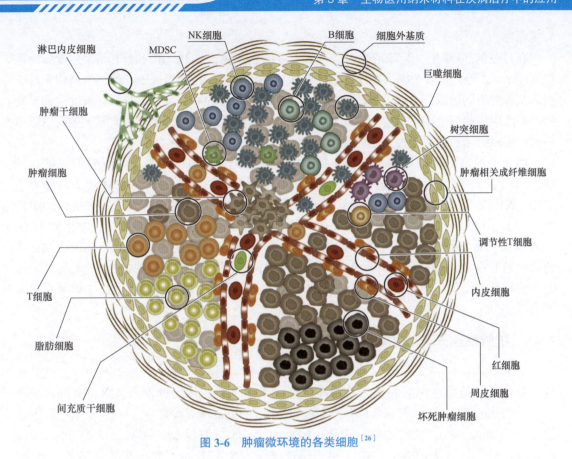

淋巴内皮细胞　　MDSC　　NK细胞　　B细胞　　细胞外基质　　巨噬细胞　　树突细胞　　肿瘤相关成纤维细胞　　调节性T细胞　　内皮细胞　　红细胞　　周皮细胞　　坏死肿瘤细胞　　间充质干细胞　　脂肪细胞　　T细胞　　肿瘤细胞　　肿瘤干细胞

图 3-6　肿瘤微环境的各类细胞[26]

　　从分子生物学方面，肿瘤细胞的生化和分子特征异常，即有特殊的生物小分子和生物大分子，导致肿瘤细胞周期紊乱和对治疗药物的耐药性，决定了肿瘤的恶性表型和细胞命运。其中，生物小分子包括能量代谢所涉及的葡萄糖、乳酸、脂质和脂肪酸，ATP 和 GTP、腺苷、各类肿瘤代谢物，活性氧、一氧化氮等气体元素和各类微量元素。生物大分子主要包括如基质金属肽酶等酶类、非编码 RNA、免疫检查点等蛋白。

　　肿瘤微环境的异常性在多种方面均有显著体现。异常的肿瘤微环境虽然对癌症靶向药物递送构成了一定的障碍，但其中特异性的微环境也可作为智能药物递送体系的刺激因素。了解以上肿瘤的发病机制和病理特点对于开发肿瘤治疗药物和递送系统，优化临床治疗方案和联合策略至关重要。

3.6.2　抗肿瘤纳米药物

　　抗肿瘤纳米药物凭借其独特的纳米载体技术可实现抗肿瘤药物分子的高效负载。这一创新方法不仅显著改善了药物的溶解性，更使肿瘤部位的药物浓度大幅提升，同时有效减少了健康组织中的药物分布，从而大大减少了化疗药物的毒副作用。多项临床试验证实，与传统的小分子药物相比，纳米药物展现出了多方面的显著优势。它们不仅能解决难溶药物的溶解性问题，还能显著延长药物在血液中循环的时间，改善生物相容性，大幅减少副作用，从而提升患者的生存质量。以盐酸阿霉素脂质体 Doxil® 为例，与传统的小分子阿霉素（DOX）相比，这种纳米药物制剂显著降低了药物在患者心脏部位的浓度，有效减轻了 DOX 引发的心肌毒性。

在过去的 30 年里，全球范围内已有数十种纳米药物，如 Doxil® 和紫杉醇 - 白蛋白纳米粒 Abraxane® 等，在多个国家和地区进入临床应用。同时，还有超过 640 种纳米药物正处于临床试验的不同阶段，全球纳米药物市场的年价值已超过 500 亿美元。我国在抗肿瘤纳米药物的临床应用研究方面已取得一定进展，但由于起步较晚，产品种类相对有限，主要以脂质体和白蛋白纳米粒这两大类仿制药为主。

然而，现有的抗肿瘤纳米药物在提升疗效方面仍面临巨大挑战。尽管它们能够在肿瘤组织内实现有效富集，但并未带来预期的疗效提升。例如，Genexol-PM 作为一种聚乙二醇 - 聚丙交酯嵌段共聚物胶束包载紫杉醇的纳米药物，尽管能够在体内输送更大剂量的紫杉醇而不增加毒性，但其抑瘤效果并未得到明显改善。同样，靶向基团功能化的 PEG-PLA 胶束化紫杉醇 BIND-014 的二期临床试验也未能达到预期效果。因此，如何通过纳米药物的精心设计，进一步提高所负载药物的疗效，成为新一代纳米药物发展的关键。未来的研究将致力于探索更精准、更高效的纳米药物递送系统，以期在肿瘤治疗中取得更显著的突破。

3.6.3 抗肿瘤纳米药物的靶向递送过程

纳米药物在抗肿瘤治疗中的核心使命是确保药物能顺利进入肿瘤细胞内，并高效发挥治疗功能。静脉注射后的纳米药物需历经一系列复杂的体内过程，包括在血液系统中循环（Circulation，C）、向肿瘤部位内积聚（Accumulation，A）、在肿瘤组织内渗透扩散（Penetration，P）、被肿瘤细胞内化（Internalization，I）以及在细胞内释放药物（drug Release，R），这五步构成了 CAPIR 级联输送过程（图 3-7）[27]。每一步效率都至关重要，最终纳米药物输送的总效率（Q）是各步效率的乘积，即 $Q=Q_C \times Q_A \times Q_P \times Q_I \times Q_R$，这意味着任何一步的失败都可能导致整体疗效显著降低。全链条顺利完成 CAPIR 级联输送过程，避免出现 "短板效应"，是纳米药物发挥疗效的先决条件。

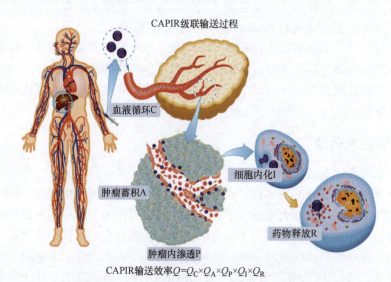

CAPIR级联输送过程

血液循环C

肿瘤蓄积A

细胞内化I

药物释放R

肿瘤内渗透P

CAPIR输送效率$Q=Q_C \times Q_A \times Q_P \times Q_I \times Q_R$

图 3-7 抗肿瘤纳米药物输送的 CAPIR 五步级联输送过程示意图[27]

3.6.4　抗肿瘤纳米药物的体内递送屏障[26]

纳米药物在 CAPIR 级联输送过程中，需要克服一系列生物屏障，这是一个极具挑战性的复杂过程。当纳米药物通过静脉注射进入血液循环后，会立即面临血液中多种血浆蛋白的黏附，这些蛋白会调理纳米药物表面，使其容易被单核吞噬细胞识别并吞噬。同时，人体内的网状内皮系统，特别是肝脏和脾脏，会迅速启动清除机制，对外源性物质进行识别和清除。实体瘤本身具有一系列复杂的生理屏障，这使得纳米药物在其中的富集与分布变得尤为困难。肿瘤血管的不均匀分布和完整性缺失，导致纳米药物在实体瘤内的空间分布变得极为不均。而肿瘤内的高渗透压环境，则使得药物从血管向瘤内扩散变得异常艰难。此外，肿瘤内致密的细胞外基质和高密度的肿瘤细胞，形成了一道道难以逾越的屏障，使得纳米药物在细胞间难以自由扩散。纳米药物尺寸远大于小分子的尺寸，其扩散难度更是成倍增加。为了进入细胞，纳米药物通常需经过细胞的内化作用，而细胞膜则是这一过程中的天然屏障。更为棘手的是，细胞膜上存在的 P-糖蛋白具有多药耐药作用，能迅速将细胞内的药物外排，从而降低胞内药物浓度。即便纳米药物成功通过内吞作用进入细胞，它们仍需面临内涵体/溶酶体的挑战。若无法避开或逃逸溶酶体，药物便可能被降解或被外排出细胞外。此外，纳米药物所携带的药物分子在键合或包埋在载体中时并不具备药效，因此，它们必须在进入细胞后以原药的形式迅速且高效地释放，成为自由分子，才能发挥其应有的治疗效果。因此，纳米药物在 CAPIR 级联输送过程中，每一步都充满了挑战与不确定性。

1. 血液清除

纳米药物一旦注射进入体循环，血液清除成为其必须克服的首要难题。这一特性深受药物内在属性的影响，包括其稳定性、大小以及表面化学性质。在血液环境中，稀释作用、血液蛋白的吸附以及剪切力的影响都可能促使胶束在血液中迅速解离，这不仅可能对药代动力学产生重大冲击，更可能引发药物的过早释放。更为复杂的是，纳米药物往往容易吸附血浆蛋白，从而触发免疫吞噬反应，被单核吞噬细胞系统（MPS）清除。这一系统包括肝脏中的 Kuffer 细胞和脾脏中的巨噬细胞，它们共同构成了一道屏障，阻碍纳米药物在体内的长效循环。其中，纳米药物的表面电荷在蛋白吸附过程中起至关重要的作用，直接影响其在血液中的循环。通常，带有高阳离子或阴离子电荷的纳米药物从血液中清除的速度，会显著快于中性或带有轻微负电荷的药物。

因此，开发能够长效循环的纳米药物，最小化其与蛋白质的结合，从而躲避 MPS 的清除，显得至关重要。聚乙二醇化（PEGylation）技术，作为一种减轻免疫吞噬、改善药物药代动力学的有效手段，已经得到广泛认可。PEG 冠层为纳米药物提供了一层水合壳，作为立体障碍，有效阻止了凝集素的吸附，进而屏蔽了 MPS 的识别。然而，即便是经过聚乙二醇化处理的纳米药物，重复给药后，也可能遭遇 MPS 的清除，这种现象称为加速血液清除。因此，除了 PEG 之外，迫切需要拓展其他隐形涂层材料库。

值得注意的是，尽管长时间在血液中循环通常被认为是纳米药物在肿瘤组织中积聚的重要前提，但这一规律可能不适用于无机纳米药物和某些化疗药物。实际上，对于血液循环时间的权衡，可能有助于最小化纳米药物在正常器官中的非靶向积聚。例如，小于 10nm 的纳米药物，可通过肾脏迅速清除，从而在治疗效果和副作用之间找到平衡。这种小尺寸的纳米颗粒，不仅能够有效克服实体瘤中的积聚和渗透障碍，还能通过肾脏过滤，快速清除正常组织中的药物。

2. 肿瘤富集

在血液循环的复杂旅程中，纳米药物需历经曲折的肿瘤血管，外渗并积聚于肿瘤的核心区域，进而与癌细胞展开交锋。凭借增强渗透和滞留（EPR）效应，纳米尺寸的物质理论上能够穿越肿瘤血管的高渗透性区域，同时由于肿瘤内部淋巴引流的缺乏，导致其在肿瘤微环境（TME）中滞留。这种被动积聚的现象一直被视为抗癌纳米药物设计的基石。为了增强这一效应，研究者们还尝试了诸如提高血压等策略。

然而，深入剖析超过百项临床前研究后发现，仅有平均 0.7% 的系统给药纳米颗粒（NPs）能够成功抵达实体肿瘤。为弥补这一不足，主动靶向策略应运而生，它利用纳米药物表面的亲和配体与肿瘤组织和细胞表面过表达的受体之间的精准相互作用，提高靶向效率和滞留时间，从而改善纳米药物在肿瘤组织中的积聚。尽管如此，主动靶向依旧依赖 EPR 效应作为初始的外渗机制。

但现实情况远比理论复杂。微血管压力与肿瘤间质流体压（IFP）之间的微妙平衡，以及肿瘤血管中稀缺的缝隙和孔隙，都使纳米药物的外渗充满挑战。更令人困惑的是，众多实验数据和临床结果纷纷对肿瘤 EPR 效应的有效性提出疑问。研究表明，在自然发展癌症的大动物和人类中，EPR 效应表现出巨大的差异。因此，只有当临床证据表明特定肿瘤对此效应敏感时，才能针对性地运用这一策略。例如，接受脂质体给药的癌症患者，其肿瘤中的脂质体积聚情况千差万别，甚至在某些肿瘤中完全检测不到脂质体的存在。特别是在肿瘤转移的背景下，细胞衍生的异种移植（CDX）肿瘤中的 EPR 效应，在淋巴结转移初期便可能显著减弱甚至消失。考虑到患者肿瘤组织的血管生成和渗漏性血管相对较少，临床中的 EPR 效应可能远低于预期。

与原发实体肿瘤相比，早期阶段的转移性肿瘤因其体积小、血管相对稀缺而缺乏明显的 EPR 效应，这使得通过血管渗漏进行靶向治疗的难度进一步加大。因此，对于转移性肿瘤，实现选择性积聚是一项更为艰巨的任务。在这一背景下，研究人员研发了一种 M2 型巨噬细胞靶向的 NO 反应纳米探针，并成功证实了 M2 型巨噬细胞在早期肿瘤转移中的关键作用，为增强转移性肿瘤中的药物积聚提供了新的可能性。此外，血脑屏障（BBB）和骨髓 - 血屏障等其他生物屏障同样对纳米药物的传递构成巨大阻碍，导致传递效率低下。

3. 瘤内渗透

纳米药物一旦从肿瘤血管成功外渗至肿瘤病灶，接下来的关键任务便是深入无血管区域，确保治疗剂能够精准地递送至远端细胞，尤其是那些缺氧的癌细胞干细胞富集区。因此，纳米药物在肿瘤内部的穿透能力直接决定了其治疗效果的好坏。然而，肿瘤微环境（TME）的复杂性和异常性，尤其是那些密集的细胞外基质（ECM）、拥挤增殖的肿瘤细胞以及高间质流体压（IFP），都为纳米药物的分布设置了一道道难以逾越的生理障碍。

正如前文所述，在肿瘤组织中，纳米药物主要通过扩散机制在间质中进行传输。而扩散距离的长短，则取决于传输机制的强度与组织成分吸收速率之间的微妙平衡。在稳态传输和 Michaelis-Menten 摄取动力学的简化模型下，可以推导出菲克第一扩散定律，进而得到描述纳米药物在肿瘤内部分布的数学方程，即

$$当 r \leqslant \sqrt{\frac{2DC_0}{V_{\max}}} 时,\ C(r) = C_0\left(1 - r\sqrt{\frac{V_{\max}}{2DC_0}}\right)^2$$

式中，$C(r)$ 为距离 r 的函数表示的浓度；C_0 为扩散源头的浓度；r 为从源头到目标位置的距离；D 为扩散系数；$V_{\max}$ 为最大净吸收率。根据这个方程，扩散距离与 D 的 $1/2$ 次方成正比。这一方程不仅揭示了纳米药物在肿瘤组织中的传输规律，更为优化药物设计、提高治疗效果提供了重要的理论依据。事实上，增加药物对肿瘤的穿透已成为癌症纳米药物研究中的一个主要努力方向。

4. 细胞内化

鉴于抗癌化疗药物主要作用于细胞内的特定成分，因此高效的细胞摄取尤为重要。许多药物能够通过被动扩散的方式，由细胞膜两侧的浓度梯度驱动，自然进入细胞内部。该过程遵循以下方程：

$$\frac{\mathrm{d}M}{\mathrm{d}t} = \frac{k_{\mathrm{f}} S \Delta C}{d\sqrt{M_{\mathrm{w}}}}$$

式中，$\mathrm{d}M/\mathrm{d}t$ 是扩散率；k_{f} 是膜 - 水分配系数（衡量亲脂性的指标）；S 是总膜表面积；ΔC 是膜两侧的浓度差；d 是膜的厚度；M_{w} 是物质的相对分子质量。这一过程的效率主要取决于物质的亲脂性及其大小（即相对分子质量），其中亲脂性越高、相对分子质量越小，渗透性便越强。然而，纳米药物由于具有相对较大的尺寸和亲水性表面，无法直接通过细胞膜进行扩散，这无疑增加了其进入细胞的难度。

为了克服这一难题，研究者们已经探索并运用了多种能量依赖机制来促进纳米药物的细胞摄取。这些机制包括 clathrin 和 caveolin 依赖的内吞作用，以及硫醇和离子对介导的细胞摄取等。无论采用何种方式，纳米药物与细胞膜之间的有效相互作用都是其成功进入细胞的第一步。然而，隐形涂层虽然能够确保纳米药物在血液循环中长时间稳定存在，但也在一定程度上阻碍了其与细胞膜的互动，进而影响了其内化作用。因此，合理设计纳米药物的表面，使其既能实现长时间的血液循环，又能高效地被细胞内化，是实现高治疗效果的关键所在。

5. 胞内药物释放和亚细胞命运

纳米药物只有精准抵达癌细胞内部的特定亚细胞位置，并成功释放所携带的药物，才能发挥其应有的治疗效果。为了确保纳米药物在血液循环中保持稳定，强大的药物保留机制至关重要。然而，纳米药物在细胞内释放自由药物却是一项极具挑战性的任务。对于物理载药的纳米药物，其可能因解聚而发生突发释放；而对于那些与药物共价连接或具备稳定结构的纳米药物（如交联的胶束），它们必须敏感地响应肿瘤微环境（TME）的异常状况，以适时释放所携带的药物分子。

此外，不同的药物在细胞内释放的速率和方式也是影响其治疗效果的关键因素。对于化疗药物，肿瘤细胞内对细胞毒性剂的快速响应和释放可能更能增强其对癌细胞的杀伤效果；而对于旨在选择性靶向非肿瘤细胞的免疫治疗剂，则需要控制药物释放的速率，以延长免疫反应的激活时间并避免产生限量毒性。

细胞摄取路径对纳米药物的亚细胞定位具有决定性的影响，直接关系到最终的治疗效果。通过 clathrin 介导的内吞作用进入细胞的纳米药物，可能会被困在胞浆小泡中，如溶酶体，这可能导致携带的药物被降解或外排。因此，纳米药物或释放的药物在亚细胞层面的精确靶向，是纳米药物最终治疗结果的重要考量因素。

3.6.5 纳米药物的 2R2SP 需求与 3S 纳米特性的转换

纳米药物要想克服重重生理屏障，高效完成 CAPIR 级联输送过程，成功地将药物送达细胞内发挥药效，必须兼具高载药效率、恰当的表面性能以及强大的肿瘤组织渗透能力（图 3-8）。理想的纳米药物在进入血液循环直至进入肿瘤细胞之前，即 CAPIR 四步，应牢固负载药物分子，而一旦进入细胞，又能迅速释放所携带的药物。在 CAPIR 级联的不同阶段，纳米药物的表面性能需灵活适应。在 CAP 阶段，其表面应保持亲水特性，对血液细胞、蛋白等黏附性极小，"隐身"于血液中，避开巨噬细胞等免疫系统的清除，从而确保在血液循环系统中长时间留存，增加在肿瘤部位的富集概率。这种"隐身"特性也降低了纳米药物与肿瘤间质的相互作用，有利于其在肿瘤组织的渗透。然而，当纳米药物接近肿瘤细胞时，它必须能够迅速黏附到肿瘤细胞膜上，以便被细胞内吞。同时，强大的渗透能力也是必不可少的，以确保药物能够深入肿瘤组织，触及远离血管的肿瘤细胞。

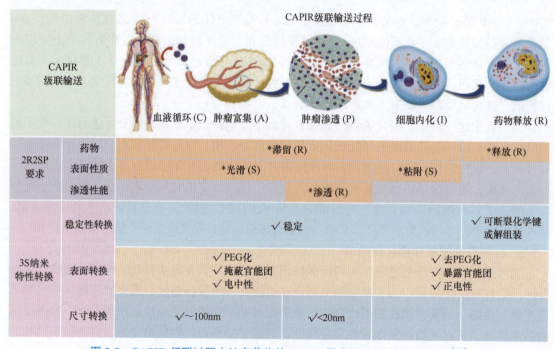

图 3-8　CAPIR 级联过程中纳米药物的 2R2SP 需求及 3S 纳米特性转换[27]

因此，为顺利完成整个 CAPIR 级联输送过程，纳米药物必须在不同输送步骤中展现出相应的纳米特性。在药物负载方面，纳米药物需在 CAPIR 四步中稳固负载药物，即 Retention；而在 R 步则迅速释放药物，即 Release。在表面性质方面，纳米药物在 CAP 阶段需展现出不黏附、隐身的特性，即 Stealthy；而在 I 步则需迅速转变为强的细胞黏附性，即 Sticky。此外，强大的肿瘤渗透能力也是不可或缺的，即 Penetration。这些特性共同构成了纳米药物的 2R2SP 需求。只有完全满足 2R2SP 需求的纳米药物才能有效地完成 CAPIR 过程，从而将药物输送到肿瘤细胞内，显著提高疗效。

纳米药物的 2R2SP 需求，实质上是其核心纳米特性，如稳定性（Stability，S）、表面性质（Surface，S）和尺寸（Size，S）在 CAPIR 过程中的精妙转换。这一转换过程如图 3-8 所示，为我们揭示了纳米药物如何高效完成药物输送的奥秘。

　　首先，"2R" 代表的是纳米药物稳定性的变化。在 CAPI 过程中，纳米药物通过化学键合和物理包埋等方式，将药物牢牢负载于其上。然而，一旦进入肿瘤细胞，会发生药物键合链断裂或载体解组装，迅速释放药物，以发挥其疗效。紧接着，"2S" 则反映了纳米药物表面性质的转变。在 CAP 阶段，纳米药物表面经过聚乙二醇化修饰呈现电中性，并掩蔽黏附基团等方法，从而实现在血液中的有效 "隐身"，避免了免疫系统的清除，保证了其在血液循环中的长时间滞留以及在肿瘤组织中的良好渗透能力。然而，当纳米药物处于 I 步骤时，它需要迅速脱下 PEG 外壳，露出如穿膜肽 TAT（Transcriptional activator protein）等功能基团或带上正电荷，以便牢牢黏附到细胞膜上，触发细胞内吞过程。此外，表面电荷性质也对纳米药物在肿瘤组织中的渗透能力起关键作用。带正电荷的分子容易被细胞外基质吸附，从而阻碍其渗透；相反，表面带有微弱正电荷的纳米药物则能更好地渗透至肿瘤组织内部。同时，纳米药物的尺寸也对其输送效果产生深远影响。较大的尺寸确保了纳米药物在血液中的长时间循环，但不利于其在组织中的渗透。而较小的尺寸（< 20nm）虽能实现肿瘤组织的高效渗透，但在血液中容易被快速清除。

　　因此，为了满足 CAPIR 级联中不同步骤对纳米特性的多样化需求，纳米药物在输送过程中必须进行稳定性、表面性质和尺寸的转换，即所谓的 3S 纳米特性转换。这包括从 CAPI 过程的稳定性到 R 步的不稳定或解组装，从 CAP 过程的表面电中性、PEG 化到 I 过程的脱 PEG、正电性，以及从 CA 过程的大尺寸到 P 过程的小尺寸的转变。普遍认为，能够进行 3S 转变的纳米药物能满足 2R2SP 需求，并有效地通过 CAPIR 级联，将活性药物精准输送至肿瘤细胞，从而提高治疗效果并最小化不良反应。

3.6.6　实现 3S 纳米特性转换的方法

　　在过去几十年里，国内外众多学者致力于响应性纳米药物输送载体的设计与合成工作，取得了丰硕成果。这些载体能够实现纳米药物某些特性的转换，从而在药物输送过程中发挥更加优异的性能。表 3-3 为对这些代表性工作的总结，它们既为纳米药物领域的发展注入了新的活力，也为未来的研究提供了宝贵的参考和启示。

表 3-3　3S 纳米特性转换与文献报道工作举例[27]

3S 纳米特性转换	转换方式	刺激条件
稳定性转换	刺激条件下的解组装（胶束或脂质体）	pH 值、还原环境、酶、热、光、能量、膜融合
	刺激条件下可断裂的化学键合药物	pH 值、还原环境、酶

（续）

3S 纳米特性转换	转换方式	刺激条件
稳定性转换	刺激条件下不稳定的活塞 	pH 值、还原环境、酶、光
	用于基因输送的可降解阳离子聚合物 	pH 值、还原环境、酶
	用于基因输送的电荷反转阳离子聚合物 	还原环境、酶
表面转换	可离去的 PEG 保护层 	pH 值、还原环境、酶
	掩蔽的靶向配体或功能基团 	pH 值、酶
	表面电荷反转 	pH 值（β-carboxylic amides 质子化 / 去质子化）、还原环境
尺寸转换	可尺寸收缩的纳米载药体系 	酶、光
	多级递药体系 	酶、其他
	"子母弹"式纳米载药体系 	pH 值、膜融合

1. 稳定性的转变

肿瘤纳米药物旨在实现药物精准输送至肿瘤细胞内，以确保药物在目标部位发挥最优疗效。然而，药物在输送过程中过早释放会严重影响治疗效果，并可能导致系统毒性增加。纳米药物在被细胞摄取后，特别是在进入细胞核后释放药物，能够巧妙地避开细胞膜及细胞内的多种耐药机制。而要实现这一目的，关键在于纳米药物在 CAPI 过程中能够稳定负载药物，并在 R 过程迅速失稳释放药物，完成稳定性转变。

为了实现药物在血液中的稳定负载，科学家们利用敏感化学键将药物与聚合物载体相结合，制备出聚合物前药或大分子药物。这些药物进入肿瘤细胞后，会在胞内信号（如低 pH

值、谷胱甘肽、活性氧、酶等）作用下，使化学键断裂，从而释放药物。此外，响应性聚合物组装成的纳米载药胶束也能在肿瘤微环境的刺激下解离，释放包封的药物。与物理包埋的胶束类纳米药物相比，通过稳定共价键与聚合物载体结合的药物具有更高的稳定性，能够避免在血液循环中过早释放。然而，胶束类纳米药物由于稳定性较差，容易出现药物提前突释的情况。为了改善这一问题，科学家们通过改变载体聚合物的分子结构、进行核交联和将药物键合于胶束疏水核中等方法，成功减少了药物的提前突释概率。

肿瘤纳米药物通过巧妙的设计和稳定性转换机制，使其在细胞内吞后，会在细胞内信号的作用下发生稳定性转换，从而实现在特定环境下的药物释放。对于键合物，科学家们通常利用在血液中稳定而在细胞内不稳定的化学键来实现药物的释放。而对于胶束类纳米药物，则利用胞内信号使胶束的疏水核转变为完全水溶，从而破坏胶束结构，达到快速释放药物的目的。

2. 表面性质转换

为了确保纳米药物能够在血液中隐匿前行，一旦抵达肿瘤区域则迅速黏附并渗透进入肿瘤细胞，其表面性质必须经历一系列精细转变。这些转变包括 PEG 化 / 去 PEG 化的灵活切换、靶向配体的巧妙掩蔽与精准裸露以及表面电荷的智能调整。

1) PEG 化 / 去 PEG 化。为了实现纳米药物在血液中的隐身与在肿瘤部位的快速黏附内化，纳米药物表面需经历 PEG 化到去 PEG 化的转变。PEG 等亲水性聚合物修饰纳米药物表面后，能形成水合层，减少与蛋白和细胞的相互作用，从而避免免疫系统的识别和清除，延长其在血液中的循环时间，并增加其在肿瘤部位的富集概率。然而，这种 PEG 化纳米药物与细胞膜的相互作用较弱，不易被肿瘤细胞吞噬，且进入溶酶体后难以逃逸，影响了药物的治疗效果，形成了所谓的"PEG 化困境"。为克服这一困境，PEG 化 / 去 PEG 化的转换策略应运而生。在血液循环中，PEG 外壳保持稳定，而当纳米药物到达肿瘤组织或细胞后，响应于肿瘤微环境如酸性 pH 值、还原剂或酶的存在，PEG 外壳可被选择性脱除。这种转换增强了纳米药物与肿瘤细胞的相互作用，促进了细胞内吞和溶酶体逃逸，从而提高了治疗效果。例如，引入酸敏感化学键，如腙键、缩酮、β - 硫代丙酸酯、氨基磷酸酯键以及酸敏感酰胺键来连接 PEG，纳米药物在溶酶体酸性环境中可脱去 PEG 层，实现与溶酶体膜的融合和逃逸。此外，利用可被肿瘤组织中的酶，如基质金属蛋白酶选择性识别的短链肽作为连接点，也能实现 PEG 在肿瘤部位的选择性脱除。这些设计使得纳米药物能够在血液循环中隐身，而在肿瘤部位则展现出强大的黏附和内化能力，为肿瘤治疗提供了新的高效手段。

2) 靶向配体或功能基团的掩蔽与裸露。为了提高纳米药物在肿瘤部位的靶向性和富集效率，通常会在其表面修饰上特异性靶向配体或功能基团。然而，这些修饰有时可能会影响到纳米药物在血液中的循环时间和隐蔽性，从而加速清除，并干扰其在肿瘤组织的渗透能力。因此，合理调控这些靶向配体的修饰密度显得至关重要，以确保它们在不影响纳米药物血液循环和肿瘤富集性能的同时，能有效促进纳米药物的细胞内吞。一种常用的策略是在血液循环中掩蔽这些功能基团，而在肿瘤微环境下使其裸露。例如，通过利用聚组氨酸的 pH 响应的亲疏水性转变，可以在正常生理 pH 值下隐藏 TAT 穿膜肽，而在肿瘤弱酸性环境中释放它，从而提高纳米药物被肿瘤细胞的内吞效率。另外，通过设计可断裂的化学键，如基质金属蛋白酶敏感的肽链，可以在血液循环中保持 PEG 长链对功能基团的遮蔽；到达肿瘤部位时，由于酶的作用使 PEG 链断裂，进而暴露出功能基团。除了上述方法，还可通过移除遮蔽功能基团的"补丁"来实现其在肿瘤部位的裸露。这种策略是利用可断裂化学键连接阳离子型功能基团与阴离子片段，通过静电相互作用屏蔽功能基团的活性。当纳米药物到达肿瘤部位时，在特定酶或酸性环境的作用下，阴离子片段脱落，功能基团得以恢复活性。

3）表面电荷转换。调控纳米药物表面的电荷性质，是实现其在血液循环中隐身并在肿瘤组织内高效黏附肿瘤细胞以促进快速细胞内吞的关键步骤。表面带有正电荷的纳米药物在血液中往往容易被单核巨噬细胞系统和网状内皮系统迅速识别并清除，导致血液循环时间大大缩短。相比之下，表面高度负电性的纳米药物，其血液清除速率也明显加快。因此，遮蔽纳米药物的表面电荷对于延长其血液循环时间至关重要。此外，纳米药物的表面电荷还深刻影响其在肿瘤组织中的渗透能力。带电的纳米药物容易与胞外致密的基质发生静电吸附，从而限制其在肿瘤组织中的扩散。相对而言，表面呈电中性、具有不黏附特性的纳米药物在肿瘤渗透方面表现出更优的性能。然而，当纳米药物接近肿瘤细胞时，表面带正电荷的特性又成为其优势，因为正电荷使其能够静电吸附到电负性的细胞膜上，从而促进细胞内吞。一旦进入细胞，纳米药物通常会被转运至溶酶体，此时其正电性有助于从溶酶体中逃逸，进一步提高治疗效果。因此，通过肿瘤微环境/细胞响应电荷反转策略，精确调控纳米药物表面的电荷性质，可以在不同输送步骤中提高其效率，即理想的纳米药物在血液循环过程中应保持电中性，以实现隐身效果；而在接近并内化到肿瘤细胞时，则应转变为正电性，以促进快速细胞内吞。

3. 尺寸转变

纳米药物的尺寸对其在血液中的循环、肿瘤区域的富集以及肿瘤内部的渗透具有显著影响。研究表明，当纳米药物的粒径大约为 100nm 时，它能在血液中保持较长的循环时间，并通过 EPR 效应在肿瘤部位实现高效的富集。然而，由于扩散能力与纳米药物尺寸成反比，随着尺寸增大，纳米药物在肿瘤组织中的渗透能力会迅速下降。因此，大尺寸的纳米药物往往更倾向于在肿瘤血管附近富集，难以深入渗透到远离血管的肿瘤部位，从而无法完成后续的细胞内化和释放步骤。相对而言，小尺寸的纳米药物具有更强的扩散能力，能够更有效地从肿瘤血管中渗出，并进入到肿瘤组织更深处，实现更为均匀的分布。但是，这类纳米药物在血液中的清除速率也较快，这为其在体内的持久作用带来了挑战。

为了克服这一困境，研究者们设计了一种尺寸可变的纳米药物。这种药物能根据 CAPIR 级联输送过程的不同阶段，调整其尺寸以适应不同的输送需求，从而提高每个阶段的输送效率。例如，在血液循环阶段，纳米药物采用约 100nm 的粒径，以便更好地完成循环和富集步骤；而进入肿瘤组织后，它则转换为更小的尺寸，以增强其在肿瘤内部的渗透能力。实现纳米药物粒径转换的关键在于其载体设计。通常采用集成式设计，即较大尺寸的母体包裹住较小尺寸的次级载体。在肿瘤微环境的刺激下，母体解离并释放次级载体，从而实现尺寸由大到小的转换，进而实现药物的多级释放。

近年来，研究者们在这一领域取得了显著进展。一个经典的例子是申有青团队设计制备的"子母弹"式纳米药物（图 3-9）[28]。该体系由 40nm 的 PEG 化脂质体作为母体，内部装载约 27 个 5nm 载药树枝状大分子作为次级载体。这种组装体在血液中具有较长的循环时间，当到达肿瘤组织后，能够在肿瘤细胞的作用下释放出树枝状大分子，这些小尺寸的树枝状大分子在肿瘤组织内表现出优异的渗透能力。介孔二氧化硅因其多孔结构而具有巨大的运载空间，能够负载大量的 DNA 或化疗药物。在介孔中负载药物后，可以防止其在血液循环中被酶降解或被网状内皮系统吞噬，从而实现核酸药物和小分子化疗药物在肿瘤组织的高效蓄积。Ferrari 等人利用介孔二氧化硅装载聚谷氨酸-DOX 键合物，当键合物从介孔二氧化硅中释放后，能够自组装成尺寸为 30~80nm 的小尺寸纳米粒子，从而实现尺寸的转换。

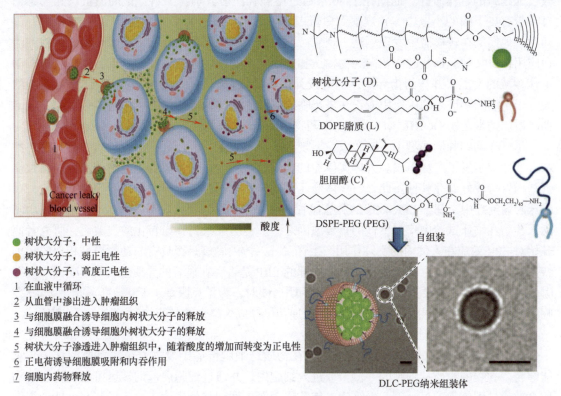

树状大分子 (D)

DOPE脂质 (L)

胆固醇 (C)

DSPE-PEG (PEG)

自组装

DLC-PEG纳米组装体

- ● 树状大分子，中性
- ● 树状大分子，弱正电性
- ● 树状大分子，高度正电性
- 1 在血液中循环
- 2 从血管中渗出进入肿瘤组织
- 3 与细胞膜融合诱导细胞内树状大分子的释放
- 4 与细胞膜融合诱导细胞外树状大分子的释放
- 5 树状大分子渗透进入肿瘤组织中，随着酸度的增加而转变为正电性
- 6 正电荷诱导细胞膜吸附和内吞作用
- 7 细胞内药物释放

酸度 ↑

Cancer leaky blood vessel

图 3-9　"子母弹"式纳米组装体药物输送过程示意图，该纳米药物体系能够实现 3S 纳米特性转换并能够完成整个 CAPIR 级联输送，其组成结构如右图[28]

3.6.7　肿瘤靶向递药的理论依据

1. 肿瘤的增强渗透与滞留效应

肿瘤的增强渗透与滞留（Enhanced permeability and retention）效应，简称 EPR 效应，是肿瘤治疗领域中的一个重要现象，指的是当水溶性大分子或表面亲水化的纳米颗粒（如高分子聚合物、纳米颗粒、胶束、脂质体等）通过静脉注射进入体内时，能够高度富集于肿瘤组织，而较少在正常组织特别是肝脾组织中蓄积。这一独特的富集现象源于肿瘤组织毛细血管和淋巴系统在形貌和功能上的特殊病理特点。

肿瘤组织的血管内皮细胞间隙疏松，间隙大小可达几十纳米至 2μm，从而赋予血管极强的通透性。因此，大分子物质包括蛋白、纳米颗粒等能够轻易地从这些血管中渗透出来。相比之下，正常组织中的毛细血管内皮结构完整，细胞间隙致密，通常只有 1~2nm 的间隙，这使得大分子和纳米颗粒难以从中渗出。因此，当具有较大尺寸的大分子或纳米颗粒流经肿瘤组织高通透性毛细血管时，它们更容易地渗透到肿瘤组织中。此外，肿瘤组织的另一个显著病理特点是淋巴系统的功能不全。由于缺乏淋巴管，肿瘤组织不能像正常组织那样通过淋巴系统将组织间质内的液体和溶质送回血液循环。这一特点导致渗出的大分子或纳米颗粒在肿瘤组织中滞留。

EPR 效应的发现源于日本熊本大学的 Maeda 教授课题组和美国卡内基梅隆大学的 Jain 教授课题组的合作研究。他们在 1986 年通过尾静脉注射分别将染料标记的白蛋白和葡聚糖打入带有皮下瘤的小鼠中，并观察到白蛋白和一定大尺寸的葡聚糖在皮下瘤中选择性富集。随后，他们又在转移瘤中发现了这一现象。此后数十年，无论是在动物模型还是人体内的潜在应用，EPR 效应都是肿瘤靶向药物输送和肿瘤纳米药物设计的生物学基础。这极大地推动了该领域的发展，并作为指导纳米药物设计的重要依据。目前，已有多个基于 EPR 效应的大分子抗癌药物进入临床使用或正在进行临床试验。这些纳米药物的尺寸通常为 10~200nm，如脂质体纳米药物 DOXIL、白蛋白纳米药物 Abraxane 以及载药高分子胶束 Genexol-PM 等。

尽管在动物肿瘤模型中，EPR 效应展现出了显著效果，但在临床患者肿瘤中，其存在性和有效性却引发了广泛争议。人体实体瘤的生长通常较为缓慢，血管生成量相对较少，且血管结构保持较好的完整性。此外，实体瘤还表现出高度的时空差异和个体异质性。因此，在临床肿瘤治疗中，基于 EPR 效应的肿瘤血管外渗往往难以预测且效率低下。这也是导致众多纳米药物在临床试验中疗效不佳的重要原因之一。经历一系列临床转化的失败后，研究者们开始对 EPR 效应在人体内的实际作用产生怀疑。人体内肿瘤是否具有与动物模型相似的病理特点，并展现出类似的 EPR 效应？肿瘤内部的 ERP 是否存在显著的异质性，其影响因素又有哪些？这些问题都需要进一步深入研究和阐明。同时，为了克服基于 EPR 效应的纳米药物在临床应用中的局限性，探索全新的肿瘤靶向递药机制成为整个纳米药物领域的重要前沿。

2. 肿瘤主动递药理论

转胞运作为一种细胞主动运输过程，在物质跨细胞传递中发挥着至关重要的作用。它能够将待吞噬的物质从细胞的一侧摄取进入细胞内，并通过细胞内部的转运机制，将这些物质高效运送到细胞的另一侧，最终通过胞吐作用释放到细胞外环境。这一机制在极性细胞中尤为常见，对于不同环境间的物质交换具有重要意义。例如，脂蛋白、抗体和白蛋白等大分子在血管内皮细胞或上皮细胞中的运输，正是依赖于转胞运作用实现的。与被动扩散形式的 EPR 效应不同，转胞运作用是一种能量参与的主动运输过程。在转胞吞作用中，细胞膜和细胞骨架会重新排列，形成特定的结构以摄取物质。这些物质进入细胞后，会形成纳米药物囊泡复合体，并在细胞质中进一步运输。这一复杂的细胞生物学机制确保了物质能够高效、准确地从细胞一侧传递到细胞另一侧。

申有青教授团队首次发现了谷氨酰转肽酶响应的电荷反转纳米药物 PBEAGA-CPT 的诱导细胞转胞运的作用机制[29]。这种纳米药物能够触发肿瘤血管内皮细胞以胞膜窖的方式进行内吞，进入细胞后，被运输分选至内质网/高尔基体系统，并以囊泡的形式外排到细胞间质中，从而实现纳米药物从肿瘤血管的"主动外渗"进入瘤内组织富集。随后，利用肿瘤内细胞密度高的特点，纳米药物能够"主动地"通过转胞运作用在细胞间传递，实现瘤内的"主动渗透"。这一发现突破了传统 EPR 理论的限制，建立了基于转胞运作用的肿瘤主动递药新理论，将递药系统自身的"被动扩散"转化为细胞对其的"主动传递"。

此后，多伦多大学 Warren C.W.Chan 教授研究金纳米粒子进入实体肿瘤的过程，发现高达 97% 的纳米粒子是通过跨细胞传递过程进入肿瘤的，且这一过程由特定亚群的肿瘤内皮细胞控制。这一发现进一步验证了基于转胞运作用的肿瘤主动递药机制的有效性。在多种动物肿瘤模型（包括异位移植瘤、患者肿瘤移植瘤、原位瘤等）上的广泛验证表明，这一机制在人体肿瘤内可能同样存在。

目前，基于肿瘤主动递送的纳米药物在临床转化上展现出了巨大的潜力。已有多款纳米药物进入临床试验阶段，其疗效和安全性正接受严格的检验。我们有理由相信，随着研究的深入和技术的不断完善，这种新型的抗肿瘤纳米药物将在未来为癌症治疗带来革命性的变革，为更多患者带来福音。

3.6.8　抗肿瘤纳米药物的设计策略

1. All-in-One 策略

纳米药物实现高效传递与显著疗效的核心在于优化其在 CAPIR 每个步骤中的性能。前述章节详细剖析了提升纳米药物在各步骤中的效率所需的不同属性和功能。显而易见，这些属性不仅各不相同，有时甚至相互矛盾。因此，挑战在于将这些看似矛盾的属性整合并协同到一个纳米药物中，实现"All-in-One"，以满足 CAPIR 级联所需的所有功能要求。一种能够在肿瘤组织中实现大小尺寸的转变、在接近细胞时实现隐形到黏性表面属性的转变，以及在细胞内部实现稳定到不稳定状态转变的纳米药物，即具备 3S 纳米属性转变的药物，能够很好地适应并协同 CAPIR 步骤中的大部分功能需求（图 3-10a）。为此，我们利用肿瘤微环境的异常变化和外源性刺激作为触发 3S 转变的关键因素。前述"子母弹"式的纳米组装是"All-in-One"纳米药物的典型代表。

然而，"All-in-One"策略也面临着挑战，这种纳米药物的结构和组成往往非常复杂。尽管其治疗效果显著，但建立符合 GMP 规范的扩大生产过程，阐明纳米药物及其组分的体内命运和代谢机制以及推动其临床转化都极为困难。尽管如此，病毒载体在临床转化中的成功为我们提供了有益的启示。病毒载体是多种病毒蛋白复杂而精确的组装体，尽管其生产复杂且成本高昂，但许多基于病毒载体的药物已成功应用于临床治疗。它们的成功主要归功于其巨大的治疗益处。这使我们相信，如果"All-in-One"纳米药物能够展现出足够的治疗优势，那么它也可能在临床转化中展现出广阔的前景。因此，在推动临床转化的过程中，应重点关注那些最限制药物效率的步骤，以实现最佳的治疗效果。

2. One-for-All 策略

另一种截然不同的策略是"One-for-All"方法，也就是纳米载体的一个核心属性便能满足输送过程中所需的所有功能（图 3-10b）。这种方法极大地简化了纳米药物的结构，因此提高了其可重复性，并简化了对体内特性的评估，从而展现了显著的转化优势。申有青教授团队提出了一种基于 OPDEA 的"One-for-All"解决方案[30]。OPDEA 是一种具有对 PE/PC 脂质磷脂头部弱亲和力的两性离子聚合物。这种聚合物不仅不会黏附蛋白质，而且能可逆、微弱地吸附在红细胞上，从而在血液循环中巧妙地躲避 MPS 的清除，实现长时间的血液循环。此外，OPDEA 还能微弱地与肿瘤内皮结合，触发 AMT 介导的跨细胞运输，主动外渗到肿瘤间质中。值得注意的是，这种与肿瘤内皮的结合也可能促进基于 EPR 的外渗，与跨细胞运输形成互补效应。进一步地，OPDEA 与肿瘤细胞的结合还能诱导连续的跨细胞运输，从而深入渗透肿瘤组织。这些特性使得基于 OPDEA 的纳米药物能够高效地完成 CAPI 步骤，展现出卓越的抗癌活性。这些纳米药物的关键结构在于叔胺氧化物，其关键属性在于其两性离子特性以及与磷脂的结合能力。这种两性离子特性使纳米药物能够避免 MPS 的清除，实现长时间的血液循环。同时，其与肿瘤内皮和肿瘤细胞的结合则加速了基于跨细胞运输的外渗，促进肿瘤的积累、渗透以及细胞内摄取，最终实现细胞内药物释放。

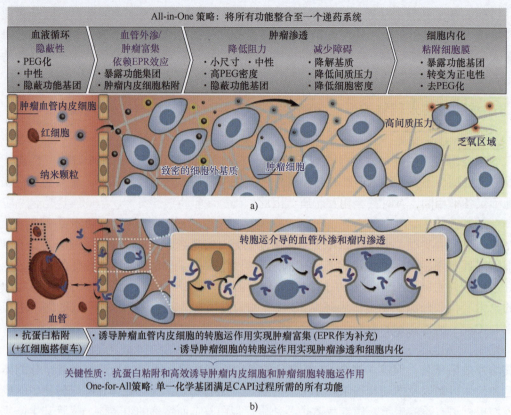

a)

b)

图 3-10　目前纳米药物设计的"All-in-One"和"One-for-All"策略的比较 [30]

由此可见，非黏附蛋白和诱导肿瘤内皮/肿瘤细胞跨细胞运输是实现"One-for-All"纳米药物的关键。尽管阳离子聚合物也能诱导 AMT，但它们往往引发免疫吞噬和快速的血液清除。因此，开发能够在肿瘤内皮细胞的腔面上产生阳离子的两性离子材料，对于"One-for-All"纳米药物的研制具有重要意义。例如，GGT- 响应型结合物 PBEAGA-CPT 便是一个成功的案例。其中的关键结构 γ- 谷氨酰胺是一种两性离子，但可被肿瘤内皮细胞和肿瘤细胞过表达的 GGT 切割，生成初级胺。这种设计使得纳米药物能够实现长时间的血液循环，并在特定条件下转变为阳离子，从而诱导基于 AMT 的跨细胞运输，实现主动外渗、肿瘤渗透和细胞内摄取等 CAPI 步骤。

这些例子表明，非黏附和诱导肿瘤跨细胞运输的纳米药物可以同时完成血液循环、肿瘤外渗、肿瘤内部渗透和细胞内摄取，即 CAPI 步骤。因此，CAPIR 级联可进一步简化为 CTR 级联（循环、肿瘤跨细胞运输和释放），这为设计"One-for-All"纳米药物提供了指导。由于细胞内药物释放可通过模块化前药策略轻松完成，主要挑战在于寻找非黏附和诱导肿瘤跨细胞运输的结构。

3.7　纳米药物在胃肠道疾病治疗中的应用

胃肠道疾病谱非常广，临床上常见的主要有胃肠道炎症性疾病、肠易激综合征、胃肠道溃疡、胃癌、结直肠癌等。本节首先介绍具有共性的胃肠道药物递送屏障及克服策略，然后以幽门螺杆菌感染、溃疡性结肠炎、结直肠癌为代表来介绍纳米药物在这些具体胃肠道疾病治疗中的应用。

3.7.1　胃肠道药物递送屏障

生物体在长期进化过程中形成生物屏障，以维持机体的正常活动，防止异物入侵。但是，生物屏障在保护生物生存和发展的同时也可能会阻碍治疗药物通过。因此，药物穿过生物屏障到达治疗部位是其在机体发挥作用的重要前提。纳米药物在穿过生物屏障中发挥重要作用。机体常见的生物屏障有皮肤屏障、胃肠道屏障、血脑屏障、血气屏障、血眼屏障和胎盘屏障等，本节重点介绍胃肠道屏障。

胃肠道屏障是一种半透性结构，可以吸收必需的营养物质并具有免疫感应功能，同时又可限制致病性分子和细菌，在维持胃肠道内部和外部环境的稳定性方面发挥着重要作用。胃肠道屏障主要由微生物屏障、化学屏障、物理屏障和免疫屏障四个部分组成（图 3-11）[31]。

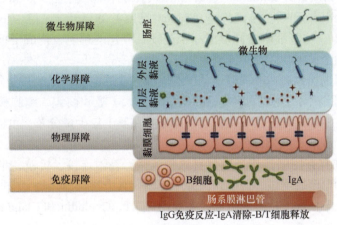

图 3-11　胃肠道屏障的四个组成部分[31]

1. 微生物屏障

肠道微生物屏障由健康的肠道菌群组成。人的肠道内大约有 3.8×10^{13} 个细菌，除大量细菌外，其他微生物（如病毒和真菌等）也栖息在胃肠道中，它们统称为肠道菌群。在肠道中，各种菌株之间相互依赖，有益细菌通过生物拮抗作用和免疫功能形成了宿主生物防御能力。

2. 化学屏障

化学屏障是指胃酸、糖蛋白、黏多糖、胆汁、各种消化酶和其他化学物质等。这些物质既可以保护肠黏膜免受酶和酸碱性条件的侵蚀，破坏饮食中的抗原，抵御入侵胃肠道的外来微生物，也有可能成为阻碍药物吸收的重要因素。以胃肠道的 pH 值和酶环境为例，人体胃肠道的 pH 值经历了从酸性到中性的变化，一般胃内 pH 值为 1~3，肠道部分 pH 值为 5~7；胃肠道存在的高浓度蛋白酶，包括胃蛋白酶、胰蛋白酶、肠肽酶等。剧烈变化的 pH 值以及复杂多样且高浓度的酶环境成为影响药物尤其蛋白多肽类药物稳定性的重要因素。

3. 物理屏障

物理屏障主要由黏液层和上皮细胞层组成。

黏液分布在胃肠道的潮湿上皮表面，主要功能是润滑肠道上皮并保护其免受有害物质的破坏。黏液由杯状细胞合成和分泌，主要结构成分是黏蛋白。黏蛋白是由一条肽链主干和若干条糖基侧链组成，具有周期性的疏水性的裸蛋白球状结构域[32]。肽链主干占黏蛋白总重量的 12%~17%，其中，丝氨酸、苏氨酸和脯氨酸约占 70%；糖基侧链占 50%~80%，主要有 N- 乙酰半乳糖胺、N- 乙酰葡萄糖胺、半乳糖、岩藻糖、唾液酸等。每个糖基侧链最多可由 20 个中性 / 负电性糖组成，含糖黏蛋白上含有羧基和硫酸盐，是黏蛋白总体呈负电性的原因。糖基侧链与肽链主干之间以及肽链主干内部由二硫键连接。所以黏液层可认为是黏蛋白通过非共价作用（如静电和疏水相互作用、氢键等）或者共价作用（如二硫键）和其他黏蛋白分子以及黏液中的物质（如脂质、盐类、细胞碎片等）相互作用形成的网状黏弹性凝胶层。

胃肠道上皮屏障主要由上皮细胞和细胞连接构成。胃肠上皮细胞层主要包括的细胞类型有肠上皮细胞（intestinal epithelial cells，enterocytes）、杯状细胞（goblet cells）、肠内分泌细胞（enteroendocrine cells）、潘氏细胞（Paneth cells）和微褶皱细胞（microfold cells，M cells）等（图 3-12）。这些细胞共同形成一个连续且极化的单层，构成了抵抗外部环境的重要屏障。它具有两个关键功能：①充当阻挡层，防止有害物质，包括外来抗原、微生物及其毒素通过；②充当选择性渗透的屏障，从肠腔吸收必要的电解质、水和养分。肠道上皮细胞呈高柱状，为极性细胞，细胞顶端呈微绒毛状，增大了吸收面积，细胞核分布在细胞基底部。杯状细胞的主要功能是分泌黏蛋白。潘氏细胞在肠上皮少量分布，可以合成并分泌大量抗菌肽和蛋白质，有助于维持胃肠道屏障。

上皮细胞之间存在胞间连接，主要有紧密连接、黏附连接、桥粒、半桥粒和间隙连接等，它允许离子和电解质通过，但阻止大分子运输。其中紧密连接是上皮屏障中机械屏障的主要组成部分，位于极性上皮细胞上部，主要由 ZO-1、Occludin 和 Claudin 三种类型的蛋白组成。

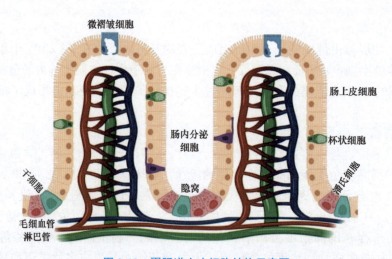

图 3-12 胃肠道上皮细胞结构示意图

4. 免疫屏障

胃肠道可容纳人体淋巴细胞总数的 70%，是人体最大的免疫器官。肠道免疫屏障中涉及的成分可分为三个物理上不同的部分：肠上皮细胞屏障、固有层（lamina propria，LP）和肠相关淋巴样组织（gut-associated lymphoid tissue，GALT）。其中，GALT 由派伊尔结（Peyer's patch，PP）、独立的淋巴滤泡（isolated lymphoid follicles，ILF）和肠系膜淋巴结（mesenteric lymph nodes、MLN）组成。由派伊尔结和肠系膜淋巴结组成的肠相关淋巴样组织是诱导免疫反应的主要部位，而固有层和上皮层是效应部位。

虽然胃肠道屏障多且复杂，但由于胃肠上皮细胞层是人体最大的黏膜表面，覆盖约 400 m² 的表面积，所以口服仍然是最常见、安全且患者顺应性高的给药途径，促进药物跨越胃肠道屏障以增加药物的口服生物利用度仍是研究的热点。

3.7.2　纳米药物的递送过程及克服胃肠道屏障的策略

根据药物发挥作用部位的不同，胃肠道疾病的治疗可分为药物胃肠道局部递送和全身递送。前者药物无需吸收入血，只需在胃肠道特定部位维持较高浓度即可发挥药效，如胃肠道感染性疾病等。而后者由于病灶在黏膜深层，或者虽然发病起始部位在胃肠道，但已累及全身，需要药物跨过黏膜屏障甚至吸收入血才能更好地发挥作用，如溃疡性结肠炎。不同的疾病、不同的递送目标需采用不同的递送策略。

对于胃肠道局部发挥作用的纳米药物，可通过黏膜黏附性材料的应用来延长药物在特定部位的滞留时间，通过 pH 值或其他环境响应性材料的应用控制药物在特定部位的释放。而对于需要吸收后才能发挥作用的纳米药物，其转运过程比较复杂，一般分为几个步骤：①纳米药物穿过黏液层的转运；②纳米药物在胃肠道上皮细胞层的跨膜转运；③跨过胃肠道上皮细胞层的纳米药物穿过细胞单层下的结缔组织；④穿过结缔组织的纳米药物跨过血管内皮细胞进入血液循环或淋巴循环；⑤血液循环或淋巴循环中的纳米药物到达相应的组织 / 器官 / 细胞发挥药效 / 毒性作用。在这个转运过程中，最主要的递送屏障是黏液层和上皮细胞层，故本节重点介绍克服黏液层和上皮细胞层的策略。

1. 克服黏液屏障的策略

针对黏液层的结构特点，通过多种功能性高分子载体材料的组合以及纳米载体物理化学性质的控制，不仅可以实现黏液层的黏附，还可实现黏液层的穿透，甚至与上皮细胞层的黏附与跨膜转运。

（1）黏液黏附　非特异性黏附指用静电引力、范德华力、氢键、疏水键等来增强与黏液的相互作用。常见的黏液黏附性材料有聚丙烯酸类（包括聚丙烯酸、聚甲基丙烯酸、卡波普等）、纤维素的衍生物（如甲基纤维素、羧甲基纤维素钠、羟乙基纤维素、羟丙基甲基纤维素等）、壳聚糖及衍生物（如 N- 羧基化壳聚糖、N- 三甲基壳聚糖）等。但是，这类纳米载体可黏附到多种黏液表面，不能区分体内不同部位黏液间的差异，因此可能导致药物黏附于非靶向部位，反而降低了生物利用度。另外，药物与黏膜表面的黏液凝胶层产生黏附，而黏液凝胶层是以恒定的速率脱落更新的，使得黏附持续时间较短，不利于药物的充分吸收。因此，通过类似于"配体 - 受体"相互作用的纳米载体应运而生。

特异性黏附是通过类似于"配体 - 受体"相互作用的机制产生黏附作用而发挥疗效。由于受体（靶分子）的分布具有部位特异性，所以以这类纳米载体在药物递送上具有一定的靶向性。同时由于"配体 - 受体"之间的相互作用比较强，且黏附不受凝胶层更新时间的限制，所以黏附时间长，可以促进药物的吸收，具有良好的发展前景。如前所述，黏液中的主要成分黏蛋白是由上皮细胞分泌的高度糖基化的蛋白，其糖基侧链占 50%~80%，主要有 N- 乙酰半乳糖胺、N- 乙酰葡萄糖胺、半乳糖、岩藻糖、唾液酸等。利用这一特点，可以将特异识别糖基的分子修饰于纳米载体的表面以增加其黏附性。如不同来源的凝集素（Lectin）能够与含 N- 乙酰葡萄糖胺侧链的糖蛋白、含唾液酸侧链的糖蛋白、含岩藻糖基侧链的糖蛋白发生特异性结合从而实现黏附；苯硼酸（Phenylboronic acid；PBA）及其衍生物也能与黏液中的糖类物质结合，产生黏附作用。此外，巯基化聚合物能够与富含半胱氨酸的区域形成二硫键而实现黏附。这种黏附作用具有靶向性和专一性，作用更牢固，受内环境和生理因素的影响也比较小。

（2）黏液穿透　黏液黏附性纳米载体可以增加纳米载体的滞留时间，但会随着黏液的清除而被消除；黏液穿透性纳米载体可与黏液产生较小的相互作用而渗透至黏液深层。因此黏液穿透性纳米载体的研究成为实现黏液层渗透的重要关注点。为了克服黏液的空间屏障和黏性屏障，黏液穿透颗粒一般具有以下两个性质：①具有足够小的体积，以便通过由黏蛋白形成的致密网络屏障；②具有足够黏膜惰性以降低与黏蛋白的相互作用。所以，纳米载体的设计一般也遵从这两个原则，既要考虑载体材料本身的性质，也要考虑纳米载体完整颗粒的性质。综合起来，常用的黏液穿透策略为：控制纳米载体的粒径、形状、弹性和电荷。

对于纳米载体的设计，粒径、形状、弹性对于其黏液渗透的影响受到越来越多的关注。①粒径：小粒径的纳米粒容易通过黏液凝胶层的网眼进行扩散。②形状：纳米载体的形状以球形为主，但非球形纳米载体（如纳米盘、纳米棒等）经常表现出更强的黏液渗透性。③弹性：半弹性纳米粒在黏蛋白网络中有更佳的旋转动力学，从而促进了其渗透；而刚性纳米粒由于不能变形，过度柔软纳米粒由于会与黏蛋白网络相互作用，黏液渗透效果均没有半弹性纳米粒好。

从胃内的酸性到结肠的偏碱性，胃肠道的 pH 值变化范围很大。同时，不仅胃肠道不同腔道部位的黏液整体表现出不同的 pH 值，在同一腔道黏液层的不同深度也可能有不同的 pH 值。常用的控制纳米载体的电荷促进盐业渗透的策略有：类病毒样颗粒策略，也称为光滑表面策略和两性离子功能化纳米载体策略。病毒的高表面电荷密度可产生亲水性表面，减少与黏液的疏水相互作用，电中性特性又可减小与黏液的静电相互作用，从而有效促进病毒颗粒在黏液层中的运输。模仿这一特征，将带负电和带正电的成分结合起来制备纳米载体可获得类病毒样表面。两性离子纳米载体的表面散布有正电荷和负电荷，净中性电荷不仅会改善黏液的穿透，也会减少内源性生物分子在纳米粒表面的吸附。两性离子聚合物，如聚磷酸酯甜菜碱、聚硫代甜菜碱、聚羧酸甜菜碱等是很有前景的载体聚合物。

（3）纳米载体的聚乙二醇修饰　不带电的表面一般认为是黏液惰性的，只要它具有足够的亲水性和低的氢键结合能力，也可实现在黏液中的高扩散。PEG 化最初是为了延长蛋白质和纳米粒的体内循环时间。后来 Hanes 研究小组成功地开创了将 PEG 化作为增强纳米粒通过黏液扩散的方法。PEG 化促进纳米粒黏液穿透与 PEG 的修饰密度、构象、相对分子质量密切相关。纳米粒表面形成致密 PEG 覆盖层并且 PEG 具有较低的相对分子质量才能有效地增加扩散。

（4）纳米载体的黏液溶解功能　黏液凝胶中存在一些容易被破坏的化学键。黏液溶解载体系统（Mucolytic carrier system，MCS）能够部分地破坏黏液的三维结构。一般来说，黏液破坏有两种策略，一是选用带有游离巯基的载体切割黏蛋白之间的二硫键；另一种是通过黏液溶解酶修饰载体系统破坏黏蛋白的肽键。PEG 化及 Zeta 电位翻转等技术只能实现 200nm 左右粒子的有效黏液渗透，但采用黏液溶解技术打开黏蛋白网络，可以实现更大尺寸粒子的黏液渗透。此外，必须考虑使用该策略在减弱黏液屏障功能促进药物扩散的同时，也可能使病毒和细菌扩散，增加了治疗风险。

2. 克服上皮细胞层屏障的策略

纳米技术促进药物跨膜转运，其中重要原因之一是增加药物的溶解度，促进药物的溶出。对于溶出的分子型药物，其穿细胞转运机制包括被动扩散、主动转运、促进扩散。而对于完整的纳米颗粒，其在胃肠道上皮细胞层的跨膜转运非常复杂，主要转运途径包括穿细胞转运、细胞旁路转运、M 细胞介导的转运等，通常是多途径联合转运[33]。

（1）穿细胞转运及其促进策略　穿细胞转运又称转胞吞（transcytosis），是指一些内吞的物质穿过细胞从另一侧细胞膜胞吐出去的过程。转胞吞作用是纳米颗粒跨膜的主要机制。通过转胞吞，口服的纳米药物可以通过穿过肠道屏障被吸收入血。纳米药物转胞吞需要经历三个步骤：①在顶端侧被上皮细胞内吞；②在细胞内部向基底侧转运；③从基底侧外排出胞。影响上述三个过程的因素均可影响纳米药物的穿细胞转运。

1）促进纳米药物入胞的策略。胃肠道上皮细胞的摄取和转运是纳米药物吸收的关键过程。促进纳米药物入胞的策略主要有配体修饰和细胞穿膜肽修饰。

胃肠道上皮细胞表面有多种受体，构建特异性配体修饰的纳米药物可以促进纳米药物入胞。有研究表明，可以通过物理吸附或共价偶联的方法将配体修饰在纳米药物表面，修饰后的纳米药物可以与消化道黏膜细胞表面的受体结合，激发受体介导的吸收途径，从而提高纳米药物的细胞摄取效率和跨细胞转运效率。例如，将纳米载体表面修饰叶酸后，通过叶酸与肠上皮细胞表面的叶酸受体结合，提高纳米载药系统的肠上皮细胞摄取效率。除肠上皮细胞外，消化道黏膜层中其他细胞表面的受体也可以用于纳米载药系统的转运。常用配体及其对应受体如表 3-4 所示。

表 3-4　口服纳米药物修饰常用配体及其对应受体

上皮细胞类型	细胞上的受体	常用配体
上皮细胞	表面糖基	麦胚凝集素，苯硼酸等
	转铁蛋白受体	转铁蛋白
	新生儿 Fc 受体	FcBP 肽
	Na^+ 葡萄糖共转运体 SGLT1	半乳糖
	维生素 B12 相关受体	维生素 B12
	叶酸受体	叶酸
	整合素 $\alpha v \beta 3$ 受体	RGD 肽，FQS 肽
	乳铁蛋白受体	乳铁蛋白
	胰岛素受体	胰岛素

（续）

上皮细胞类型	细胞上的受体	常用配体
M 细胞	表面糖基	荆豆凝集素 -1（UEA-1）
	Claudin 4	CPE30 肽
	—	橙黄网孢盘菌凝集素
	—	呼肠孤病毒蛋白 σ1
	—	LRVG 和 CTGKSC 肽
杯状细胞	—	CSK 肽

细胞穿膜肽是一类具有强跨膜转运能力的小分子肽，通常带正电，可通过物理结合或化学偶联携带小分子或大分子药物进入细胞。已有研究使用穿膜肽修饰纳米粒以提高其细胞摄取率，常用的穿膜肽有 TAT 肽、低分子量鱼精蛋白、精氨酸八聚体（R8）等。纳米粒经穿膜肽 TAT、R8、penetratin 修饰后均能有效增强 Caco-2 细胞的摄取。

2）调控纳米药物胞内转运途径促进跨膜出胞的策略。胃肠道上皮细胞是极性分化的细胞，细胞中内体的分布具有极性，主要包括顶端早期内吞体、底层早期内吞体、顶端循环内吞体、普通循环内吞体。此外，细胞膜表面受体、转运体的表达也存在极化的特征。

纳米粒的跨膜转运需要多种多样的胞内囊泡参与。纳米粒内吞入胞后被递送至早期内吞体，根据不同的分选机制，早期内吞体作为一个分拣站，将纳米粒递送至细胞内不同的地点，最终使纳米粒重新出胞或在细胞内降解。通过调控纳米载体的胞内转运路线可促进纳米载体的跨膜出胞。普通循环内吞体（CRE）和高尔基体是细胞内货物分拣的关键位点。将纳米药物运送至这两个细胞器有利于纳米药物跨膜出胞。

研究者基于胞内分选信号设计主动靶向纳米载体确实能调控胶束在胞内的转运路径，他们选择分选信号肽来修饰 PEG-PCL 胶束以将胶束引导至反式高尔基体网络（TGN）和基底侧膜。结果表明，靶向于高尔基体的信号肽增加了胶束向高尔基体的运输，具有分泌功能的高尔基体促进了胶束跨膜；靶向于基底膜的信号肽引起了囊泡向基底侧的聚集，但是没有分泌功能的基底膜并不能促进胶束跨膜，只能引起囊泡在基底侧堆积。这些结果提示胞内转运途径以及细胞器的分泌功能均为增加跨膜转运的重要因素。

（2）M 细胞介导的转运（M cell mediated transport） M 细胞是一种吞噬细胞，相比于小肠上皮细胞，其黏液层薄，溶酶体和水解酶少，细胞顶端呈褶皱状并含有丰富的囊泡。M 细胞只占小肠上皮细胞的 1% 左右，并且 M 细胞转运的纳米粒可能会被巨噬细胞和树突状细胞捕获，使进入体循环的纳米粒减少。更为重要的是，淋巴循环的速度是血液循环的 1/500，因此，M 细胞在纳米粒口服吸收中的贡献比较有限。但是，由于 M 细胞是一种典型的可以摄取外部抗原呈递给抗原呈递细胞的免疫细胞，靶向于 M 细胞的药物递送可用于免疫治疗，尤其是黏膜免疫。M 细胞上富含一些糖残基或高表达一些特定蛋白，针对这些靶点，将其相应的配体修饰于纳米载体表面，会增大 M 细胞纳米粒的黏附和摄取。常用的配体有荆豆凝集素 -1、橙黄网孢盘菌凝集素、呼肠孤病毒蛋白 σ1、LRVG 和 CTGKSC 肽等。

（3）细胞旁路转运（paracellular transport） 细胞旁路转运是指纳米粒通过极性上皮细胞之间的细胞连接穿越细胞单层达到细胞另一侧。这是一种被动的转运方式，而且受细胞间紧密连接的控制，物质的分子直径超过 15Å（约为 3.5KDa）时是难以通过这条途径进行跨膜转运的。此外，由于紧密连接仅占小肠总吸收面积的 0.01%，所以通过细胞旁路转运使纳米粒跨越上皮细胞屏障是非常有限的。

目前有很多研究采用表面活性剂或聚合物打开紧密连接，促进药物通过细胞间隙转运，使细胞旁路转运成为纳米药物作用的新靶点。壳聚糖是一个典型的可以打开紧密连接的聚合物。基于壳聚糖制备的纳米粒，可以引发紧密连接的打开，促进药物的细胞旁路转运吸收，使胰岛素口服成为可能。值得注意的是，尽管紧密连接的开放增加了细胞旁通透性，但上皮细胞之间的细胞间隙仍局限于将纳米粒中释放出来的药物分子运输至血液中，却不利于完整纳米粒的转运。另外，这些聚合物对紧密连接的作用不是特异性的，可能会破坏体内的黏膜屏障。

3. 顺序克服黏液屏障和上皮细胞层屏障的策略

事实上，不管是黏液屏障还是上皮细胞层屏障都是胃肠道屏障的一部分，克服上述屏障的设计策略并不是孤立的，正好相反，在设计载体时希望能充分考虑整个递送屏障，希望一个不是很复杂的设计能同时克服更多递送屏障，达到更佳递送效果。以顺序克服黏液屏障及上皮细胞层屏障的电荷翻转策略为例：

由于细胞膜带负电，因此带正电的纳米粒子拥有更强的跨越上皮细胞屏障的能力，但带正电的纳米粒会与黏液中带负电的黏蛋白产生静电相互作用，导致其跨越黏液屏障的能力降低。为了解决这个矛盾，可以将酶敏感底物修饰在纳米粒表面，开发具有"Zeta 电位改变"功能的纳米粒。常用的酶是肠道碱性磷酸酶（IAP），它在肠上皮刷状缘上表达。纳米粒表面的磷酸盐通过 IAP 作用从纳米粒上裂解，导致其 Zeta 电位从 −2mV 转换为 +7mV。所以，纳米粒在黏液层中因为覆盖磷酸盐具有弱负电荷的表面，提高了扩散速率，同时在 IAP 的作用下 Zeta 电位从负向正发生翻转，增加了其跨越上皮细胞屏障的能力。也有研究将亲水的并且荷负电的 N-（2- 羟丙基）甲基丙烯酰胺共聚物（pHPMA）通过静电相互作用，以非共价键的方式与由胰岛素和细胞穿膜肽组成的纳米复合物核心自组装形成纳米粒。纳米粒在黏液穿透的过程中将外层带负电的 pHPMA 脱落，暴露其正电核心，增加上皮细胞的摄取。

3.7.3　纳米药物治疗胃肠道疾病应用案例

1. 纳米药物在幽门螺杆菌感染治疗中的应用

幽门螺杆菌是一种螺杆形状、微需氧的革兰阴性菌。它持续定植于人胃及十二指肠黏膜，通过释放空泡毒素、细胞毒素相关基因 A 蛋白等毒力因子造成胃上皮细胞的空泡变性、非正常增殖分化等直接损伤及诱发胃黏膜炎症导致间接损伤，继而引发相关胃部疾病。借助纳米技术提高幽门螺杆菌感染的治疗效果是一个重要研究方向。目前提高幽门螺杆菌清除效率的纳米药物递送策略主要有：

（1）克服胃黏液屏障　胃蠕动和黏液的清除加速了抗菌药物的排空，而幽门螺杆菌定植在黏液层下使抗菌药物更难到达作用部位，进一步削弱了药物的疗效。基于黏液黏附和黏液穿透策略的纳米药物递送系统能通过克服胃黏液屏障来增强抗菌药物的递送。

（2）靶向幽门螺杆菌　根据幽门螺杆菌的表面特性设计靶向幽门螺杆菌的纳米药物递药系统，以期将大量药物快速递送至幽门螺杆菌的定植部位，是一种有效提高疗效的策略（图 3-13）[34]。幽门螺杆菌可以表达尿素通道蛋白 UreI，当幽门螺杆菌的外部 pH 值降至弱酸时，UreI 被激活，将环境中的尿素转运至胞内，在尿素酶的作用下将尿素分解为 CO_2 和 NH_3，NH_3 进一步扩散至胞外形成"氨云"，改变胃中的酸性环境，从而利于自身的定植及繁殖。利用幽门螺杆菌通道蛋白 UreI 与尿素的特异性结合，将尿素基团偶联至药物分子，是对幽门螺杆菌进行靶向清除的一种策略。Luo 等报道，尿素修饰的壳聚糖（Ureido-conjugated chitosan，UCCs-2）可以靶向至幽门螺杆菌特异表达的 UreI。在此基础上构建的包载阿莫西林（amoxicillin，AMX）的 PLGA 纳米粒（AMX-PLGA/UCCs-2）可经 UreI 介导靶向幽门螺杆菌。体内外实验结果显示，与游离药物和幽门螺杆菌非靶向纳米粒相比，幽门螺杆菌靶向纳米粒清除杀灭幽门螺杆菌的能力显著提高。

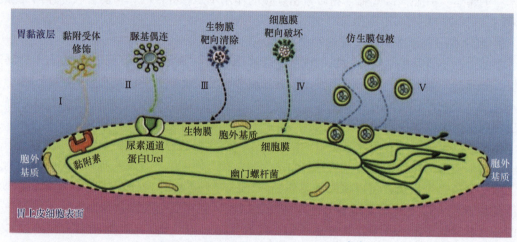

图 3-13　幽门螺杆菌的靶向根除策略[34]

幽门螺杆菌表面还存在多种黏附素（表 3-5），它们将病原体黏附到黏膜表面，避免由于自身的蠕动排出机体，对幽门螺杆菌根植在胃黏液深层至关重要。这些黏附素可以用作抗生素递送的靶点。

表 3-5　幽门螺杆菌表面的黏附素及其黏附受体

黏附素	黏附受体
血型抗原结合型	Lewis b（Leb）
唾液酸结合型	唾液酸化 Lewis a 和 Lewis x
细胞毒素相关基因 L	Integrin β 1
黏附相关脂蛋白	胞外基质中的黏连蛋白
中性粒细胞激活蛋白	上皮细胞表面黏蛋白
其他（如前炎性外膜蛋白 A、外膜蛋白 B、HopZ 蛋白、热休克蛋白 60 等）	黏附受体尚未明晰

（3）靶向生物被膜　生物被膜不仅能对幽门螺杆菌的增殖生长起保护作用，还能阻止抗生素渗透，是造成幽门螺杆菌耐药的重要原因。选择对幽门螺杆菌生物被膜具有一定破坏能力的纳米给药系统能提高抗生素对幽门螺杆菌的特异性根除，并逆转耐药。如鼠李糖

脂（RHL）已被报道对幽门螺杆菌生物被膜具有破坏作用，基于此，研究者选择 RHL 为纳米粒的壳层材料对克拉霉素（CLR）纳米粒进行包封。研究结果显示，RHL 作为壳层，在抑制生物被膜形成、降低幽门螺杆菌生物被膜的量和活性、清除胞外基质等方面发挥着重要作用，且这种特异性破坏作用与 RHL 浓度呈正相关；CLR 经 RHL 的包载后对生物被膜内的幽门螺杆菌最大清除率达 97%。胡海燕研究团队针对幽门螺杆菌的定植部位（黏液层下）以及生物被膜的生长周期，首创程序式抗生物被膜策略，简称"除膜四部曲"（biofilms eradication tetralogy），基本过程包括：药物穿透黏液层到达感染部位，进而破坏生物被膜的结构，使内部细菌充分暴露，暴露的细菌由于恢复了对抗菌药物的敏感性从而更易被杀灭。生物被膜结构破坏的同时也使抗菌药物更易进入生物被膜内部而发挥杀菌作用。最后还需具有抑制残余菌再黏附的作用，避免其再形成生物被膜。

（4）纳米疫苗　幽门螺杆菌感染后虽能诱导宿主产生免疫应答，但应答强度不足以根除幽门螺杆菌，且幽门螺杆菌能通过多种途径逃避宿主的免疫反应，继而长期定植于宿主体内。因此，增强宿主对幽门螺杆菌的免疫应答强度有利于提高幽门螺杆菌清除率。疫苗因保留了病原菌免疫原性的同时去除了病原菌的致病性，成为增强宿主免疫应答安全且有效的途径。

幽门螺杆菌的口服黏膜纳米疫苗的设计中，M 细胞常作为递送靶点。鉴于聚乙交酯丙交酯（PLG）可经过胃肠道被 M 细胞很好地吸收，Kim 等制备的载幽门螺杆菌裂解物 PLG 纳米粒，经过胃肠道被 M 细胞摄取，可诱导小鼠体内产生较强的幽门螺杆菌特异性黏膜及全身免疫反应。

此外，纳米技术还可以提高抗生素药物的稳定性，解决抗生素药物对胃酸不稳定导致药物失效的问题，同时提高药物在胃内的浓度。

2. 纳米药物在溃疡性结肠炎治疗中的应用

溃疡性结肠炎（Ulcerative colitis，UC）是一种炎症性肠病（Inflammatory bowel disease，IBD），其病变部位多位于乙状结肠和直肠，严重者将累积弥漫至整个结直肠，病程长、治愈十分困难。主要临床症状为腹痛、血便及体重减轻。随着疾病进展，易导致多种危及生命的并发症，包括胃肠道出血、息肉、中毒性结肠扩张、肠穿孔和癌变等，严重影响患者生活质量。现代医学表明，UC 发病机制极为复杂，患者受生活环境因素、遗传因素、肠道屏障因素、免疫因素等多方面的影响会发生病变。

溃疡性结肠炎的治疗主要包括非危重患者的药物治疗和危重患者的手术治疗。目前，上市的常用药物有氨基水杨酸类、皮质类固醇类、免疫抑制剂类和单克隆抗体等。基于胃肠道生理环境特点以及溃疡性结肠炎疾病状态下的生理环境，纳米药物应用于溃疡性结肠炎的治疗研究取得了重要进展。

UC 疾病状况下的肠道生理环境与正常肠道生理环境有很多不同，如 pH 值降低、结肠酶活性下降、紧密连接遭到破坏、局部炎症细胞浸润、菌群失调等。之后，伴随着肠道屏障的损伤加重，损伤区域的肠道黏液层下降，黏蛋白数量降低。黏蛋白一般为负电，损失后，肠道局部电荷变为微弱的正电荷，可以吸引带负电荷的纳米粒子。随着菌群失调局部炎症的加重，原本轻度损伤的结肠表面的氧化应激逐渐增加，局部的活性氧水平上升。基于此，设计活性氧响应的制剂能通过口服或直肠给药靶向结肠部位。另外，炎症加剧的状态下，局部免疫细胞增多，如透明质酸可以靶向巨噬细胞的 CD44 受体，从而发挥作用。最后，以直肠给药的方式，如设计活性菌响应的偶氮键的化合物，可局部发挥作用避免全身性的副作用，也是值得关注的策略之一。利用上述生理特征，研究者利用生物黏附、微环境响应、主动靶向等策略设计了多种多样的纳米载体，用于 UC 的治疗。

透明质酸（HA）在治疗溃疡性结肠炎的口服纳米制剂中备受关注。作为细胞外基质中的聚合物，HA 具有免疫调节作用，包括调节巨噬细胞、诱导抗菌肽产生、诱导 Treg 细胞生成的功能。Lee 等将 HA 偶联功能性的强 ROS 清除剂胆红素，利用其抗氧化和疏水性，设计了透明质酸 - 胆红素纳米粒（HABN）。该纳米粒口服后，①可在急性结肠炎模型小鼠发炎的结肠上皮处积累；②利用胆红素具有强抗氧化作用，使 HABN 可保护结肠上皮细胞抵抗细胞凋亡，促进上皮屏障恢复；③HABN 还能调节肠道菌群，提高菌群的丰富度和多样性，增加对肠道稳态有益的 Akk 菌和梭菌属 XIVα 的丰度；④HABN 可通过透明质酸 -CD44 相互作用，与促炎的巨噬细胞结合，调节先天免疫应答，使炎症细胞因子降低、抗炎细胞因子升高，有较强的抗结肠炎疗效。

除 HA 外，植物中的茶多酚、姜黄素等也被用于治疗溃疡性结肠炎。没食子酸酯（EGCG）占绿茶总多酚量的 40% 以上，是一种具有良好水溶性的天然抗氧化剂，多项研究发现其在抗炎、抗癌等方面具有生物活性。在结肠炎中，EGCG 可降低肠道通透性。但在临床转化方面，其稳定性差、生物利用度低。Gou 等利用 OVA 与 EGCG 的高亲和力，制备了 202.9nm、−13.2mV 的自组装纳米粒，药物载入效率达 98.1%，并通过体内试验证明了 EGCG-NPs 在 UC 方面具有出色疗效。

在递送免疫抑制类药物和激素类药物治疗结肠炎时，借助药物靶向递送系统可以使药物在炎症局部达到较高的药物浓度，并限制药物对健康组织及体循环的暴露。传统的局部剂型，如灌肠剂或栓剂已经在临床中应用，并取得了较好的效果。而使用靶向结直肠给药系统能够有减少给药频率、减少灌肠保留时间、降低给药剂量等优势。Herve Courthion 等通过构建一种基于 mPEG- 己基取代的 PLA（mPEGhexPLA）的自组装纳米载体，递送免疫抑制药物环孢素 A，提高了难溶药环孢菌素 A 的载药量。在三硝基苯磺酸（TNBS）诱导的结肠炎模型中，使环孢菌素 A 在结肠炎症组织中局部释放，有效降低了炎症水平，且提高了试验动物对药物的耐受性。

3.8 纳米药物在神经精神性疾病治疗中的应用

随着人类社会的发展和生活方式的变化，神经精神性疾病的发病率逐年上升，成为危害人类生命与健康的重大疾病。其中，神经疾病涉及周围神经系统疾病，脑部病理学与结构学改变的脑部疾病，包括脑血管疾病、中枢神经系统感染、中枢神经系统脱髓鞘疾病及自身免疫性脑炎、运动障碍性疾病、癫病、头痛、神经系统变性疾病、神经系统发育异常性疾病、神经系统遗传性疾病、脊髓疾病、周围神经疾病、自主神经系统疾病、神经 - 肌肉接头疾病与肌肉疾病、睡眠障碍、系统性疾病的神经并发症。精神疾病涉及功能性病变和器质性病变引发神经障碍，包括精神分裂症、心境障碍（情感性障碍）、神经症状及分离性转换障碍、应激相关障碍和心理生理障碍等。两类疾病均为脑科学中的疾病学，联系紧密、相互依存[35]。

神经精神性疾病的治疗靶点范围囊括了脑与脊髓共同组成的中枢神经系统，脑神经、脊

神经和躯体 / 内脏神经共同组成的周围神经系统以及骨骼肌系统。其中，神经系统在解剖结构和功能上的复杂性、对损伤因子易感性、与心血管系统和消化系统等机体其他系统的关联性等因素均给神经精神性疾病的诊断和治疗带来极大挑战。同时，血脑屏障等生理屏障的存在也让具有高相对分子质量或亲水性的药物难以入脑蓄积，使得诊疗难度进一步提升。以上诸多困境需通过影像学、材料学、脑科学、脑神经生化学及心理学等学科的共同发展寻求解决之道。

先进的递药系统对于帮助不同物理化学性质的药物穿过血脑屏障并精准分布至脑内病灶部位以达到有效治疗浓度至关重要。生物医用纳米材料的发展为药物脑靶向递送带来了新的研究方向，推动纳米药物在神经精神性疾病治疗中的应用研究。

3.8.1　神经精神性疾病

1. 脑血管疾病

脑血管疾病（Cerebrovaseular disease，CVD）是指由于各种脑血管病变引起的脑部疾病。其中，卒中（stroke，又称中风或脑血管意外）是以急性起病、局灶性或弥漫性脑功能缺失为共同特征的脑血管疾病，具有高发病率、高致残率和高致死率[40]。

颈内动脉系统和椎 - 基底动脉系统是脑的主要供血来源。当动脉因血栓等因素造成管腔狭窄或堵塞，颅内供血不足，则会导致能量代谢紊乱和一系列不可逆的神经损伤。急性梗死病灶中央的神经元、轴突、髓鞘及胶质细胞均遭受损伤，坏死组织周围绕以水肿区。清除血栓恢复脑血流量后，含氧血液对梗死组织的再灌注又会引发诸多涉及组织、细胞和分子水平的病理表现，包括氧化应激损伤，血脑屏障破坏、炎症细胞浸润，炎症因子和神经毒性物质在病灶部位的积累，同时伴随多种下游途径的激活等。参与这些病理过程的细胞和分子相互作用，加速了病程的发展，并最终造成神经损伤和脑组织坏死。此外，血脑屏障的渗透性变化还可能加重脑水肿程度，进而引发颅内高压和危及生命的脑疝，是临床患者急性死亡的主要原因。

临床治疗中除溶栓或取栓治疗外，通常使用抗血小板剂（如阿司匹林）改善脑血流，使用自由基清除剂（如依达拉奉）、免疫抑制剂（如芬戈莫德）、神经保护剂（如美金刚、尼莫地平或丁苯酞）改善病灶区域的微环境，保护神经元免受缺血再灌注诱导的细胞死亡。

2. 神经退行性疾病

神经退行性疾病是指神经元和神经髓鞘在一段时间内逐渐丧失或恶化，从而出现功能障碍的一种统称，多发于中老年群体，通常由多因素交互作用而引发。其包括帕金森病（Parkinson's disease，PD）、阿尔茨海默病（Alzheimer's disease，AD）、亨廷顿病（Huntington disease，HD）、肌萎缩侧索硬化症（Amyotrophic lateral sclerosis，ALS）等。

阿尔茨海默病存在多种临床症状，例如远近期记忆力逐渐丧失、分析判断能力衰退、情绪改变、认知障碍和独立功能障碍等。其脑内典型的病理变化为神经元死亡、细胞外出现淀粉样蛋白沉淀斑块和神经元纤维缠结（Neurofibrillary tangle，NFT）、突触功能障碍。阿尔茨海默病的病因与由淀粉样肽（Amyloid β，Aβ）主要构成的淀粉样斑块高度相关，β - 分泌酶和 γ - 分泌酶通过淀粉样蛋白产生途径催化淀粉样前体蛋白的分解，进而产生 Aβ。NFT 是阿尔茨海默病另一个重要的组织病理学特征，由微管相关蛋白 tau 组装而成的成对螺旋丝组成，tau 蛋白的磷酸化模式异常和神经元轴突解体导致了后续功能缺陷产生。临床常用的治疗药物包括胆碱酯酶抑制剂（如多奈哌齐）和兴奋性氨基酸受体拮抗剂（如美金刚）等。

帕金森病的特征是标志性运动症状，如静止性震颤、运动迟缓、强直和姿势不稳定。其病理变化主要集中在中脑黑质区域，其特征是黑质致密部多巴胺能神经元进行性死亡，导致纹状体多巴胺含量下降，神经细胞内聚集 α- 突触核蛋白（α-Syn），其通常在可溶性和具有两亲性的脂质结合构型之间保持平衡，然而处于帕金森病程进展中的 α- 突触核蛋白会经历翻译后修饰，并进行易于聚集的致病性 β- 折叠，从而不断累积并形成路易小体（Lewy body）。突触减少和 / 或轴突变性会导致基底神经节功能障碍，使得机体无法正常启动并顺利协调运动功能。临床常用的药物包括左旋多巴制剂（如美多芭）、多巴胺受体激动剂（如盐酸普拉克索片）、抗胆碱类药物（如盐酸苯海索片）等。

3. 精神障碍

精神障碍是指由于生物学、心理学以及社会环境因素影响导致的中枢神经系统功能失调，使得认知、情感、意志和行为等异常，包括精神分裂症、心境障碍等。抑郁障碍是心境障碍中的一种，具有高发病率和高临床治愈率，但目前治疗接受率低，复发率较高[37]。

抑郁障碍多为急性或亚急性起病，好发于秋冬季，病程的长短与年龄、病情严重程度及发病次数有关。抑郁患者通常表现心境低落、抑郁性认知、兴趣和愉快感丧失、精力不济或疲劳感、思维迟缓等典型症状。抑郁障碍的病因和发病机制尚不明确，遗传因素、神经生化因素和心理社会因素等均可能引发抑郁障碍。5- 羟色胺假说、去甲肾上腺素假说和多巴胺假说提出神经递质相应受体功能的改变以及受体后信号转导系统的改变参与抑郁障碍的发生，也有研究发现神经内分泌功能异常和脑电生理变化与抑郁障碍有关。此外，其预后与反复发作、慢性化病史与阳性家族史、病前适应不良、合并躯体疾病、缺乏社会支持和治疗不恰当等因素有关。

临床常用的抗抑郁药的治疗是非病因治疗，但可通过减少发作和降低基因激活的生化改变而减少复发，解除抑郁心境及伴随的焦虑、紧张和躯体症状，比如选择性 5- 羟色胺再摄取抑制药（如氟西汀）、5- 羟色胺和去甲肾上腺素再摄取抑制剂（如文拉辛法）、去甲肾上腺素和特异性 5- 羟色胺再摄取抑制剂（如米氮平）、三环类和四环类抗抑郁药（如丙米嗪）、可逆性单胺氧化酶抑制剂（如怡诺思）等。除了药物治疗，还需配合心理治疗共同治疗抑郁患者。

3.8.2　神经精神性疾病递送屏障

治疗性药物给药时，药物往往需要跨越生理屏障才能进入病灶区域，累计足够的药物浓度从而获得预期的药理反应。纳米药物由于其特殊的物理化学性质，能克服药物跨越生理屏障时遇到的困难，产生更强的穿透能力，拥有更快的起效速度。治疗神经精神类疾病的药物经由血液递送至大脑时需要跨越的主要屏障是血脑屏障[39]。

1. 血脑屏障的概念与功能

在很大程度上中枢神经系统的正常生理功能依赖于其细胞外液中化学成分和物理因素的恒定，任何轻微的改变都会直接影响神经元的兴奋性与传导性，从而干扰中枢神经系统的生理功能。而负责维持脑组织内环境稳定的是其中特殊的生理解剖结构——血脑屏障。

血脑屏障是指毛细血管壁与神经胶质细胞形成的血浆与脑细胞之间的屏障。如图 3-14 所示，血脑屏障的主要构成部分包括脑毛细血管内皮系统的内皮细胞、内皮间紧密连接、基底膜、周细胞及星形胶质细胞足突包绕毛细血管外周构成的胶质细胞足突。其中，脑毛细血管结构与其他组织的毛细血管不同，其中的内皮细胞缺少膜孔且以紧密连接方式闭合，表现出机械性阻挡作用，同时室管膜内皮细胞的跨内皮电阻高达 1500~2000Ω/cm²，远超其他组织 3~33Ω/cm² 的跨内皮电阻，降低了基于水溶液的细胞旁扩散。这些细胞通过复杂的紧密结合连接在一起，构成一层上皮样的、高阻抗的膜屏障，分隔开了脑组织与周围血管及组织系统。

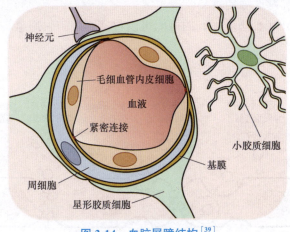

图 3-14　血脑屏障结构 [39]

血脑屏障是阻挡、限制和调节血液与脑细胞外液之间的物质交换，从而维持生理状态下脑组织内环境稳定的重要生理屏障。在大部分脑部疾病的病程初期，血脑屏障结构尚完整，屏障功能依然存在，此时 98% 的小分子化学药物和几乎所有的大分子药物均会被其阻挡，难以通过静脉注射等全身系统给药的方式从外周血液循环系统有效进入中枢神经系统，因此只能获得有限的治疗浓度和治疗效果。

研究血脑屏障与纳米药物之间的关系可以帮助我们更好地设计神经精神性疾病的系统给药策略，从而提高疗效。

2. 影响血脑屏障功能的因素

血脑屏障的功能主要表现在机械性的阻挡作用，以及限制性的主动转运、易化扩散、某些具有特定转运方向的酶的作用。决定药物分子从血液入脑递送效率的关键因素有脂溶性、分子质量和电荷。比如相对分子质量小于 400 Da 的小分子脂溶性药物更容易在毛细血管内皮细胞膜间自由扩散，进而通过血脑屏障，从而对抑郁障碍、情感性精神障碍等神经精神性疾病产生疗效。而多肽或寡聚核苷酸类神经药物则会被血脑屏障阻隔。即使药物进入脑内，通常也会因为活跃的外排作用而被重新泵出，无法在脑内蓄积。

生理条件（年龄、体温、妊娠、饥饿、疲劳等）、疾病或损伤（如缺血缺氧、血管破裂等）、环境（季节、气温、气压等）、药物等因素均会影响血脑屏障的功能。比如在缺血、缺氧状态下，脑微血管内皮细胞间连续且高密度的紧密连接会被迫开放，产生从血液与脑组织间的物质渗漏。

非外科式手段也可以可逆地开放血脑屏障。比如通过颈动脉灌注含甘露醇等高分子多糖溶液的高渗液，通过改变渗透压，短时间破坏内皮细胞的紧密连接；通过血管缓激肽等生物活性物质作用于内皮细胞 B2 受体，可以暂时性增大细胞间隙；通过中药薄荷、冰片、麝香的芳香开窍功能，可以提高血脑屏障通透性，开放药物入脑的通道。但在这个过程中，血液中的其他物质也会大量进入脑间隙液，从而引发脑神经毒性反应。

为了更精准地针对特定脑部位进行血脑屏障开放，减少大面积血脑屏障开放引起的副作用，近年来发展了磁共振成像指导下的超声扰乱技术。这项技术可以与微泡联合应用，在不伤害正常神经细胞的前提下通过物理方式选择性地定点扰乱病灶局部血脑屏障。

3. 纳米药物穿过血脑屏障的机制

纳米药物穿过 BBB（血脑屏障）的可能机制包括跨细胞膜通道转运和细胞旁路通道转运（图 3-15）。

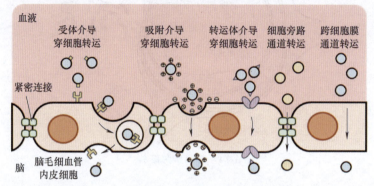

图 3-15　纳米药物经血脑屏障转运机制[39]

因为血脑屏障的结构特征，大多数物质入脑通过脑毛细血管内皮细胞的跨膜转运来实现。脂溶性物质相对更容易通过脑毛细血管内皮细胞，因此改变纳米药物的脂溶性可以提高其脑内转运效率。另外，血脑屏障上还存在多种机制介导的物质跨细胞膜转运，比如受体介导的跨细胞膜转运机制是修饰有配体或抗体的纳米药物通过与脑毛细血管内皮上表达的受体蛋白特异性识别和结合，从而介导纳米药物在不经过降解的前提下通过转运小泡穿过细胞进入脑内；吸附介导的跨细胞转运机制是通过带阳离子的纳米药物与带负电荷的细胞膜表面相结合，从而介导纳米药物跨细胞转运；转运体介导的跨细胞转运机制是修饰有关键小分子的纳米药物通过与脑毛细血管内皮细胞上表达的转运体蛋白相互作用，从而被摄取入脑。

细胞旁路通道转运是被动进行的，没有固定的转运方向，转运情况与电化学、流体力学和渗透压梯度有关，具有高传送效率和低选择性。血脑屏障上内皮细胞骨架收缩力、细胞间紧密连接和细胞外基质控制着细胞旁路通道的开放和关闭，因此通过扰乱血脑屏障也可以提高纳米药物入脑效率，但此方法对入脑物质的选择性差，可能导致中枢神经系统的毒副作用。

4. 其他生理屏障

除了血脑屏障，血液循环系统与中枢神经系统之间还存在血脑脊液屏障和脑脊液 - 脑屏障，共同维持中枢神经系统稳态。研究血脑脊液屏障和脑脊液 - 脑屏障也可以为神经精神性疾病的系统给药提供新的途径。

血脑脊液屏障主要由脉络丛形成，脉络丛上皮顶面的紧密连接使之成为阻挡水溶性物质从血中进入脑脊液的一道屏障。相比于血脑屏障，血脑脊液屏障的渗透性更高，没有周细胞及星形胶质细胞足突对血管的包绕，而且拥有类似的主动转运机制。当纳米药物穿过血脑脊液屏障，即可快速进入脑脊液中形成广泛的药物分布。

脑脊液 - 脑屏障主要由脑室的室管膜上皮和覆盖脑表面的软膜和胶质细胞膜构成，是位于脑室和蛛网膜下隙的脑脊液与脑及脊髓的神经细胞之间的一道屏障。这是脑内三道屏障中作用最不明显的一道，因为室管膜上皮细胞没有紧密连接，软膜上皮细胞和胶质膜的屏障功能也较低，无法有效限制物质通过。因此，神经元所处微环境更容易受脑脊液影响，通过鞘内注射可以使药物经脑脊液循环扩散到脑组织病灶内。

3.8.3　脑靶向纳米递药系统

目前脑内药物递送策略大致可分为侵袭性和非侵袭性两大类。侵袭性策略主要指通过外科手术等方式直接向脑实质或颅腔内给药，从而快速准确完成药物的高效递送。但这种方法很容易引起脑水肿、感染等并发症，具有一定的风险，且给药技术难度高、费用昂贵。

而非侵袭性策略的脑靶向药物递送系统成为使药物通过血液循环穿过血脑屏障进入脑实质，到达脑内病灶部位发挥有效治疗效果的更安全的技术手段。其中，根据药物透过血脑屏障的机制不同，脑靶向纳米递药系统可分为以下几类（表 3-6）：①受体介导的脑靶向递药系统；②吸附介导的脑靶向递药系统；③转运体介导的脑靶向递药系统；④经鼻途径的脑靶向递药系统。

表 3-6　脑靶向纳米递药系统分类[39]

	靶向递送机制	分类	特点
受体介导	通过受体介导的细胞内吞作用使细胞膜内陷形成运输膜泡，并将纳米药物转移至基底膜—侧释放入脑	转铁蛋白受体介导 低密度脂蛋白受体介导 胰岛素受体和胰岛素样生长因子受体介导 N- 乙酰胆碱受体介导 白喉毒素受体介导 清道夫受体介导 唾液酸糖蛋白受体介导	受体在全身各个组织均有分布，对脑组织的靶向性不高； 具有竞争性和饱和性； 单克隆抗体作为靶向功能分子存在种属特异性和免疫原性问题
吸附介导	通过递药系统表面的正电荷和血脑屏障膜上阴离子的静电作用诱导胞吞转运递送入脑	阳离子蛋白的吸附介导 碱性多肽的吸附介导 穿膜肽的吸附介导	容易通过吸附介导机制而使药物透过肝、肾组织被清除； 有较强的免疫原性
转运体介导	细胞膜表面表达的转运体识别纳米药物上修饰的特异性营养物质，通过易化扩散和主动转运机制向脑内转运	单羧酸转运体介导 己糖转运体介导 氨基酸转运体介导 阳离子药物转运体介导 核苷转运体介导 多肽转运体介导	转运体在全身各个组织均有分布，对脑组织的靶向性不高； 具有竞争性和饱和性
经鼻递送	经嗅黏膜上皮细胞跨膜转运入脑，或穿过细胞间隙入脑，或沿嗅束经轴浆转运入脑	嗅黏膜上皮通路入脑 嗅神经通路入脑	给药更安全、便捷、无痛； 无首过效应，可以绕过血脑屏障，更快速高效； 给药体积受限； 制剂需要有适于鼻腔吸收的理化性质，无不良味道

1. 受体介导的脑靶向递药系统

受体介导的跨血脑屏障转运主要是多肽、蛋白等大分子物质，因此，脑毛细血管内皮细胞表面存在多种相应的特异性受体。以受体的配体或抗体为靶向功能分子构建的纳米药物可以与血脑屏障表面相应受体的配体结合位点发生特异性结合，其结合物被内体包载形成转运小泡，数分钟内引发内吞入胞，继而含有受体-配体复合物或与受体分离的配体的纳米药物被转运至脑侧细胞膜释放，实现向脑内转运。

目前，常见的用于修饰纳米药物的受体包括转铁蛋白受体、低密度脂蛋白受体、胰岛素受体和 N- 乙酰胆碱受体等。其中，转铁蛋白受体不仅在血脑屏障上高表达，在脑脉络丛上皮细胞和神经细胞表面也有大量表达，因此，转铁蛋白受体介导的纳米药物可以在穿过血脑屏障后进一步向神经细胞靶向。乳铁蛋白是一种低密度脂蛋白，可以介导从血液向脑间隙的单向转运，其自身有弱正电性，可以增加与负电性细胞膜结合的能力。由于神经退行性疾病（如帕金森）患者的脑部多巴胺能神经元缺失严重的区域内，神经元和微血管上乳铁蛋白的受体表达显著增加，乳铁蛋白受体介导的纳米药物在相关疾病的递药治疗方面更具优势。胰岛素受体广泛分布于中枢神经系统内的神经元上，在嗅球处浓度最高，脑皮质和海马部位次之，垂体最少，根据分布特点可以将胰岛素受体介导的纳米药物用于相应区域的靶向递药。

2. 吸附介导的脑靶向递药系统

生理 pH 值条件下，血脑屏障上的内皮细胞表面为负电性，阴离子成分呈极性分布。膜腔侧、基底侧和紧邻内皮细胞基底侧的基膜表面这三层负电性屏障共同构成阳离子纳米药物跨血脑屏障转运的重要组成部分。其中，阳离子纳米药物接触膜腔侧后能通过静电介导的吸附作用被细胞内吞，而基底侧和基膜表面的阴离子有助于阳离子纳米药物的胞吐和转运进入脑实质细胞间隙。

这种吸附介导的跨细胞转运呈时间和浓度依赖，需要消耗能量。不同于受体介导的特异性结合，其结合无特异性，结合的亲和力较低但结合容量较高。总体而言，受体介导和吸附介导的跨血脑屏障转运效率相似。

阳离子化清蛋白可用于修饰载药纳米粒，形成阳离子纳米药物。碱性多肽和蛋白在生理 pH 值条件下也为正电性，比如麦胚凝集素可用于修饰长循环脂质体，增加其向脑内的吸附转运。另外，穿膜肽修饰的纳米粒不仅对血脑屏障有穿透能力，还对各种细胞有无选择性的穿透作用，增加纳米药物入胞的同时也带来一定的细胞毒性。

3. 转运体介导的脑靶向递药系统

脑组织需要大量的营养物质，如氨基酸、糖类等，以维持其生理功能，这些物质由血入脑依靠脑毛细血管内皮细胞表面的转运体，如氨基酸转运体、己糖转运体、胆碱转运体、单羧酸转运体、核苷转运体等介导转运。其中，核苷转运体不仅分布于血脑屏障，还存在于血脑脊液屏障，影响核苷的入脑递送及外排。

转运体底物或转运体底物类似物可以被修饰到纳米药物表面。其中，葡萄糖是大脑主要能量来源之一，因此己糖转运体也是血脑屏障上最高效的转运体，在脑内分布广泛，是细胞吸收葡萄糖的基本载体。采用葡萄糖修饰纳米药物，可以介导其高效跨过血脑屏障，最终增加脑内药物蓄积量。

4. 经鼻途径的脑靶向递药系统

鼻腔黏膜包括呼吸部黏膜和嗅黏膜，其中嗅黏膜是鼻腔与脑组织之间的一层隔离膜，屏障作用比血脑屏障更小。因此，纳米药物通过鼻腔给药后，可以通过嗅黏膜上皮通路或嗅神经通路绕过血脑屏障直接进入脑内（图 3-16）。嗅黏膜上皮通路中，药物经嗅黏膜上皮细胞既可以借助胞饮或扩散作用跨膜转运进入脑内支持细胞和嗅腺细胞，也可穿过细胞间隙进入脑组织细胞间液。嗅神经通路中，药物穿过嗅黏膜被嗅神经元摄取，沿嗅束经轴浆转运进入嗅脑，包括嗅球、边缘系统及前脑的大部分结构。

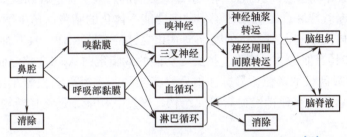

图 3-16　药物鼻腔给药后转运入脑的机制和主要通路[39]

纳米粒、纳米乳等纳米制剂鼻腔给药具有脑内递药的潜在优势，经鼻吸收后很容易到达嗅球和近鼻腔脑区，再分布到纹状体、额皮质和小脑。这种血管外给药方式更安全、无痛，而且鼻腔给药制剂制备简单、使用便捷。但由于鼻腔给药的体积有限，每次给药剂量较小，且纳米药物需要有适宜鼻腔吸收的物理化学性质和稳定性，无鼻纤毛毒性、无不良味道。

3.8.4　纳米药物治疗神经精神性疾病应用案例

1. 外泌体治疗缺血性脑卒中和脊髓损伤的应用案例

外泌体这一生物来源的纳米级囊泡拥有源自细胞的膜结构，在体内表现出更高的稳定性和远距离递送物质的功能，而且其纳米级粒径有助于跨过血脑屏障，其表面的膜蛋白可以特异性识别脑部病灶区域并产生受体介导的靶向递送功能，其天然来源可以保证高生物相容性和低免疫原性。另一方面，外泌体携载了大量来自细胞的物质，天然具有递送细胞活性物质和综合调控微环境的能力。

由于血流阻塞和再灌注引起的过度氧化应激以及高炎症水平在脑组织中形成了复杂而严峻的疾病微环境，如何改善疾病微环境并促进神经再生成为治疗疾病的一大关键问题。高建青教授团队通过对神经干细胞进行低氧培养这一预处理，模拟缺血性脑卒中疾病部位的低氧环境，继而分离其分泌的外泌体。这种低氧外泌体是粒径约为 100nm 的纳米囊泡，膜表面表达来源于神经干细胞的诸多蛋白，可通过受体介导实现向缺血性脑卒中模型小鼠的脑靶向递药。低氧外泌体通过静脉注射后集中于损伤侧半脑皮层、海马体和侧脑室，其携载的治疗性miRNA 可以调控疾病微环境，从而有效修复受损的血脑屏障，减轻脑部水肿，降低炎症水平，促进神经再生和功能恢复，提高模型小鼠的存活率[40]。

外泌体也可用于脊髓损伤的治疗研究。高建青教授团队将低氧培养预处理的干细胞来源外泌体装载于透明质酸水凝胶，并局部递送至损伤处，外泌体内高表达的缺氧诱导因子 -1α 可以促进血管新生，恢复血管完整性，并最终促进组织的修复和神经功能恢复[41]。

2. 仿生纳米药物治疗神经退行性疾病的应用案例

整合生物大分子构建纳米药物是一种有效的自下而上的仿生设计策略。因为天然生物材料的特性，仿生纳米粒在实现载药递送功能的同时也拥有一定的生物活性和靶向性，具备高生物相容性。

神经血管单元的病变与阿尔兹海默病发病过程密切相关，结构与功能的完整性会改变脑内能量供应和脑微环境稳态，从而影响阿尔兹海默病的病理生理过程和认知功能改变。高小玲研究员和陈红专教授联合团队设计了一种多功能一体化的脂蛋白仿生纳米结构 RAP-RL。其由损伤脑血管内皮细胞上高表达的晚期糖基化受体的多肽 RAP、具有神经保护作用的神经节苷脂 GM1 和具有促进 Aβ 清除、抗炎等功能的载脂蛋白 ApoE3 整合而成。RAP-RL 为粒径 $23 \pm 2nm$ 的圆盘状纳米粒，静脉注射后富集于阿尔兹海默病模型小鼠受损的脑血管，减少血管旁 Aβ 沉积，重建神经血管单元结构，恢复其功能，最终逆转模型小鼠的空间学习和记忆障碍[42]。

基于膜包被的仿生纳米药物提供了一种有效的自上而下的仿生设计策略，从而简化了其开发和制备过程。细胞膜包被的仿生纳米药物既保留纳米粒本身的物理化学性质，又具有部分天然细胞的生物学性质。

利用姜黄素抑制错误折叠 α- 突触核蛋白的聚集，消除脑内过度炎症和氧化应激是治疗帕金森病的研究方向之一。杨宇教授、陈肖家助理教授和陈桐楷副研究员联合团队共同开发了一种红细胞膜包被药物纳米晶体的仿生纳米药物 RVG29-RBCm/Cur-NC，其粒径约为 84.3nm，有利于穿过血脑屏障，红细胞膜包被可以延长纳米药物的血液循环时间，减少其被网状内皮系统摄取清除，其上修饰的脑靶向肽 RVG29，增加纳米药物穿透血脑屏障并靶向神经元的能力。静脉注射后，RVG29-RBCm/Cur-NC 能在脑内积累，改善帕金森病小鼠模型的运动障碍，减少黑质致密体酪氨酸羟化酶阳性神经元的丢失，恢复纹状体多巴胺水平[43]。

3. 纳米药物鼻腔给药治疗抑郁障碍的应用案例

2019 年，美国食品药品监督管理局批准了第一款鼻腔给药的抗抑郁药艾氯胺酮，这类鼻腔给药的制剂在抑郁症治疗研究中显示出给药方便、快速起效的特点。在鼻腔给药治制剂中，温敏水凝胶释药系统可以携载纳米药物，固定于鼻腔内并持续释放药物入脑，具有独特优势。

目前临床上对于重度抑郁症主要采用口服药物疗法，但主流抗抑郁药物存在有效率较低、起效较慢、副作用较高等问题。天津中医药大学崔元璐研究员团队设计了粒径为 $73.80 \pm 2.34nm$ 的海藻酸钙纳米凝胶作为药物储库，其中携载了具有抗抑郁活性的中药有效成分淫羊藿苷。将纳米药物储库与泊洛沙姆相结合，构建温敏自组装水凝胶释药系统。经鼻腔给药后，水凝胶在体温条件下黏附于鼻腔缓释药物，经嗅区直接入脑，不受血脑屏障限制，具有快速起效、减少给药次数、降低给药剂量等优势[44]。

参考文献

[1] RAVINDRA PRATAP SINGH，KSHITIJ RB SINGH，Bionanomaterials：fundamentals and biomedical applications［M］. Bristol：IOP Publishing，2021.

［2］ZHANG S L，LI J，LYKOTRAFITIS G，et al. Size-dependent endocytosis of nanoparticles ［J］. Advanced Materials，2009，21（4）：419-424.

［3］刘昌胜，等. 纳米生物材料［M］. 北京：科学出版社，2021.

［4］王树，刘礼兵，吕凤婷，等. 纳米生物材料［M］. 北京：化学工业出版社，2018.

［5］FOLARIN EROGBOGBO，KEN-TYE YONG，INDRAJIT ROY，et al. In vivo targeted cancer imaging，sentinel lymph node mapping and multi-channel imaging with biocompatible silicon nanocrystals ［J］. Angwandte Chemie International Edition，2011，5（1）：413-423.

［6］M. VALLET-REGI，A. RÁMILA，R. P. DEL REAL，et al. A new property of MCM-41：drug delivery system ［J］. Chemistry of Materials，2001，13（2）：308-311.

［7］ISSHADIBA FAIKAH MUSTAFA，MOHD ZOBIR HUSSEIN，Synthesis and technology of nanoemulsion-based pesticide formulation ［J］. Nanomaterials，2020，10(8)：1608.

［8］XIAOJUN CAI，WEI GAO，MING MA，et al. A prussian blue-based core-shell hollow-structured mesoporous nanoparticle as a smart theranostic agent with ultrahigh pH-responsive longitudinal relaxivity ［J］. Advanced Materials，2015，27（41）：6382-6389.

［9］KATHRYN TAYLOR，ATHENA JIN，WENBIN LIN. Surfactant-assisted synthesis of nanoscale gadolinium metal-organic frameworks for potential multimodal imaging ［J］. Angewandte Chemie International Edition，2008，47（40）：7722-7725.

［10］VLADIMIR P. TORCHILIN. Multifunctional，stimuli-sensitive nanoparticulate systems for drug delivery ［J］. Nature Reviews Drug Discovery，2014，13：813-827.

［11］ANDREW L HOPKINS，COLIN R. GROOM. The druggable genome ［J］. Nature Reviews Drug Discovery，2002，1：727-730.

［12］EYLUL GULSEN YILMAZ，EMRE ECE，ÖZGECAN ERDEM，et al. ORCID a sustainable solution to skin diseases：ecofriendly transdermal patches ［J］. Pharmaceutics，2023，15（2）：579.

［13］CHAO WANG，ZHIQIANG WANG，XI ZHANG. Amphiphilic building blocks for self-assembly：from amphiphiles to supra-amphiphiles ［J］. Accounts of Chemical Research，2012，45：608-618.

［14］CELESTA FONG，TU LE，CALUM J. Drummond，Lyotropic liquid crystal engineering-ordered nanostructured small molecule amphiphile self-assembly materials by design ［J］. Chemical Society Reviews，2012，41：1297-1322.

［15］M ANTONIETTI，S FÖRSTER. Vesicles and liposomes：A self-assembly principle beyond lipids ［J］. Advanced Materials，15（16）：1323-1333.

［16］JINGSI CHEN，QIONGYAO PENG，XUWEN PENG，et al. Probing and manipulating noncovalent interactions in functional polymeric Systems ［J］. Chemical Reviews，2022，122（18）：14594-14678.

［17］LORENZO CAPRETTO，DARIO CARUGO，STEFANIA MAZZITELLI，et al. Microfluidic and lab-on-a-chip preparation routes for organic nanoparticles and vesicular systems for nanomedicine applications ［J］. Advanced Drug Delivery Reviews，2013，65：1496-1532.

［18］RONG TONG，LI TANG，LIANG MA，et al. Smart chemistry in polymeric nanomedicine ［J］. Chemical Society Reviews，2014，43：6982-7012.

［19］PEIPEI WU，BIN ZHANG，Dickson Kofi Wiredu Ocansey，et al. Extracellular vesicles：a bright star of nanomedicine ［J］. Biomaterials，2021，269：120467.

［20］MARJAN ABRI AGHDAM，ROYA BAGHERI，JAFAR MOSAFER. Recent advances on thermosensitive and pH-sensitive liposomes employed in controlled release ［J］. Journal of Controlled Release，2019，315：1-22.

［21］VINEET KUMAR RAI，NIDHI MISHRA，KULDEEP SINGH YADAV，et al. Nanoemulsion as pharmaceutical carrier for dermal and transdermal drug delivery：formulation development，stability issues，basic considerations and applications ［J］. Journal of Controlled Release，2018，270：203-225.

［22］ WOLFGANG MEHNERT，KARSTEN MÄDER. Solid lipid nanoparticles：production，characterization and applications［J］. Advanced Drug Delivery Reviews，2012，64：83-101.

［23］ HORACIO CABRAL，KANJIRO MIYATA，KENSUKE OSADA，et al. Block copolymer micelles in nanomedicine applications［J］. Chemical Reviews，2018，118：6844-6892.

［24］ QIANG CHENG，TUO WEI，LUKAS FARBIAK，et al. Selective organ targeting（SORT）nanoparticles for tissue-specific mRNA delivery and CRISPR-cas gene editing［J］. Nature Nanotechnology，2020，15：313-320.

［25］ RODRIGUEZ PL，HARADA T，CHRISTIAN DA，et al. Minimal "Self" peptides that inhibit phagocytic clearance and enhance delivery of nanoparticles［J］. Science，2013，339：971-975.

［26］ QUAN ZHOU，JIAJIA XIANG，NASHA QIU，et al. Tumor abnormality-oriented nanomedicine design ［J］. Chemical Reviews，2023，123（18）：10920-10989.

［27］ QIHANG SUN，ZHUXIAN ZHOU，NASHA QIU，et al. Rational design of cancer nanomedicine：nanoproperty integration and synchronization［J］. Advanced Materials，2017，29（14）：1606628.

［28］ QIHANG SUN，XUANRONG SUN，XINPENG MA，et al. Integration of nanoassembly functions for an effective delivery cascade for cancer drugs［J］. Advanced Materials，2014，26(45)：7615-7621.

［29］ QUAN ZHOU，SHIQUN SHAO，JINQIANG WANG，et al. Enzyme-activatable polymer-drug conjugate augments tumour penetration and treatment efficacy［J］. Nature Nanotechnology，2019，14（8）：799-809.

［30］ JIAJIA XIANG，SHIQUN SHAO，ZHUXIAN ZHOU，et al. "One-for-All" approach：a Black technology for nanomedicine development?［J］. Medical Review，2023，3（2）：184-187.

［31］ CUI Y，WANG Q，CHANG R，et al. Intestinal barrier function-non-alcoholic fatty liver disease interactions and possible role of gut microbiota［J］. Journal of Agricultural and Food Chemistry，2019，67（10）：2754-2762.

［32］ LUNDQUIST P，ARTURSSON P. Oral absorption of peptides and nanoparticles across the human intestine：opportunities，limitations and studies in human tissues［J］. Advanced Drug Delivery Reviews，2016，106：256-276.

［33］ YUN Y，CHO Y W，PARK K. Nanoparticles for aral delivery：targeted nanoparticles with peptidic ligands for oral protein delivery［J］. Advanced Drug Delivery Reviews，2013，65（6）：822-832.

［34］ 严晓敏，王文俊，陈自强，等. 纳米给药系统在幽门螺杆菌靶向治疗中的研究进展［J］. 中国抗生素杂志，2022，47(11)：1149-1155.

［35］ 韩春美. 神经精神病学［M］. 北京：军事医学科学出版社，2006.

［36］ 王伟，罗本燕. 神经病学［M］. 4版. 北京：人民卫生出版社，2023.

［37］ 李红玲，胡文清，等. 脊髓损伤康复［M］. 北京：科学技术文献出版社，2013.

［38］ 郝伟，于欣. 精神病学［M］. 7版. 北京：人民卫生出版社，2013.

［39］ 库马尔，梁伟. 药用生物纳米材料［M］. 北京：科学出版社，2009.

［40］ 蒋新国. 脑靶向递药系统［M］. 北京：人民卫生出版社，2011.

［41］ XINCHI JIANG，HONGHUI WU，TIANYUAN ZHANG，et al. Biological nano agent produced by hypoxic preconditioning stem cell for stroke treatment［J］. Nano Research，2023，16（5）：7413-7421.

［42］ JIAFU MU，LIMING LI，JIAHE WU，et al，Hypoxia-stimulated mesenchymal stem cell-derived exosomes loaded by adhesive hydrogel for effective angiogenic treatment of spinal cord injury ［J］. Biomaterials Science，2022，10（7）：1803-1811.

［43］ QIAN ZHANG，QINGXIANG SONG，XIAO GU，et al. Multifunctional nanostructure RAP-RL rescues alzheimer's cognitive deficits through remodeling the neurovascular unit［J］. Advanced Science，2020，8（2）：2001918.

［44］YAO LIU，JINGSHAN LUO，YUJING LIU，et al. Brain-targeted biomimetic nanodecoys with neuroprotective effects for precise therapy of parkinson's disease［J］. ACS Central Science，2022，8（9）：1336-1349.

［45］DONG XU，YU-REN LU，NA KOU，et al. Intranasal delivery of icariin via a nanogel-thermoresponsive hydrogel compound system to improve its antidepressant-like activity［J］. International Journal of Pharmaceutics，2020，586：119550.

生物医用纳米材料在组织修复与再生中的应用

生物医用材料最大的市场在于各类医疗器械，特别是无源医疗器械。纳米材料在组织修复与再生中有独特的应用和广阔的前景。本章将介绍组织修复与再生纳米材料的基础特性原理以及纳米材料在软、硬组织修复和抗菌等其他方面的应用。

4.1　生物医用纳米材料相关的基础特性原理

4.1.1　生物医用纳米材料的基础特性

按照生物医用材料的最新的权威定义："Biomaterial is a material designed to take a form which can direct，through interactions with living systems，the course of any therapeutic or diagnostic procedure"[1]。高分子等组织修复和再生材料在整个医用材料领域占据重要地位[2, 3]。生命体自身通常有一定的组织修复与再生能力，但其效果受到以下几类情况的影响：①特定的组织部位自我修复能力受限；②损伤过于严重、损伤面/体积过大；③自身有基础疾病，如糖尿病。应用生物医用材料可以促进组织的修复与再生，取得更好的治疗效果。

应用于组织修复与再生的生物医用材料通常需具备两个基础特性：生物相容性和生物降解性。对于生物医用纳米材料而言同样如此，除此之外，其纳米特征还为其赋予了一些其他的重要基础特性，如结构仿生特性、高比表面积特性和尺寸微创特性。应用于组织修复与再生纳米材料的重要基础特性如图4-1所示。

以下将针对这5个方面逐一予以介绍。

1. 生物相容性

从生物惰性材料到生物活性材料，生物相容性的内涵在不断丰富[1]。传统意义上的生物相容性只是要求材料不对组织造成伤害和激发负面的生物响应。随着医学的需求和生物材料的发展，人们认识到需要发展能够引起生物组织积极响应的生物活性材料，因此材料与细胞的相互作用成为一个越发重要的科学问题。

对于纳米材料，一直存在着对其潜在毒性问题的担忧，例如部分纳米颗粒的物理穿刺行为使得细胞凋亡。因此在开发应用于组织修复与再生的纳米材料时，需要格外关注其生物相容性。

2. 生物降解性

虽然并不要求所有应用于组织修复与再生的纳米材料都具有生物降解性，但可降解材料受到学术界和产业界越来越多的关注，因为异物在体内长期滞留总是存有潜在风险。通常情况下，对于起到过渡支持桥梁作用的仿生支架材料，具有生物降解性可以保证其在组织再生后不再滞留于体内。

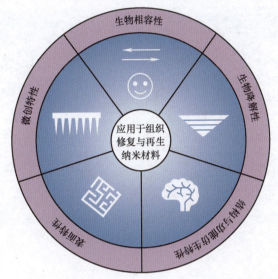

图 4-1　应用于组织修复与再生的纳米材料的重要基础特性

材料的生物降解一般采取两条途径：水解和酶解。例如，一些聚酯材料的降解就是通过水解的方式进行，最终降解为小分子被代谢排出；而一些天然材料，如胶原，则是由体内的各种酶来进行降解。

降解速度与材料的化学组成、物理结构、相对分子质量、降解途径和植入部位微环境等因素有关，因此需根据不同的医疗场景设计和使用合适的材料。当使用生物可降解材料时，降解产物的毒性还需要专门予以关注和研究。

3. 结构与功能仿生特性

纳米材料因其尺寸上与生物体组织中的细胞外基质（Extracellular matrix，ECM）的微观物理结构处于同一量级以及部分生物功能性而被寄予了仿生效果上的期望。

人体组织由细胞以及 ECM 共同组成。ECM 存在于所有组织和器官中，不仅为细胞提供力学支撑，还为细胞提供重要的生物学调控因素。不同组织部位的 ECM 的化学组成、自组装结构和力学性质不同，且它的存在是动态的，不断进行重塑和调节的过程。ECM 是细胞微环境的基本组成部分，在炎症、疾病发展、损伤或感染后以及随着年龄的增长而改变。

ECM 由两大类结构性生物大分子所组成：纤维蛋白（Fibrous protein）和蛋白聚糖（Proteoglycan，PG），其中，蛋白聚糖包含模块化蛋白聚糖、小蛋白聚糖和细胞表面蛋白聚糖；纤维蛋白包括胶原蛋白、纤连蛋白、腱蛋白、弹性蛋白和层黏连蛋白（图 4-2）。最主要的 ECM 纤维蛋白是胶原蛋白；此外，弹性蛋白、纤连蛋白和层黏连蛋白也各自发挥一定的作用。蛋白聚糖以水凝胶的形式填充组织内的大部分细胞外间质空间，具有多种功能，如独特的缓冲和水合特性等。

组织修复与再生用的人工材料往往从宏观上的三维结构到微观上的纳米纤维排布以及化

学基团的修饰模拟 ECM 和组织结构，以提供恰当的细胞微环境。例如，韧带是一种主要以纳米级胶原纤维为基本单元的分级结构，根据仿生思路，近来设计出了以碳纳米管为基本单元的人工韧带材料[5]，如图 4-3 所示。

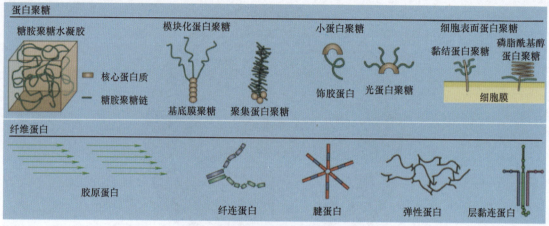

图 4-2　主要的细胞外基质生物大分子[4]

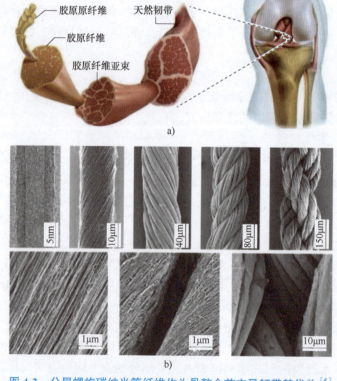

a)

b)

图 4-3　分层螺旋碳纳米管纤维作为骨整合前交叉韧带替代物[5]

a）天然韧带的分级结构示意图　b）分级螺旋碳纳米管纤维的 SEM 图

对于纳米材料在生物功能性上的仿生，一个重要领域是人工纳米酶对于天然过氧化物酶的模拟，主要涉及一些金属及化合物材料。人工纳米酶具有过氧化物酶的催化活性，在抗菌、抗肿瘤、生物传感等生物医学领域也有重要作用。

4. 表面特性

纳米材料通常具有高比表面积，其表面特性十分重要。静电纺丝等技术尤其可以制备具有高孔隙率、高比表面积的微纳米材料，适用于组织工程和组织修复与再生领域。

此外，一些具有纳米级特征结构的材料表面具有超疏水性能，在抗菌方面能够发挥相应作用。尤为重要的是，具有纳米特征的表面对于细胞响应往往有重要的调节作用，需要加以重视并应用于增进组织的修复和再生。

5. 微创特性

微针的发明利用了微纳米材料的尺寸优势，在不对患者造成明显疼痛感的同时，使用微纳米级针头来增加皮肤通透性，实现高效的大分子药物局部给药。微针的结构有实心和空心两种类型，其精密结构制备的实现得益于微纳米加工技术的蓬勃发展。

4.1.2　微纳特征材料表面与细胞的相互作用

组织修复与再生的关键要素是细胞的合适微环境。以往人们更多关注生长因子等生物学因素，但是近年来发现材料学因素对于细胞响应也有不可替代的作用。一个里程碑式的发现来自美国宾州大学 Dennis E.Discher 课题组[6, 7]。他们的工作表明，高分子水凝胶的模量可以决定骨髓基质干细胞分化的方向，硬质材料有利于成骨分化、软质材料有利于成脂分化。这个论断后来被一部分欧洲科学家质疑，他们认为 Discher 课题组在将不同模量的聚丙烯酰胺水凝胶表面接枝胶原时难以保证相同的接枝量，而干细胞分化方向不同有可能只是表面化学性质的差异。这一学术争论最终被复旦大学丁建东课题组解决，这得益于该团队基于其独到的纳米图案化表面 PEG 水凝胶技术平台所设计的决定性试验。丁建东团队将相同的 RGD（精氨酸 - 甘氨酸 - 天冬氨酸）纳米阵列转移到具有不同模量的 PEG 水凝胶表面，确保了表面化学性质的一致；随后的细胞试验表明骨髓基质干细胞在不同模量高分子水凝胶的表面存在显著不同的细胞分化方向，确证了干细胞黏附和分化的材料软硬度效应。细胞对生物材料的响应一般是通过细胞跨膜蛋白整合素（integrin）介导的细胞黏附后传递信号至细胞内部而发挥作用。

鉴于细胞器以及生物大分子的尺寸，纳米材料在材料表面细胞响应的研究中发挥着不可替代的重要作用。丁建东课题组的研究表明，如果在相同模量的 PEG 水凝胶表面构筑不同 RGD 纳米间距的阵列，则细胞黏附和分化特性等有显著差异，这表明欧洲团队的质疑也并非没有道理，只是之前欧美团队制备的材料未能做到严格解耦基质软硬度和材料表面化学。丁建东团队的系统研究表明，只有当 RGD 间距小于 70nm 时，细胞才可以很好地形成黏着斑。这个临界纳米间距的概念被欧洲科学家的论文引用且称为"分子尺"（molecular ruler）效应。此外，丁建东团队还发现，RGD 纳米间距可以调节骨髓基质干细胞的成骨 / 成脂分化。如图 4-4 所示，材料表面的 RGD 纳米间距影响了其受体整合素的纳米间距，进一步影响了细胞骨架的超分子结构，从而借助细胞张力等因素调控了细胞分化等行为。

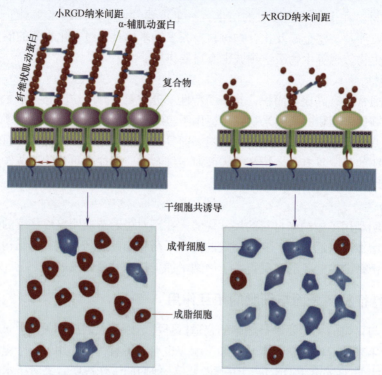

图 4-4　RGD 纳米间距对细胞行为影响的示意图[8]

除了通过控制黏附配体纳米间距对干细胞分化和细胞黏附、铺展和迁移等行为产生影响，微纳米拓扑形貌也可调控细胞行为。图 4-5 展示了一组微纳拓扑结构的设计，能够在神经元分化过程中干扰黏着斑的建立。通过改变单个形貌参数，可以精细调节细胞黏附程度和取向，从而独立控制神经突触的最终数量和生长方向。

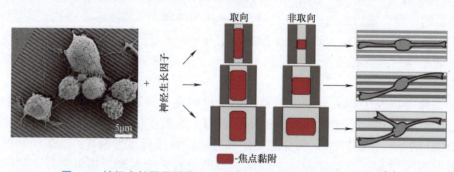

图 4-5　神经生长因子诱导下通过微纳拓扑形貌控制神经元极性[9]

一些超疏水性纳米形貌还具有自清洁和杀菌作用。对于杀菌作用的一种解释是：材料的微纳纹理有时会影响细菌细胞壁而致其变形；变形强烈时，会导致细菌破裂和最终死亡。

4.1.3　纳米材料在组织修复与再生中的应用概述

纳米材料的仿生特性和其他独特性能使其在组织修复与再生材料领域中占据重要地位，

包括但不限于后续内容中将提到的硬组织（骨、口腔）、软组织、抗菌、微针等领域。

对于纳米材料的研究与开发，尤其需要关注材料与细胞的相互作用，确保材料的生物相容性，并基于良好的生物相容性进一步发展更多的生物活性材料。当基质发生降解时，还需要关注纳米特征的动态变化。

鉴于材料微纳表面特征所带来的丰富的细胞响应，近年来已逐步开发了一系列表面改性技术[10]，并在组织修复与再生的实践中加以运用。例如：运用纳米表面调控细胞迁移的原理以及揭示材料表面细胞迁移与细胞黏附之间的非单调关系，丁建东团队合作研制的国际首款具有纳米涂层的左心耳封堵器已在 49 个国家和地区临床使用 2.5 万例，被用于预防脑卒中和心肌梗死，成为一个原创于中国、最终走向世界的介入治疗用高端医疗器械。

4.2　硬组织修复与再生纳米材料

4.2.1　骨组织

1. 硬骨组织

骨组织作为一种高度矿化的结缔组织，其结构呈现出多层次的复杂性、功能性和适应性。在宏观层面，骨组织形态多样，包括长骨、短骨、扁骨和不规则骨，构建起人体的骨骼框架。其中，长骨内部包含髓腔，以容纳骨髓，外周被致密的皮质骨包围。皮质骨由一系列哈弗斯系统（骨单位）组成，每个系统中心为哈弗斯管，周围排列着多层骨板；松质骨则由骨小梁网状交织，形成大量孔隙以容纳骨髓和血管。微观层面上，骨组织由有机和无机成分紧密结合而成，有机成分主要以 I 型胶原蛋白为主要成分，其三螺旋结构赋予骨组织以弹性和韧性；无机成分则以羟基磷灰石晶体为主要成分，为骨组织提供必要的硬度和抗压强度。二者共同构成骨基质的三维网络结构，其间镶嵌着非胶原蛋白、糖胺聚糖、生长因子等多种生物活性分子。此外，骨组织通过哈弗斯系统和松质骨内的血管网络获得血液供应，并通过分布于骨膜、骨髓及骨皮质边缘的神经纤维感受疼痛和压力。

骨组织的力学性能和结构层次对其生物学功能有决定性影响。皮质骨的低孔隙率和专门的分隔组织为长骨提供了机械各向异性。松质骨虽疏松柔软，但其机械刚度取决于小梁密度和孔隙率。从宏观至纳米尺度，骨组织的层次结构对细胞 - 材料界面的相互作用具有重要影响，调节着矿化、血管生成和细胞功能，如增殖、迁移和细胞外基质的产生（图 4-6）。大孔隙（>400μm）和小孔隙（10~50μm）的互联互通，促进细胞迁移、血管生成、营养运输和废物排出。微米和纳米尺度的结构则作为细胞和矿物结合的模板，I 型胶原组织成直径为 3~10nm、长度为 300μm 的纤维，支持 nHA（长 10~50nm）和蛋白质的结合，引导细胞黏附和矿物质成核，赋予骨组织弹性和强度。

骨缺损是指骨组织因创伤、疾病或手术等原因导致骨骼结构完整性受损，这种损伤可能导致局部骨质丢失、骨小梁断裂、皮质骨破坏，甚至哈弗斯系统紊乱。骨缺损的早期阶段通常伴有急性炎症反应，如红肿、疼痛和渗出物增多。如果治疗不及时或存在感染源，骨缺损可能会发展成骨髓炎，导致严重的疼痛、运动功能障碍，甚至肌肉萎缩。随着组织工程和生物材料科学的进步，新的治疗策略正在被开发，以提供更有效的骨缺损修复方案。纳米技术能够更有效地促进钙矿物质在植入物上的沉积，增强生物活性、机械强度和可再吸收性，有望进一步改善现有生物材料的性能，提高治疗效果、减轻患者痛苦。

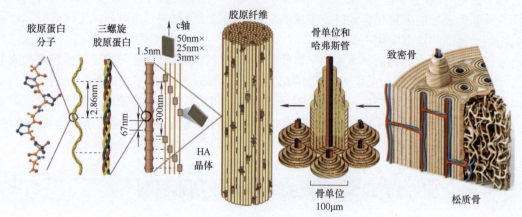

图 4-6　骨骼从宏观到纳米级的分层组织[11]

（1）纳米工程金属　金属材料凭借其优异的力学性能一直是临床修复骨缺损的首选材料。其中，钛及合金因质量轻、疲劳强度高和生物相容性良好，广泛应用于髓内钉和人工关节等承重植入物。然而，传统钛合金在耐磨性和金属离子释放方面存在不足，限制了其长期稳定性和功能发挥。为了提升金属植入物的性能，纳米技术广泛应用于表面改性、提高生物相容性以及开发可生物降解金属材质。例如，通过等离子体电解氧化（PEO）涂层和大脉冲电子束（LPEB）辐照来增强耐磨性和附着力，严重塑性变形（SPD）和粉末冶金（P/M）技术用于细化金属结构，提高材料强度和延展性。此外，通过电子束蒸发和阳极氧化等技术创造的纳米表面特征，有助于优化成骨细胞的形态和对齐，促进成骨过程。

进一步的改性方法还包括在钛合金表面施加纳米涂层以提高生物相容性。例如，通过微弧氧化（MAO）等方法在钛合金表面施加含锂纳米多孔涂层，能显著增进成骨细胞的附着与活性，激活 Wnt/β-catenin 信号通路以增强成骨分化。另一方面，设计具有抗菌性能的多层结构涂层也是一种有效策略，如钛酸盐 - 银纳米颗粒 - 钛酸盐三明治结构，能够持续释放银离子抑制细菌，同时具有较低的细胞毒性。除了钛合金，镁合金作为一种可生物降解的金属材料，显示出开发新型骨科植入物的前景。通过引入多种涂层系统，如超声速粒子加速（TPA）过程沉积的纳米羟基磷灰石（nHA）涂层和电化学辅助沉积（ECAD）技术形成的氢氧化钙 [Ca(OH)$_2$] 涂层，有效降低了镁植入物的降解速率和腐蚀性，提高其在体内的性能。

（2）纳米工程陶瓷　陶瓷材料因其出色的生物相容性和骨诱导性而被认为是理想的骨修复材料。然而，多孔双相磷酸钙（BCP）等陶瓷材料本身具有生物惰性，限制其在骨形成过程中的应用。为增强 BCP 的骨诱导活性，采用水热沉积法，在 BCP 陶瓷表面涂覆厚 200~500nm 的 nHA 晶体涂层。这种处理不仅模拟了人体骨骼的多孔结构，同时，nHA 涂层可显著提高间充质干细胞（MSC）在支架表面的附着、增殖、存活和成骨分化能力。除了提高生物活性，纳米陶瓷材料还具有其他优势。例如，可注射的 nHA 颗粒糊剂不仅能快速凝固并在缺损部位保持多孔结构的完整性，还具有极低的生物降解性，确保了其长期稳定性。为不适合植入固体支架的患者开辟了新的治疗途径。

另一种创新性应用是开发定制的、无定形的多孔纳米陶瓷支架。例如，采用溶胶凝胶法和旋节线分解技术构建的具有纳米级和宏观级孔隙、形成三维互连的生物活性网络结构的支架 TAMP。溶胶凝胶法通过纳米陶瓷颗粒在液体中的分散和聚合，形成具有纳米孔隙的 3D 网络；而旋节线分解技术则利用大分子在高温下快速分离和聚集，产生宏观孔隙。这种多级孔隙结构经过一系列精密测试方法评估，确保了纳米孔隙（< 100nm）和宏观孔隙的良好连通性和均匀分布，纳米孔约占总孔隙率的 24%，为细胞提供了理想的附着、迁移和渗透环境。这种多孔纳米陶瓷支架不仅能显著促进细胞黏附、迁移和渗透，还具有出色的生物相容性和组织再生能力。总之，通过创新的材料设计和加工技术，不仅可以提高纳米陶瓷的生物活性，还能赋予其独特的物理化学特性，如可注射性、多孔连通性等，从而满足不同临床需求，推动骨组织工程发展。

（3）纳米工程聚合物 聚合物作为一种先进的生物医学材料，相较于传统植入材料具有显著优势。这些材料的力学性能和生物降解速率可以根据应用需求进行精确定制，同时具备转化为注射性材料并在体内原位硬化的能力。纳米聚合物的物理特性与生物组织中的蛋白质相似，能通过生化修饰实现功能化，从而与多种细胞类型有效互动。通过现代制造技术如静电纺丝、3D 打印和冷冻干燥，这些聚合物能够被加工成多孔支架，具备适宜的孔隙结构和力学强度。这些支架不仅为骨细胞的迁移、增殖和分化提供必要的空间框架，还促进了营养物质的传输与代谢废物的清除。通过精细调控孔径、孔隙率和纤维直径等参数，纳米聚合物支架能够贴合骨修复过程中细胞行为和力学环境的动态变化，从而满足不同阶段的治疗需求。

生物可降解聚合物如 PLA、PGA、PLGA 等，被制成骨填充颗粒、骨水泥、三维多孔支架等，用于填充骨缺损，促进骨再生。在体内，这些聚合物材料逐渐降解并被代谢，同时释放出的降解产物可被机体吸收或排泄，避免了二次手术取出的必要。其中，PLA 是一种高度亲水的可降解聚合物，可制成棒、螺钉、板等形式，用于骨内固定术和加速骨折愈合。作为内固定材料，PLA 具有独特优势。与传统金属材料不同，PLA 不会对周围软组织造成磨损损伤。随着骨组织的逐步愈合，PLA 的强度可以适时降低，从而允许骨折端承受生理性应力刺激，避免了传统金属材料因应力屏蔽所带来的不利影响。然而，PLA 的骨传导性不足是一个重大挑战，这一问题可通过在静电纺 PLA 纳米纤维表面涂覆高度生物相容的钽（Ta）而得到有效解决。此外，PMMA 是骨水泥的主要成分，通常由 1~3μm 大小的放射状颗粒组成。这些颗粒在混合过程中分散不均匀，容易形成直径为 50~200μm 的团聚体，其内部较大的空隙会降低 PMMA 的断裂韧性。近年来发现，使用氧化铝颗粒替代传统的微米级不透射线颗粒，可以有效减小骨水泥的体积，并显著提升其抗拉性能。这一改进使得 PMMA 基纳米骨水泥成为传统骨水泥在骨科领域中有希望的替代品。PMMA 具有优异的力学性能和生物相容性，展现出在骨科临床应用中的广阔前景。

（4）纳米工程复合材料 为了克服单一材料的局限性，将聚合物与金属或陶瓷结合，形成复合材料，可以发挥各自优势，弥补各自在临床应用中的不足。骨骼本身就是天然复合材料的典范，其由胶原纤维作为基质，矿物质嵌入其中以增强强度。因此，仿生制造复杂结构的生物材料对于有效重建硬组织至关重要。

单一的聚合物或陶瓷材料在临床骨修复应用中都存在一定的局限性。聚合物往往强度不足，而陶瓷材料生物活性较差。因此，研究人员致力于开发可降解聚合物与生物活性无机化合物的复合材料，以结合两者优势，实现力学性能和生物活性的协同增强。例如，将 nHA

作为成骨诱导剂嵌入可生物降解聚合物中。通过静电纺丝技术，nHA 颗粒可以均匀分散在聚 -DL- 乳酸（PLDL）纤维中，形成纤维直径和结构精确控制的纳米复合材料。这种纳米复合材料在细胞培养期间的矿化水平显著提高，促进了细胞的附着、增殖和分化，展示优异的生物活性。通过冷冻干燥技术复合壳聚糖（CS）与 nHA，nHA 的引入不仅显著增强了支架的强度，还赋予其成骨诱导能力。此外，复合铜锌合金纳米颗粒不仅能优化其膨胀性和降解行为，还可增强蛋白质吸附能力和抗菌活性，为骨组织的有效修复创造更有利的微环境。通过合理设计和优化复合材料的组分和结构，可以极大地改善天然聚合物的不足，赋予其所需的生物活性和力学性能，使其能够更好地模拟和重建天然骨骼的复合结构和功能。这为骨骼修复和再生提供了新的解决方案，开辟了广阔的应用前景。

2. 软骨组织

软骨作为人体关键的结缔组织，广泛分布于身体各个部位，承担着承载、润滑和关节功能，对维持人体正常运动至关重要。关节软骨是一种高度特化的组织，主要有机成分为胶原 Ⅱ 型和蛋白多糖。胶原纤维的网状结构提供了抗张力强度，而蛋白多糖和亲水性糖胺聚糖则允许水分在承重时改变区间，从而确保了压力下的弹性。由于关节表面的软骨和滑膜细胞产生的生物润滑剂，如润滑素和透明质酸，具有非常低的摩擦系数。关节软骨没有直接的血液、淋巴或神经供应，而是通过扩散从周围组织接收营养。这种复杂且分层的结构不仅提供了独特的生物力学特性，也给修复和再生带来了巨大挑战。不同的关节软骨层之间不仅基质结构不同，软骨细胞的表型和这些组分的功能特性也存在差异。关节软骨具有高度有序的结构，由四个明显区域组成：表层（切向区）、中间层（过渡区）、深层（径向区）和钙化区。每个区域的软骨细胞形态、胶原纤维排列和蛋白多糖含量都有所不同，以适应其特定的功能需求。

软骨组织的损伤不仅影响软骨本身，还可能损害下方的骨性结构。因此，软骨病变通常可被描述为"骨软骨损伤"。这类损伤常导致关节疼痛、肿胀以及活动范围减少。此外，由于可能伴随的韧带或关节囊损伤，关节的不稳定性也会显著增加。这些病变过程受到多种因素的影响，最终往往会引发骨关节炎（OA）的发生。目前，软骨损伤的治疗策略包括保守治疗和手术治疗。手术方法主要包括骨髓刺激技术（微骨折）、自体和同种异体移植（镶嵌成形术）、自体软骨细胞移植以及生物活性物质的应用。然而，这些治疗方法都尚未达到理想的治疗效果，并且在使用上存在诸多限制和障碍。纳米材料因其能模拟细胞外基质表面的特性，展现出在组织工程中广阔的应用潜力，成为软骨再生研究的焦点。

（1）纳米水凝胶支架　软骨组织支架可根据其制备技术构建成水凝胶、纤维网状结构或泡沫（海绵）形式。水凝胶是一种在水中膨胀的聚合物或蛋白质结构，通过物理、化学或混合交联方式形成。化学交联的水凝胶具有共价键，而物理交联的水凝胶则通过非共价（氢键、疏水和静电）的弱分子相互作用结合。目前，水凝胶是最受欢迎的软骨支架之一，并且正在被广泛研究。这是因为它们易于应用，可通过关节镜等微创手术注射或应用。水凝胶能够轻松填充关节内的损伤区域，并迅速适应周围的健康组织。它们具有高含水量，允许营养物和废物扩散。这些凝胶结构内的细胞可以嵌入，而不是简单的附着，并且它们可以向软骨生成表型的方向分化。水凝胶形式的这些聚合物通常具有较弱的强度，这对于承受高负荷的关节软骨表面是一个挑战。因此，纳米水凝胶领域正在致力于开发新的方法和技术，以提高水凝胶的力学性能，以便更好地满足承重关节软骨修复的需求。

将凝胶缩小到纳米尺度是提高水凝胶对刺激响应的关键策略之一。在纳米复合水凝胶体系中，可以通过添加碳基纳米颗粒来增强材料的力学性能、润滑性和生物相容性。例如，采用双重锚定策略，可以在石墨烯表面均匀包覆羟基磷灰石纳米颗粒，进而将其封装入 PVA 水凝胶基体中。羟基磷灰石在石墨烯边缘的针状形貌赋予了复合材料优异的抗压缩变形能力和出色的润滑性。同时，该纳米复合水凝胶还显示出良好的细胞相容性，能促进骨髓间充质干细胞的增殖，展现了其在软骨组织工程领域广阔的应用前景。

有机纳米黏土也是制备高性能纳米复合水凝胶的常用材料。由于具有层状结构和高比表面积，纳米黏土能够与水凝胶基体形成插层结构的杂化系统。在这种杂化体系中，聚合物分子插入纳米黏土的层间区域，从而显著增强了材料的强度和模量。常用的无机纳米黏土包括钠钙膨润土和介孔硅胶等。将它们掺入基于明胶或壳聚糖等天然聚合物的水凝胶中，不仅可以提升力学性能，还赋予材料良好的细胞相容性和抗菌性能，适合作为软骨修复的支架材料。此外，硅基纳米颗粒因具有高模量、高比表面积和易于功能化的优势，也被认为是一种理想的交联剂，与水凝胶结合可以显著增强材料的韧性，为软骨组织工程提供了新的解决方案。总之，纳米黏土和硅基纳米颗粒为开发高性能纳米复合水凝胶提供了创新策略。

纳米微球作为理想的生物活性分子载体，已广泛应用于功能化纳米复合水凝胶的构筑。将纳米微球嵌入水凝胶基体，不仅能模拟细胞外基质的三维微环境，还可以实现活性分子的可控释放，调节材料的力学性能和降解行为。以葡萄糖酸钙为例，可将其封装于聚乳酸 - 聚乙二醇 - 聚乳酸（PCL-PEG-PCL）纳米微球中，随后与软骨细胞共混悬于藻酸盐水凝胶中。随着葡萄糖酸钙的缓释，多孔微球和细胞逐渐在水凝胶中形成三维网络结构，模拟了天然软骨的细胞外基质环境。该复合水凝胶不仅具有良好的孔隙连通性和高压缩模量，还展现出适宜的成型性和可降解性，是一种理想的软骨组织工程支架材料。

除了矿物质盐，生物大分子如蛋白质也可封装于纳米微球中，赋予水凝胶生物活性。以壳聚糖为基材制备的纳米微球，能够高效包裹牛血清白蛋白等蛋白质分子。将装载蛋白质的微球嵌入水溶性羧甲基壳聚糖和氧化软骨素硫酸盐水凝胶中，可形成复合支架系统。微球的掺入不仅增强了凝胶的力学性能，还赋予其良好的生物活性，同时减缓了凝胶的降解速率。此外，热塑性聚合物纳米颗粒，如聚乳酸微球，也常用于调控水凝胶的降解行为。通过调节掺入量，可延缓天然高分子水凝胶（如胶原蛋白、透明质酸等）的降解过程，为细胞分化提供稳定的三维培养环境，促进间充质干细胞向软骨细胞分化。

（2）纳米纤维结构支架 纳米纤维结构支架是通过自组装、静电纺丝和相分离过程制造的三维工程化组织（纳米纤维或纳米多孔聚合物基质），它们被植入软骨缺陷中，以模拟人体组织高度多孔且孔隙相连的微环境。这些支架为种子细胞以及生长因子的结合提供了适当的机械支持和物理化学刺激。自组装的超分子材料模仿细胞外基质的生物分子结构，使它们能通过其生物活性相互作用支持细胞黏附、增殖和迁移。模仿糖胺聚糖的肽纳米纤维已被证实能促进间充质干细胞向软骨细胞分化，而模仿透明质酸的自组装肽纳米纤维凝胶则有望促进软骨再生。与此类似，混合肽纳米纤维 - 透明质酸复合膜也显示出对关节炎软骨的保护作用，能够有效减轻病变深度。

静电纺丝是一种高效制备纳米纤维支架的技术，能够从聚合物溶液中获得精细的纳米纤维网络。通过这种方法生产的纳米纤维支架，不但能够模拟自然细胞外基质的微观结构，而且其可调节的物理化学特性也为细胞附着、增殖及分化提供了理想的微环境。将纳米纤维支架与天然生物大分子复合，能够赋予其更佳的生物活性和结构相似性。采用丝素蛋白、糖胺聚糖等天然高分子与合成聚合物复合制备的纳米纤维网络在拓扑结构和生物学信号分子方面均能更好地模拟 ECM，从而更有效地促进软骨缺损修复。

纳米级可控的复合组织支架不仅为软骨再生提供了精细的结构支撑，还为软骨 - 骨界面的仿生构建带来了新的可能，极大地推动了软骨组织工程的发展。例如，单壁碳纳米管（SWNTs）的加入显著提高了复合支架的生物力学性能，包括增强糖胺聚糖（GAG）含量、压力抵抗力和拉伸模量，这表明 SWNTs 在增强支架生物活性的同时，也为关节软骨组织工程提供了有效的生物力学支持。此外，包含辣根过氧化物酶（HRP）交联的丝素蛋白（SF）层和掺杂 ZnSr 的 β - 三钙磷酸盐（β-TCP）层的生物功能分层支架，有效促进了人骨细胞（hOBs）和人关节软骨细胞（hACs）的整合、增殖及适当的 ECM 生成。这些研究表明，适当的刺激可以在培养系统中促进类骨软骨组织的形成，为软骨修复提供新的可能性。

4.2.2　口腔

口腔生物医用材料，又称口腔生物材料或口腔材料，包括直接或间接与人体口腔或颌面部组织接触的所有生物材料。口腔生物医用材料在口腔疾病治疗中占有举足轻重的地位，各类口腔疾病的预防与治疗主要通过口腔材料的应用来实现。口腔修复科、牙体牙髓科、种植科、儿童口腔科医师等对牙齿的治疗本质上是对口腔生物医用材料功能的依赖，或是借助材料性能来完成治疗，材料性能直接影响临床治疗效果。因此，对口腔生物医用材料进行深入研究、开发与严谨评价，对于推动口腔医学领域高质量发展具有重大的现实意义。

1. 口腔充填修复材料——纳米复合树脂充填材料

龋病是口腔临床上的常见病和多发病，复合树脂充填材料是牙体直接黏接修复的首选材料，其良好的性能可以满足临床牙体修复治疗的要求，恢复结构和功能并兼具微创和美观。无机填料是决定复合树脂临床使用的主要因素，赋予树脂良好的物理、力学性能，影响材料的抗压、耐磨性、聚合收缩性、热膨胀性和色泽透光性。复合树脂材料中使用的无机填料可根据其尺寸范围进行分类，从大颗粒填料到纳米填料不等（图 4-7），其中纳米填料的特性明显不同于普通材料，其具有相对较大的表面积和量子效应，将纳米填料集成到树脂基体结构中，可以结合树脂和纳米材料的优点。与以微米颗粒作为填料形成的传统复合材料相比，将纳米颗粒掺入有机树脂基质中可以更好地改善材料的特性，特别是材料的韧性和刚度。在美学上，纳米树脂的填料颗粒度达到纳米级，具有半透明性，且有乳光色泽，相比复合树脂，逼真度更好、更耐磨、不易脱落，是目前临床使用范围最广的一种补牙材料。目前，纳米填料多种多样，如纳米银、SiO_2、TiO_2、ZnO、$CaCO_3$、碳纳米管等，将这些纳米填料加入树脂基质中可显著提高复合树脂的力学性能及其他特殊性能。

（1）具有抗菌功能的纳米复合树脂　具有抗菌功能的纳米复合树脂可以通过杀灭细菌或防止细菌黏附，抑制菌斑生物膜的形成，减少继发龋的发生。以纳米银复合树脂为例，它通过保留 Ag^+ 固有的抗菌作用，Ag^+ 的持续释放实现了持久的抗菌活性，提高复合树脂的抗菌性能。但由于复合树脂长期处于口腔湿润环境，抗菌效能随着抗菌剂的释放而减少甚至丧失。纳米 TiO_2 具有无毒、较好的化学稳定性、较好的光稳定性、较好的相容性、高光催化活性、高折射率等优异性能。为延长抗菌剂的作用时间，有研究合成了具有良好光催化性能的银掺杂二氧化钛（$Ag-TiO_2$）纳米颗粒，并将其添加到复合树脂中，以改善树脂的力学性能及光催化抗菌能力。氧化锌（ZnO）和氧化镁（MgO）因具有优良的广谱抗菌效果以及抑制生物膜形成的能力，近来受到越来越多的关注。ZnO 和 MgO 对菌斑生物膜中的常见致龋菌变异链球菌、牙周致病菌（牙龈卟啉单胞菌、中间普氏菌、具核梭杆菌）以及金黄色葡萄球菌耐药株等均具有抗菌活性。相比传统的金属氧化物类抗菌材料，ZnO 和 MgO 具有更低的成本和更好的颜色稳定性，且其抗菌效应不依赖于紫外线，操作和应用更加便捷。目前已有研究将两种纳米粒子作为有效的抗菌纳米填料引入树脂基质中，可有效减少与菌斑生物膜相关的继发龋或修复失败。

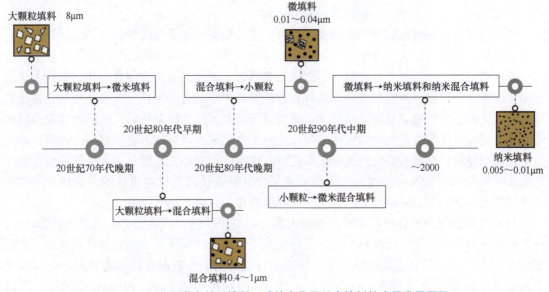

图 4-7　口腔医学中基于填料尺寸的变化及纳米填料的应用发展历程

（2）具有再矿化功能的纳米复合树脂　对于早期龋损，再矿化至关重要，是避免龋损进一步加重的关键。针对这个问题，目前已有再矿化生物活性树脂，即在无机填料中引入生物活性颗粒提供外源性矿化离子源，诱导修复界面混合层中脱矿暴露的胶原纤维再矿化。其中，纳米生物活性填料包括羟基磷灰石纳米纤维、羧甲基丙烯酰胺（PCBAA）和无定形磷酸钙（ACP）纳米复合材料等，当纳米生物活性填料中释放的钙离子（Ca^{2+}）和磷酸根离子（PO_4^{3-}）达到过饱和水平时，就会形成磷灰石沉淀，进而有效地再矿化牙齿的脱矿部位。目前，已证实生物活性树脂材料可促进脱矿牙本质再矿化，中和酸性环境，减少纳米渗漏、水解反应和基质金属蛋白酶活性。纳米氟化钙（CaF_2）具有高化学耐受性、生物相容性、光稳定性等优点，可广泛应用于药物载体、激光陶瓷、齿科修复等领域，有研究制备了 CaF_2/SiO_2 核 - 壳结构纳米颗粒，进一步将 CaF_2/SiO_2 纳米颗粒作为填料制备齿科修复用复合树脂，可显著提高复合树脂的力学性能，包括弯曲强度、弯曲模量、压缩强度和硬度等，同时 CaF_2/SiO_2 纳米颗粒赋予了复合树脂更稳定、更持久的氟释放量，以促进再矿化。

（3）高强度的纳米复合树脂　修复体在复杂的口腔环境内维持长期稳定必须具备一定的机械强度。弯曲强度、抗压强度及模量适配是衡量复合树脂力学性能的基本指标。氧化锆填料具有高强度、断裂韧性、硬度、化学稳定性和耐热性等特点，是复合树脂填料的选择之一。例如，通过溶胶凝胶法制备的氧化锆纳米颗粒，将其以不同质量分数添加到树脂基质后，纳米复合树脂的三点弯曲强度明显增强；用多孔硅藻土和纳米二氧化硅等混合制成的复合树脂，具有较高的抗折强度，使充填修复效果更加理想。此外，无机填料的直径也影响复合树脂的强度，纳米纤维由于其高长径比和比表面积已经广泛用于复合树脂填料，以增强复合树脂强度，降低聚合收缩。例如，羟基磷灰石纳米纤维可以使较大的负荷由树脂基质转化到高强度的纳米纤维上，最终使材料的力学性能大幅提高，但单纯使用羟基磷灰石纳米纤维时，复合树脂的黏度升高，临床操作性不佳。若同时将 SiO_2 颗粒添加到复合树脂体系中，能在提高纳米复合树脂机械强度的同时保证临床操作更加便捷。

2. 口腔义齿制作材料——树脂陶瓷复合材料

树脂陶瓷复合材料也称为"类陶瓷"材料，是树脂基质和无机陶瓷材料的混合材料，是为了改善陶瓷材料脆性大、硬度高等问题研发出的兼具陶瓷材料和树脂材料优良性能的新型类陶瓷修复材料。树脂陶瓷复合材料不能进行高温加工处理，通常应用数字化切削的方式进行加工制作。由于含有树脂基成分，其具有近似复合树脂的力学特性，其弹性模量非常接近牙本质，克服了传统玻璃基陶瓷脆性大、易折裂等缺点。作为修复材料，树脂陶瓷复合材料能够在承受较高压力负荷的同时保持结构稳定，不易出现不可逆的形变或破裂。同时，作为数字化切削材料，较低的脆性使树脂基陶瓷具有优良的切削加工性能，边缘破损或裂纹的产生远少于可切削陶瓷材料。此外，树脂陶瓷复合材料兼具陶瓷材料出色的美观性和力学性能，相较于传统的复合树脂材料，其耐磨性和颜色稳定性都有显著提升。

目前，树脂陶瓷复合材料主要分为两大类：一类是陶瓷网络结构中渗透加入树脂基质，通常称为树脂渗透陶瓷复合材料；另一类是在高度交联的树脂基质中加入改良强化的无机陶瓷颗粒，通常称为陶瓷增强树脂基复合材料。目前市场上多数商业树脂陶瓷复合材料都属于陶瓷增强树脂基复合材料，代表性产品是 3M 公司推出的 Lava Ultimate 优韧瓷。优韧瓷采用纳米技术，将纳米级的陶瓷颗粒均匀混入复合树脂中，再加热固化形成致密团块。陶瓷填料主要有两种：直径为 20nm 的 SiO_2 纳米颗粒和直径为 4~11nm 的 ZrO_2 纳米颗粒（图 4-8）。纳米颗粒经过硅烷化处理后可与树脂基质紧密结合在一起，最终形成可切削树脂陶瓷块。纳米颗粒在树脂基质中以簇状聚集形态存在，纳米簇中不同直径的颗粒按一定比例混合在一起，能够有效减少颗粒之间的空隙，增加材料的致密度。半透性是指材料允许光线穿透的程度，但在穿透过程中，光线会发生一定程度的散射和吸收。半透性是评价瓷修复体美学效果的关键属性之一，影响修复体的外观。理想的口腔修复材料应具备足够的半透性以匹配天然牙齿，尤其是前牙区。口腔修复材料的半透性受其化学组成、颗粒尺寸、晶体结构、孔隙及添加剂等因素影响。而陶瓷增强树脂基复合材料的半透性优于树脂渗透陶瓷复合材料，这得益于其中的纳米填料和内在结构。直径小于可见光波长的纳米颗粒导致较少的光散射并增加光线的透过率，从而提高了陶瓷增强树脂基复合材料的透光性。

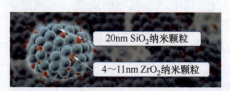

图 4-8 Lava Ultimate 包含直径 20nm 的 SiO_2 纳米颗粒和直径为 4~11nm 的 ZrO_2 纳米颗粒（图片来源：3M 官网）

3. 口腔植入材料——口腔引导组织再生膜

引导组织再生的概念最初在 1982 年由 Nyman 等人提出，随后这一理念逐渐发展成为口腔临床中广泛应用的引导组织再生术。该技术通过在软组织与骨缺损的界面置入特定的屏障膜，抑制竞争性上皮和结缔组织向伤口区域生长，从而为来自邻近健康牙周组织的祖细胞和（或）干细胞提供一个具有再生潜能的隔离环境。这一环境有助于伤口部位的重新填充，并促使细胞缓慢分化为新的牙周组织。

理想的引导组织再生膜应具备以下特性：①生物相容性，确保膜材料能够与人体组织和谐共存；②空间保持功能，即具备细胞隔离作用，为再生过程提供必要的空间；③封闭功能，有效防止外部不利因素侵入伤口区域；④易于处理，便于医生在手术过程中的操作；⑤生物活性，能够积极促进组织再生。近年来，随着纳米技术的不断发展，研究人员采用不同的纳米材料和制备技术，制备出了具有不同性能和功能的口腔引导组织再生纳米膜。根据其材料来源、制备方法和功能特性等，主要介绍以下几类：

1）银纳米颗粒修饰的引导组织再生膜。这类膜通过结合银纳米颗粒（Ag-NPs）等抗菌成分，不仅保留了其原有的生物学性能，还显著提升了其抗菌效能。Aditi Pandey 等人以丝素蛋白电纺丝纤维膜作为基础材料，在其表面覆盖了一层由 γ-聚谷氨酸（γ-PGA）封端的纳米氟化银（NSF）涂层，成功构建了纳米氟化银涂层的丝素蛋白静电纺丝引导组织再生膜（NSF-SF）。该膜结合了电纺丝素蛋白、纳米氟化银和其他生物活性成分，显示出优异的抗菌、生物矿化和生物相容性特性。

2）碳纳米材料修饰的引导组织再生膜。碳纳米材料不仅能显著增强膜性材料的强度，还能优化其亲水性和成骨活性。因此，利用碳纳米管（CNTs）和石墨烯等碳纳米材料制备的纳米膜，具有优越的力学性能和良好的生物活性，能有效促进牙周组织再生。例如，Xu 等人通过将单壁 CNTs 均匀分散在透明质酸溶液中制备出一种基于 CNT 的引导组织再生膜。该膜具有纳米结构表面，氧化后表现出高强度和亲水性。该膜的强度、稳定性和表面特性有效地促进了骨骼的形成。

3）功能梯度纳米引导组织再生膜。这是一类基于功能梯度材料（Functionally gradient materials，FGMs）的理念，结合纳米技术或搭载多种生物活性药物和因子构建的纳米膜。这类膜能更好地模拟细胞和组织微环境，具有良好的空间维持、功能分级及生物活性。如，Susan Liao 等人开发了一种三层梯度膜，其中一面为 8% 纳米碳酸羟基磷灰石 / 胶原蛋白 / 聚乳酸 - 羟基乙酸共聚物（nCHAC/PLGA）多孔膜，另一面为纯 PLGA 非多孔膜，中间以 4%nCHAC/PLGA 作为过渡层。由于三层都含有 PLGA 聚合物，因此三层能够很好地结合，具有柔韧性和足够高的强度。此外，由于 nCHAC 具有与天然骨组织高度相似的成分以及纳米级的晶体尺寸，因此显著提高了该梯度膜的生物相容性和骨传导性，展现出卓越的促进组织修复的能力。

4）电活性纳米复合膜。这类膜具有仿生电位和可调控的电学性能，能促进骨髓间充质干细胞的成骨分化，具有良好的骨修复效果。北京大学口腔医院邓旭亮教授团队创新地提出了仿生物理微环境促进牙槽骨修复与"电学微环境重构"骨再生材料设计理念，构建了具有仿生电位的 BTO/P（VDF-TrFE）电活性口腔引导组织再生纳米复合膜[12]，进一步从微纳尺度模拟了天然骨组织的电学异质性特征，构建了仿生电学异质性纳米复合膜材料，解析了仿生电学微环境调控细胞黏着斑异质性分布，增强细胞力学感受，从而显著改善骨修复效果的生物学机制[13]。

除上述分类，引导组织再生膜还可以根据降解特性的不同，分为可吸收和不可吸收两种类型。其中，不可吸收的引导组织再生膜，如含有钛酸钡或钛酸锶钡纳米颗粒的复合膜等，通常具有良好的生物相容性，不易引起免疫排斥反应；也不需要通过机体自身代谢来分解或吸收，避免了因材料降解可能产生的不良影响。因此，不可吸收引导组织再生膜能够长时间维持膜下空间的稳定性，且性能更易于预测，有助于降低长期并发症的风险，为组织再生提供了稳定有效的屏障保护。而可吸收的引导组织再生膜，通常由可降解的人工合成高分子材料、天然可降解的高分子聚合物和无机纳米颗粒等组成，在体内能随着组织再生修复的过程逐渐被降解吸收，与不可吸收膜相比，避免了二次手术时的创口感染风险，减轻患者的痛苦。然而，可吸收膜的快速降解及其可能产生的副产物，往往也是影响组织再生效果的关键因素。

总之，历经数十年的不断发展和创新，引导组织再生膜已经衍生出多种类型。随着纳米技术的不断进步，未来会有更多更新的引导组织再生膜材料问世，它们的性能将得到进一步优化，医生能够依据患者的具体情况，选择最适宜的引导组织再生膜材料。

4. 口腔植入材料——骨充填材料

天然骨骼由有机成分、无机矿化成分和水组成。有机成分约占骨基质重量的 25%，主要成分是 I 型胶原蛋白。无机成分约占骨基质重量的 65%，主要成分是磷酸钙盐，存在形式为羟基磷灰石晶体，即 $Ca_{10}(PO_4)_6(OH)_2$，为骨骼提供机械支持。骨组织是一种具有分层结构的混合纳米复合体，其中有机胶原基质和无机羟基磷灰石晶体组成复杂多孔的结构组织，这种可自我再生和承受强大机械负荷的能力为骨组织再生修复提供了支撑。

临床针对颌骨缺损，从成分仿生角度出发，纳米羟基磷灰石材料受到广泛关注，由于羟基磷灰石与骨骼牙齿中存在的矿物成分极具结构功能相似性，具有优异的骨传导性和骨诱导性，因此通常被用于牙科和骨科植入物中。纳米级的羟基磷灰石可以促进成骨细胞在植入物表面进行黏附增殖，并且在骨组织 - 植入物之间形成良好的生物连接。然而，由于纳米尺度羟基磷灰石不具备支撑性能，因此可将纳米尺度羟基磷灰石与其他类型聚合物（包括天然和合成）相结合形成具有更优性能的羟基磷灰石复合物。

常用复合材料有胶原、壳聚糖、藻酸盐类、透明质酸、聚乳酸、聚酰胺、聚乙烯醇、聚碳酸酯等。胶原在生物相容性、降解率等方面有极大的优势，其细胞迁移与和黏附特性与纳米羟基磷灰石的生物活性相结合时可增强成骨细胞分化。在多孔羟基磷灰石支架中添加胶原可降低孔隙率以提高其强度。海藻酸盐是一种来自海洋的生物聚合物，常用于骨再生、伤口愈合和药物递送等方向。海藻酸盐 / 羟基磷灰石支架性能通常根据其制备方法和两组分占比不同而出现差异。通过在海藻酸盐 / 纳米羟基磷灰石支架表面锚定生物活性分子以增强成骨细胞黏附增殖和分化。壳聚糖作为一种从几丁质中获得的天然聚合物，可与纳米羟基磷灰石结合，提高复合支架的生物相容性。例如，经多巴胺修饰的壳聚糖 / 纳米羟基磷灰石 / 海藻酸钠生物复合支架可以明显促进缺损处骨再生。透明质酸是人体细胞外基质的重要组成部分，因其优异的弹性、生物相容性、抗菌性和骨诱导性广泛应用于生物医学方向。透明质酸参与细胞信号传导的关键步骤，可在细胞增殖分化中发挥重要作用。搭载外泌体的纳米级羟基磷灰石 - 透明质酸 / 海藻酸钠水凝胶体系在大鼠体内骨缺损再生修复方面显示出优异的再生性能；通过静电纺丝技术制备的模拟天然细胞外基质的 PLA/PCL/ 蚕丝蛋白 / 透明质酸 /

纳米羟基磷灰石复合纳米纤维也表现出促进成骨分化和矿化的能力，在骨组织工程应用方面有着良好的应用前景。除此之外，纳米羟基磷灰石表现出更优的生物学性能和溶解度，可以更好地模拟天然骨骼的组成。纳米结构可提供更大的比表面积与体积比，促进成骨祖细胞更有效的黏附、增殖和分化，同时提高烧结性能并增强致密度，从而提高断裂韧性和其他力学性能。

5. 其他口腔修复材料——脱敏剂

牙本质敏感症作为临床上常见的口腔疾病，我国的患病率从 33.5% 到 40.7% 不等，表现为暴露的牙本质对外界刺激，如冷热、机械力、吹气等产生的短而尖锐的疼痛，严重影响患者日常生活，且致病机制仍存争议，传统治疗效果难以令人满意。近来，生物医用纳米材料在牙本质敏感症的治疗研究中成为创新重点，获得了较好的效果，学者们也提出了牙本质敏感症的离子电流传导致病机制，并开发新型电荷材料，将极大地推进生物医用纳米材料在口腔疾病治疗中的应用研究。

（1）直接堵塞牙本质小管的矿化材料

1）纳米羟基磷灰石。羟基磷灰石（hydroxyapatite，HAP）是人牙齿硬组织及骨组织的主要无机成分，目前作为生物材料被广泛使用。而纳米羟基磷灰石（Nano-hydroxyapatite，n-HAP）在诱导细胞的自然反应和矿化过程中表现出优异的生物活性，克服了传统的羟基磷灰石难塑型、脆性大、降解慢等缺点。n-HAP 自身的粒径特点使其更易进入牙本质小管内部并沉积，机械性阻塞小管从而隔绝外界刺激。n-HAP 还可通过表面再矿化，在牙本质表面形成仿生磷灰石涂层，具有抗降解性能，以实现对牙本质小管的良好封闭。

2）生物活性玻璃。生物活性玻璃（Bioactive glasses，BGs）通常定义为能与活体组织结合或诱导新组织生长的非晶陶瓷。自 20 世纪 60 年代以来，其已被开发出不同的用途，如骨组织再生、耳疾病的治疗及胃肠道的干预等。近年来，BGs 被用于治疗牙本质敏感，其能够放出钠、钙和磷酸根离子，在唾液中能够发生离子反应置换出水中的氢离子以提高 pH 值并为再矿化创造理想的环境，形成羟基磷灰石涂层，但形成的矿化涂层本身强度低。相关研究在生物活性玻璃纳米颗粒涂层介孔二氧化硅纳米颗粒（BGN@MSNs）。介孔 SiO_2 纳米粒子（MSNs）是一种直径为 50~300nm、具有 2~6nm 螺旋状的多孔粒子，由于其结构稳定、比表面积高、吸附好以及良好的热和化学稳定性，能够减少酸刺激后的牙本质小管的重新开放。考虑到 MSN 的高比表面积和高 BGN 的生物活性。BGs 介孔结构和纳米颗粒尺寸的变化增加了键合性能。因此，预计粒径和比表面积越小，牙本质小管闭塞和再矿化就会增强。

3）生物活性玻璃陶瓷。生物活性玻璃的最大缺点是强度及断裂韧性不足。通过热处理 $MgO\text{-}CaO\text{-}SiO_2\text{-}P_2O_5$ 系玻璃制出了高强度的生物玻璃陶瓷，它们可以是完全结晶或含大量残留的玻璃相，或由一个以上的结晶相组成。研究发现，$Na_2O\text{-}CaO\text{-}SiO_2\text{-}P_2O_2$ 体系的玻璃陶瓷与母体玻璃相比，玻璃陶瓷表现出更强的力学性能，而另一重要特征是可改进玻璃陶瓷微结构以增强其断裂韧性，例如由针状硅灰石晶体增强的磷灰石基质。生物硅酸盐是 $Na_2O\text{-}CaO\text{-}SiO_2\text{-}P_2O_2$ 体系的一组完全结晶的玻璃陶瓷的特定组成，并添加了 Li_2O 和 K_2O，兼具较强的力学性能与生物活性。研究表明，微米级生物活性玻璃陶瓷（生物硅酸盐）颗粒能够在开放的牙本质小管中诱导 HCA 沉积，有临床研究证明了生物硅酸盐治疗牙本质敏感的有效性、即时性和持久性，这表明该材料可以为治疗牙本质敏感症提供新的选择。

（2）引导矿化堵塞牙本质小管的大分子材料

1）氟化物。氟化物具有较好的防龋效果，容易被牙齿硬组织吸收。氟离子能够渗透并吸附至牙本质小管的内壁上与其中的钙盐相结合，形成不溶性的氯化钙、氟磷灰石等化合物从而形成物理屏障，缩小小管直径，封闭牙本质小管。氟化物的单一应用效果较差，如氟化钠，形成小尺寸的氯化钙晶体，易溶于唾液。因继发性牙本质形成需要的时间较长，所以需要较长的时间才能起到临床效果，且外界因素对其影响较大，难以起到长时间封闭牙本质小管的作用。氟化物与其他具有牙本质小管封闭作用的材料组合，例如金属离子、二氧化硅和硝酸盐以及草酸盐，可以改进封闭效果。而含氟化亚锡的牙膏虽在脱敏治疗中显示出较好效果，但其显著缺点是会导致牙齿变色。

2）精氨酸。精氨酸在口腔内主要分布在唾液中，是一种天然氨基酸。研究发现，其能参与细菌代谢产生氨，提高并稳定环境 pH 值，对防龋有着积极作用。并且因其表面带有正电荷基团，能够与负电荷的牙本质小管内壁、牙本质表面相结合来提高 pH 值，促进钙和磷离子在牙齿表面沉积，封闭牙本质小管，以达到缓解牙本质敏感症状的目的。国内外临床研究表明，与含钾或含氟的牙膏相比，含精氨酸的牙膏脱敏效果更好。

3）聚乙二醇化溶菌酶。溶菌酶（lysozyme）可以在二硫键还原剂（TCEP）的作用下发生快速淀粉样转变，而亲水性的 PEG 分子共价接枝到溶菌酶分子上，形成 lyso-PEG，抑制解折叠溶菌酶之间的疏水作用力，得到富含 lyso-PEG 淀粉样寡聚体的乳液体系。蛋白质基底赋予涂层丰富的电荷从而使涂层抗污染性能进一步提升，除了 PEG 分子，蛋白质分子上大量的氨基羧基可以螯合钙离子从而为牙本质再矿化提供了成核位点，进入小管形成涂层并封闭牙本质小管。

4）聚氨基胺树枝状聚合物。树枝状聚合物是一种具有从核心分子开始反复扩散的分枝状单位结构的大分子。三维空间中，它的结构接近球形，分子核心具有相对较低的密度，离核心越远，分支密度越大，表面具有大量的终端功能组，可引入各种官能团。氨基胺树枝状聚合物［poly（amidoamine），PAMAM］因其优秀的二级结构在生物矿化领域得到应用，在牙本质表面，PAMAM 因呈现液态及表面带有大量正电荷能够吸附并进入牙本质小管，诱导羟基磷灰石原位成核、结晶促进矿化，以达到封闭牙本质小管、治疗牙本质敏感症的目的。

（3）电荷材料——聚阳离子材料　研究发现，牙本质敏感症是由于外界刺激引发牙本质小管内阳离子定向运输产生阳离子电流从而刺激管内牙髓神经引起的疼痛症状。在牙本质小管内，成牙本质细胞凸起伸入牙本质小管，与牙本质小管壁形成环形不对称的纳米级限域结构，神经纤维穿行在其中。牙本质小管壁附有糖胺聚糖，管道内富含 I 型胶原蛋白以及纤连蛋白组成的蛋白质纤维网络结构。通过免疫荧光、开尔文探针力显微镜等方法证明牙本质小管内部呈现不对称的带电环境，且负电势由小管远髓端向近髓端递增。因此，牙本质小管独特的解剖结构和带电特性使其表现出阳离子整流的性能。在外界刺激暴露的牙本质小管后，内部阳离子在小管内定向运输从而产生阳离子电流，刺激牙髓神经引起敏感的疼痛症状。

聚季铵盐 -10（Polyquaternium-10，PQ-10）是具有优越水溶性和吸附能力的阳离子纤维素聚合物。通过扫描电子显微镜的体外观察，聚阳离子材料—PQ-10 水凝胶能够在 1min 内达到较好的牙本质小管封闭率。通过激光共聚焦显微镜观察，PQ-10 水凝胶因富含阳离子能够在短时间内迅速渗入并吸附在呈负电势的牙本质小管内部，改变带电环境。通过离体牙的牙本质敏感模型电化学试验证明，PQ-10 水凝胶治疗后，外界刺激引发的离子电流值比治疗前有了明显下降。活体动物的牙本质敏感模型电化学及电生理试验证明，PQ-10 水凝胶治疗后，外界引发的离子电流值及神经动作电位比治疗前有明显下降。以上试验证明 PQ-10 水凝胶治疗后能够减弱外界刺激引发的管内阳离子电流，从而达到减轻和缓解牙本质敏感的疼痛症状。前期临床试验证明，聚阳离子材料的即刻治疗有效率达 90% 以上，并具有较长时间的疗效维持。在生物安全性方面，PQ-10 水凝胶的口腔黏膜刺激试验证明，肉眼观察及组织病理分析试验动物的颊囊没有出现红斑、上皮完好、无血管充血及水肿等。体外细胞增殖和毒性分析试验证明，PQ-10 水凝胶材料并不影响人牙龈成纤维细胞的生长，表现出良好的生物安全性能。聚阳离子材料具有生物安全性高、疗效持续时间长、操作简便等特点，有望为临床上治疗牙本质敏感症提供新思路和新技术，如图 4-9 所示。

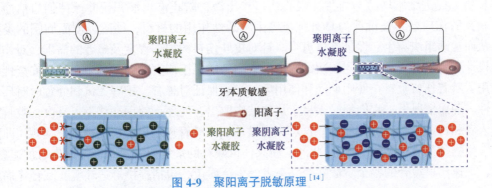

图 4-9　聚阳离子脱敏原理[14]

4.3　软组织修复与再生纳米材料

4.3.1　皮肤组织

1. 皮肤组织的修复与再生

皮肤是人体最大的器官，作为外界和内部器官之间的重要屏障，能够提供物理、化学和微生物的防护。皮肤由表皮、真皮和皮下组织三个部分组成，不同的成分和结构决定了它们的特性及功能。表皮依据细胞形态分为角质层、透明层、颗粒层、棘层和基底层五层，主要成分为角化细胞，能够阻止外界有害物质的渗入和细菌的侵入；结缔组织真皮主要由相互交织的胶原纤维组成，丰富的弹性纤维、血管网络、胶原蛋白、成纤维蛋白、水分等成分，使其具备提供结构支撑、血液供应、营养储备、温度调节、皮肤修复与再生的作用；皮下组织主要成分为脂肪组织，起缓冲保护和能量储存作用。然而，皮肤位于人体最外层，易因创伤、烧伤、感染、疾病、慢性损伤等原因造成损伤。虽然皮肤具有一定的自愈能力，但大面积创伤或慢性伤口，如糖尿病溃疡、血管性溃疡、压疮等的修复和重建过程涉及创面愈合后的皮肤弹性、柔软性、机械耐磨性及疤痕增生的控制等问题，仍是临床上一个亟待解决的挑战。

目前，皮肤修复和再生的生理学原理已经得到充分证实，愈合过程涉及四个连续而重叠的阶段：止血、炎症、增殖和重建，各种生长因子、酶和细胞因子协同调节各阶段的相关细胞活动，共同促进皮肤伤口的修复与再生。针对不同伤口愈合阶段及皮肤组织特征，多种皮肤缺损治疗策略被应用于临床及研究，包括自体／异体移植和异种移植、伤口敷料、细胞疗法、组织工程支架、局部药物和生长因子递送等。在上述策略中，用组织工程与再生医学的原理与方法制备生物材料是解决供体需求稀缺、降低感染和免疫排斥反应的一种有效方法。随着材料结构－性能研究的不断深入，纳米技术为生物材料的制备和应用提供了新思路和新方法，并在皮肤组织修复与再生领域显示出巨大的应用潜力。

2. 纳米伤口敷料

伤口敷料是一种应用于创面或皮肤损伤上的特殊材料，是皮肤损伤后的第一道护理程序，旨在构建伤口的湿润环境、促进渗出物吸收及伤口愈合、保护伤口免受机械损伤和微生物感染。理想情况下，伤口敷料能够贴合伤口形状，为创面提供物理保护隔离；提供适当的湿润环境，促进细胞增殖与再生；吸收伤口渗出液，防止渗出液积聚并保持创口洁净。此外，新兴的伤口敷料被设计为具有抗炎等生物活性作用的材料，能减轻创面周围的炎症反应，从而帮助组织再生、促进伤口愈合。针对皮肤伤口的损伤程度及患者的需求，对伤口敷料的设计和特征也提出了不同层次的要求。首先，适用于所有敷料的两个要求是安全性和易于使用。所有伤口敷料在使用期间和使用后，必须保证对患者、护理人员和处置时对环境的安全性。理想情况下，它们都必须易于从包装中取出、处理、使用和移除。其次，敷料对外部侵入者和污染应具有保护作用。这可以在被动或主动管理伤口环境的情况下实现（即液体管理、生物负荷管理和酶平衡）。此外，新兴伤口敷料的最终要求是积极帮助伤口加速愈合。例如，加速伤口愈合的各个阶段并提高患者的生活质量，包括提供舒适环境、减轻疼痛和压力等。

纳米技术在伤口敷料方面的巨大潜力是基于纳米尺度材料和结构赋予敷料的优异特性和功能，及其对伤口部位的有效覆盖和保护来实现。此外，纳米伤口敷料还可以装载抗菌或抗氧化剂，如纳米银等，以防止细菌感染和氧化应激，具体优势体现在以下几个方面：①高的反应活性和高的比表面积；②通过改变纳米材料的尺寸和形状控制纳米材料的导电性和在伤口中的渗透深度；③将纳米材料应用于其他医疗领域，如肿瘤治疗和药物递送，用于伤口愈合的可能性。将纳米材料与现有敷料方法（如纱布、水凝胶等）相结合，有望在伤口护理方面具有无可比拟的优势。

（1）纱布敷料　目前，纱布是临床上最常用的伤口敷料。这是因为它方便且具有成本效益，同时可以实现快速止血并充当物理屏障。然而，纱布的实际应用受两个主要障碍的挑战。第一个障碍是缺乏抗菌活性且伤口渗出液易被纱布吸收。这种吸收为细菌的生长提供了营养物质和水分，可能导致严重的伤口感染。第二个障碍是纱布在吸收伤口渗液后可能会黏附在伤口上，导致换药过程中的二次损伤。为了克服这些挑战，抗菌、自清洁和抗黏附功能已被纳入纱布敷料中。

银纳米颗粒（Ag NPs）是一种常用的抗菌纳米材料，具有广谱抗菌性能，几乎能杀灭所有细菌，在敷料领域展现出独特的优势。由于纳米颗粒的量子效应、小尺寸效应和极大的比表面积，Ag NPs 可以轻易地进入病原体，发挥抗菌作用。将 Ag NPs 稳定地固定在纱布上，可以不断地将 Ag^+ 释放到伤口区域，从而产生高效的杀菌活性，抑制生物膜的形成，并表现出出色的血液相容性和细胞相容性，有效促进感染伤口的愈合，防止接触活性抗菌功能失效。

超疏水纳米材料作为另一种防感染策略，被应用于纱布敷料中。与传统纱布相比，超疏水纳米材料纱布表面有一层纳米涂层，可以避免血液透过纱布，有效减少换药过程的二次损伤。此外，含有碳纳米纤维的超疏水纱布能够促进纤维蛋白快速生长，避免血液润湿以防止失血，并大大减少细菌附着，实现快速止血、防感染和抗伤口黏附目的。

（2）水凝胶敷料　水凝胶的三维（3D）大分子网络保留了大量的水，其技术进步促进了各种功能的发展，这些功能正被应用于复杂伤口的治疗。这类敷料结合了许多伤口修复的优点：可调节的化学和物理特性、生物相容性、可生物降解性、出血预防、药物或细胞输送、细菌渗透屏障的创建，以及类似于细胞外基质伤口愈合的潮湿环境的创建。

基于二维（2D）纳米材料的纳米复合水凝胶，如黏土纳米片、层状双氢氧化物（LDH）和碳基纳米材料（石墨烯、氧化石墨烯）等引起了人们的广泛关注。这些纳米复合材料除了作为有效的多功能交联剂来增强聚合物网络，在粒径、形状、生物相容性和可降解性方面表现出高度多样性，使得它们适用于伤口敷料的设计与制备。黏土纳米片最吸引人的特征是它们的层状结构，纳米片的每个面上都带负电荷，纳米片边缘带正电荷，它赋予纳米黏土高载药能力、水稳定性以及与生物部分（如生物聚合物、蛋白质、生物分子和细胞）的增强相互作用。石墨烯能够在不影响细胞相容性的情况下提高水凝胶敷料的强度和刚度，氧化石墨烯则可有效促进材料与生物大分子（如蛋白质和细胞外基质 ECM 成分以及某些药物）的相互作用，两者均具有高导电性，可被设计用于组织工程应用的导电敷料等。未来基于二维纳米材料的水凝胶敷料研究应集中于二维纳米材料尺寸、尺寸分布和功能化的控制。

抗菌金属纳米颗粒（如 Ag、Cu 和 Au）和金属氧化物纳米颗粒（如 ZnO、CuO、TiO$_2$）在水凝胶敷料中得到了广泛研究。内化的金属纳米颗粒通过催化反应释放金属离子并产生 ROS，抑制细菌细胞壁合成、与细菌膜相互作用、阻碍蛋白质合成、干扰核酸转录和复制，最终导致细菌死亡。局部纳米材料抗生素治疗可以有效降低全身毒性，同时减少用于防止耐药细菌产生的用量。

分散在水凝胶中的纳米材料介导的治疗性敷料同样得到了广泛的应用，如磁铁矿（Fe$_3$O$_4$）、黑鳞（BP）纳米片、二硫化钼（MoS$_2$）、聚多巴胺纳米颗粒、石墨烯和 ZnO 等。这些纳米材料通过催化、基于光/超声驱动的抗菌治疗等方法可实现伤口的有效愈合。Fe$_3$O$_4$ 具有与天然酶相似的反应动力学，可在温和条件下将 H$_2$O$_2$ 催化转化为高毒性的羟基自由基，实现抗菌效果。金属硫化物纳米材料、碳基纳米材料和高分子纳米材料等多种具有高光热转化能力的纳米材料被用于光热治疗（PTT）和光动力治疗（PDT）。纳米复合水凝胶协同 PTT 治疗依赖于外部能量和纳米颗粒之间的相互作用来产生大量热量和 ROS，从而实现广谱杀菌效率，无耐药性问题。此外，纳米材料的表面疏水性和电荷改性可以显著提高 PTT 的治疗效果，这归因于疏水相互作用促进了生物膜的分解，有效的电荷分布可使材料稳定地分散在健康组织中。纳米复合水凝胶协同 PDT 治疗依赖于光敏剂和特定波长的光之间的相互作用产生的 ROS。常用的纳米光敏剂有二氧化钛（TiO$_2$）、石墨烯等。除此之外，声动力疗法（SDT）作为一种非侵入性治疗方式，具有很高的组织穿透力被应用于深部伤口细菌感染的治疗。虽然基于纳米材料的水凝胶敷料在皮肤伤口愈合方面表现出巨大的应用潜力，但临床应用中仍存在透气性不佳、制备要求严格等局限，因此需通过合理设计，优化水凝胶敷料功能及特性，推动其在临床治疗中更广泛的应用。

3. 组织工程纳米支架

伤口修复是一个高度动态但可控的过程，需要短期和长期的时间尺度和广泛的长度尺度。在正确的时空模式下提供适当的线索是组织再生的主要挑战之一。从组织工程的角度看，开发一种可以将适当的组织细胞招募到该部位，并通过诱导细胞增殖和分化，以达到伤口愈合目的的支架材料至关重要。皮肤组织工程支架是一种用于修复和重建受损皮肤的材料，旨在为受损皮肤提供支撑和结构，促进细胞黏附、生长、增殖和分化等细胞活动，以重建新的皮肤组织。

组织工程纳米支架通过构建支持和引导细胞的增殖和分化的结构与载体，以及局部递送治疗物质到指定部位来改善愈合过程。这些纳米支架作为细胞外基质，为细胞提供了黏附、生长、迁移、增殖和分化的微环境；局部递送系统是利用纳米材料固有的伤口愈合特性将各种基于伤口的治疗剂递送到伤口愈合过程的不同阶段。依据治疗目的，这些支架通常被设计为抗氧化、抗菌、抗炎和血管生成活性纳米支架；依据纳米结构，通常表现为纳米纤维支架和纳米颗粒结构支架。

（1）纳米纤维支架　　在开发用于皮肤组织修复和再生的支架时，一种常见的策略是制造模拟天然物理纤维结构和 ECM 纳米级结构的支架。由结构类似于 ECM 的微聚合物或纳米聚合物纤维制成的支架可能具有很大的益处。使用各种技术，如静电纺丝、相分离或模板合成，可以很容易地制造出具有这些结构的合成聚合物支架。纳米纤维结构具有类似于皮肤组织的物理特性，如高孔隙率和大表面积体积比。纳米结构可以改变细胞附着、增殖和分化。因此，利用这种结构为调整支架治疗的生物效应提供了强有力的方法。

纳米纤维支架具有高度互联的孔隙度，为宿主细胞调节细胞行为提供了合适的微环境。这些纳米纤维结构被广泛应用于皮肤组织再生应用，也作为各种生物材料、核酸和药物的持续递送载体。用于皮肤组织修复与再生的纳米纤维结构主要由天然材料和合成材料或两者的混合物组成，这些支架可以通过包封、固定或共混的方式与生物材料、生长因子或蛋白质结合或功能化。

纳米纤维支架具有排列或随机的纤维结构，其三维结构和大表面积体积比为传质和扩散提供了便利条件。此外，纳米纤维支架的小孔径有效地避免了细菌的浸润，使其成为合适的皮肤修复与再生支架材料。

天然纳米纤维支架具有良好的生物相容性及与天然组织相似的结构和成分，广泛应用于皮肤组织修复与再生。例如，由胶原纳米纤维制成的具有 3D 结构的真皮替代品为皮肤细胞的附着和扩张提供了生物环境；含有聚 ε - 己内酯（PCL）胶原的混合纳米纤维膜可减少疤痕形成和提高伤口愈合率。

含有干细胞的纳米纤维支架是一种具有广阔应用前景的皮肤组织再生策略。含有干细胞的纳米纤维支架递送的细胞可能在伤口愈合的所有阶段发挥重要作用，包括在肉芽期刺激血管形成，在增殖期刺激细胞迁移和基质合成等。

（2）纳米颗粒结构支架　　各种合成聚合物和天然聚合物已被用于制造纳米颗粒支架。一方面，由非聚合物材料组成的纳米颗粒支架具有机械稳定、合成简单的优点；另一方面，由聚合物或天然分子制备的有机纳米颗粒支架，具有良好的生物相容性和生物可降解性。纳米颗粒支架的主要优点是基于它们携带、保护和控制药物释放的能力。例如，纳米颗粒能够直接将药物递送到伤口，减少药物剂量，表现出较少的副作用。用于药物释放的纳米工具为通过长时间持续递送药物来改善分子的生物功能打开了新的大门。

抗菌纳米颗粒在皮肤组织工程领域得到广泛的研究。感染有可能延迟伤口愈合，从而增加损伤。金黄色葡萄球菌是已知烧伤创面和感染性皮肤创面中最有效的病原体。由于抗生素耐药菌株的不断发展，药物治疗有严重的缺点。目前，纳米技术在通过纳米颗粒输送抗生素方面的进展有望带来真正的优势；其缓释作用可以减少达到预期临床效果所需的剂量，从而降低抗生素耐药性增加的风险。

纳米载体被广泛用于基因传递和治疗，对丰富皮肤组织工程支架系统具有重要作用。人们普遍认为，聚合基因递送系统为质粒 DNA 递送提供了几个优点，如防止核酸酶降解和控制长时间释放。伤口愈合过程中，基因表达调控的潜力使研究人员寻求一种工程化的 DNA 转染系统。目前，基因传递和治疗的纳米载体研究已经成功应用于皮肤组织修复与再生，例如多糖和阳离子聚合物，如 PLGA 纳米颗粒和壳聚糖纳米球，以及含有 DNA 负载纳米颗粒的壳聚糖支架。

纳米颗粒技术可用于皮肤组织干细胞输送。纳米颗粒已被用于控制干细胞的特征和行为，如形态、增殖和分化。在伤口再生方面，高水平表达血管内皮生长因子（VEGF）的转染干细胞已被设计用于加速血管生成。一些纳米技术研究集中在利用可生物降解的聚合物纳米颗粒，通过从装载的干细胞中释放血管生成因子来克服血管生成蛋白的表达不足。

（3）其他纳米支架策略　肽自组装单层膜作为组织再生的一种纳米技术正引起人们的广泛关注。自组装是一种自发形成有组织结构的过程，具有纳米级精度的空间调节肽的潜力，可用于超分子配位配合物的设计。由于非共价相互作用，这些配位结构通过分子识别进行管理。两亲肽是最常用的自组装肽。这些纳米技术和纳米医学策略倾向于通过 ECM 衍生肽来指导细胞命运。

纳米递送水凝胶是另一种用于皮肤再生的纳米技术方法。基于水凝胶的递送系统已广泛应用于提高多种活性剂的药物递送和治疗效果，包括生长因子、神经醇、干细胞、肽、抗生素、透明质酸和姜黄素，用于软组织损伤以及皮肤、糖尿病、切除和切口伤口的治疗。

高分子胶束是用于伤口愈合的纳米器件。高分子胶束由两亲嵌段共聚物形成的纳米级核-壳结构。聚合物胶束固有的和可改变的性质使它们非常适合于药物输送。胶束已被用于包封多种药理学成分，包括磺胺嘧啶银、环孢素 a、槲皮素（QUE）、透明质酸和姜黄素，以增强这些成分在皮肤、糖尿病和切除性伤口治疗中的伤口愈合效果。

物理设备和生物传感是皮肤组织修复与再生领域使用的一种技术策略。事实上，纳米机电系统的发展，即通过微机电系统（MEMS）开发纳米技术特征，已经改变了生物医学领域。微针和纳米针可用于将药物或生物分子直接输送到目标组织。这些生物传感结构具有高灵敏度和成本效益，并且具有模拟生理反应的能力，在皮肤修复与再生领域具有广阔的应用前景。

4.3.2　心血管组织

1. 心血管组织修复与再生

心肌（心壁的中间层）是心壁的肌肉成分，由几层高度组织化的肌肉组织以及相关的支持结缔组织、血管和神经组成的。血管是血液循环系统的重要组成部分，包括动脉、静脉和毛细血管三种类型，在人体中起运输、调节、免疫和代谢等多种重要作用，为维持人体正常生理功能提供重要保障。血管主要由外膜、中膜和内膜三层组成，协同维持人体重要生理功能。外膜位于血管的最外层，由成纤维细胞、胶原纤维和结缔组织组成，为血管提供结构支持；中膜由平滑肌细胞、弹性纤维和结缔组织组成，具有抗张力和弹性；内膜是由血管内皮细胞形成的光滑单层膜，有利于循环系统中的血液流动，且静脉的内膜通常有瓣膜，起防止血液逆流的作用。

心血管疾病是全球死亡的主要原因，占全球死亡总数的 1/3 以上。尤其是心肌梗死（Myocardial infarction，MI），心肌细胞（CMs）的大量死亡和有限的心脏再生能力被认为是治疗缺血性事件后损伤的关键限制性因素，最终导致心力衰竭和死亡。细胞疗法在治疗心肌梗死后的不良后果方面具有很广泛的应用前景，但这种方法仍存在明显的缺陷，包括移植细胞在宿主心肌内的生存能力和移植物性差，以及心源性分化和成熟不足。组织工程贴片和支架生物材料已成为缓解细胞心脏治疗在细胞保留、存活和与宿主心肌植入方面局限性的替代方法。

2. 心肌支架

为实现心肌支架的有效植入与治疗，需精确定制支架生物材料的特性（如刚度、降解性和细胞结合基序），以促进贴片或注射支架与宿主的一体化，同时最大限度地减少免疫排斥。此外，支架所需生物材料的生物降解性应允许细胞在基质内的初始浸润，同时以促进正常组织成熟和心脏收缩的速度降解。最后，心肌暴露于循环和连续的变形中，用于模仿天然心肌的支架材料必须能够承受心脏组织的收缩而不会屈服于机械失效。天然心肌允许心肌细胞（CMs）之间的传导，以促进动作电位的传播，最终实现心脏的收缩。然而，传统支架材料中的大孔隙极大地限制了这种传导。为了促进细胞黏附，增加支架的导电性，并模拟天然心肌 ECM 的纳米纤维结构，纳米材料如金、氧化铁、碳纳米管和石墨烯基纳米材料，已被整合到各种支架材料中。

（1）基于纳米线的导电支架　纳米线是具有导电性或半导体性质的纳米材料，直径为纳米级，长度不受限制。纳米线的虚拟一维形状提供了有用的电子和力学性能。为了克服普通支架导电性不足的问题，可以在支架中加入导电纳米线，以在支架基质上形成导电桥，促进导电蜂窝网络形成。将导电纳米线纳入 3D 支架可以促进细胞排列和与心肌细胞间隙连接形成相关的蛋白质的表达。在水凝胶支架中，纳米线可以架起水凝胶的耐电孔壁，促进心脏细胞之间的电通信。

（2）基于碳基纳米材料的导电支架　碳纳米管和石墨烯、氧化石墨烯等碳基纳米材料具有类似金纳米线的电学优势。碳纳米管（CNTs）能够提高本身柔软的 3D 支架材料的强度和刚度，从而更好地模拟心脏组织的精确刚度，并提高工程组织应对心脏反复收缩的耐久性。石墨烯由二维原子片结构和蜂窝形状的晶格组成，具有与碳纳米管相似的导电性和导热性，但片状结构的大表面积使其具有更多样化的电子特性，在制造用于心脏组织工程的纳米复合生物材料方面表现出了有用的特性。氧化石墨烯作为一种纳米增强剂，具有与碳纳米管相似的优点，可用于工程心脏组织构建的优化。此外，氧化石墨烯对 DNA 等生物分子的高装载率和低免疫反应，使其可作为生物分子的递送系统，促进心肌血管化，减少梗死组织的瘢痕形成。

3. 血管支架

第一个人造血管模型由 Weinberg 和 Bell 于 1986 年制造，其成果发表在《科学》杂志。它由多层涤纶网状胶原蛋白支架组成，平滑肌细胞植入该支架上。该人造血管模型在体外复制了哺乳动物肌肉动脉的许多特征，适用于研究血管细胞之间的相互作用、与细胞外基质成分的相互作用、与流变力的相互作用，以及研究跨内皮的运输。如今，该领域主要由纳米工程生物材料主导，这些材料被制成多层、多组分、多孔、多功能和多生物活性负载的支架和体系结构。

（1）基于静电纺丝技术的血管支架　静电纺丝是纳米工程和生物工程血管支架制造中应用最广的方法，在管状移植物的生物材料和聚合物开发领域具有显著的普适性和技术优势。自 21 世纪初以来，静电纺丝技术被用于多种生物材料的开发与制备，包括纯合成生物聚合物，如聚乳酸 - 羟基乙酸共聚物（PLGA）、聚己内酯（PCL）、聚乳酸—己内酯聚合物 P（LLA-CL），天然肽，如胶原蛋白和弹性蛋白和半合成衍生物，如明胶接枝的聚对苯二甲酸乙二醇酯等。

1）轴向排列纳米纤维支架。聚丙交酯（PLA）、PCL 和 P（LLA-CL）纳米纤维 3D 支架通过静电纺丝技术制备成小血管移植的合成替代品。其中，静电纺丝技术制备的纳米纤维的排列和随机定向对内皮细胞背侧 / 腹侧反应产生影响。在腹侧，随机纤维产生星状形态，具有多个凸起和良好的焦点黏附性，但传播距离很短，而排列纤维提供了一个细长的形状，具有更高的细胞流动性。在随机纤维的情况下，观察到一氧化氮生成明显更高。因此，随机纤维提供了更多的功能，适用于血液接触装置的内皮化，而排列纤维在血管植入物中定向引导新生血管的形成。

2）双层电纺丝管状支架。考虑血管支架的两种特定功能和要求，充分的结构支持和良好的黏附基质，双层电纺丝管状支架能很好地消除电纺丝纳米纤维的小孔隙限制，并增强 SMC 对支架结构的渗透。利用静电纺丝技术制备出不同孔隙率的双层电纺丝管状支架，其中纳米偏好的内皮细胞在支架的管腔中集中、黏附和定向，而 SMC 则渗透到外层。通过不同细胞的集中趋势，促进理想的细胞分布，生物材料复合材料被创新地用于静电纺丝，在腔内使用小纤维，在外层使用大纤维，形成双层支架。

3）纳米颗粒。治疗性血管生成涉及血管再生部位现有血管的形成和血管网络的萌发。对于这样一个复杂过程的实现，以及对由此产生的微血管的控制，血管生成因子，如血管内皮生长因子（VEGF）和碱性成纤维细胞生长因子（bFGF）的存在是至关重要的。然而，这些因子在缺血部位的直接递送受半衰期短和缺乏靶向性的阻碍。利用静电纺丝技术制备纳米颗粒，随后通过因子包封的方式实现因子的可持续释放，从而促进成熟血管的快速生成。

（2）自组装纳米纤维血管平台

1）自组装肽（SAPs）。SAPs 是一种特殊的生物材料，能够在纳米级结构中形成坚硬的细胞外基质。与传统的聚合物和生物材料系统相比，SAPs 纳米结构具有以下优点：①有效结合和激活生长因子；②没有受体 - 配体结合步骤，更具成本效益；③刚性支架，最大限度地减少布朗运动，并能够有效控制细胞信号传导所需的结构域；④生长因子的局部表面保留；⑤有效保护蛋白酶活性；⑥易于靶标给药。肝素修饰的 SAPs 纳米结构具有促进血管生长的能力。通过将肽两亲性溶液与肝素水溶液混合，并加入血管生成生长因子（如 FGF-2 和 VEGF），该自组装纳米纤维血管平台显著诱导了新生血管形成、角膜面积增加和新血管平均长度的增加。

2）RGD 肽功能化血管纳米平台。由合成聚合物制成的血管支架缺乏生化信号，需要生物功能才能在体内环境中持续存在。通过支架表面的肽功能化策略或在基质中直接掺入肽，可为支架提供所需的生物成分。RGD 肽可作为物理交联剂，在血管纳米平台中形成支架的刚性功能化网络，并显著提高支架初级通畅度。此外，RGD 肽功能化纳米纤维支架中，RGD 肽细胞信号的存在促进了血管支架细胞的增殖与黏附，有利于血管的修复与再生。

4.3.3 神经组织

1. 神经组织的修复与再生

（1）外周神经组织的构成与结构　脊椎动物的神经系统分为中枢神经系统和外周神经系统。中枢神经系统由大脑、脊髓、视神经和视网膜组成，并包含大多数神经元细胞体。外周神经系统包括中枢神经系统外的所有神经组织，由颅神经和脊神经、外周自主神经系统和特殊感觉（味觉、嗅觉、视觉、听力和平衡）组成。其中，轴突是外周神经系统的重要组成部分，轴突从脊髓处的神经细胞胞体延伸至远端的肢体内脏等部位，并在外周神经系统中传输神经电信号。轴突周围被施旺细胞构成髓鞘层紧密包裹，其中施旺细胞沿轴突排列，与轴突形成髓鞘化神经轴突纤维。在髓鞘化神经轴突中，相邻两个施旺细胞之间存在着一小段无髓鞘部分，称为郎飞结（Nodes of ranvier），加快了有髓鞘纤维中电信号的传导速度。

轴突和施旺细胞之间的功能关系以及结构关系受生物信号调节，研究和重建它们之间的相互作用关系是外周神经损伤后神经结构再生和功能恢复的关键。成群的髓鞘化神经轴突（神经纤维）、非髓鞘化轴突以及和附近细胞或非细胞成分组成一个神经束（Fascicle）。在神经束内，每根神经纤维都被一层薄的结缔组织层包裹，称为神经内膜（Endoneurium）。神经内膜含有黏多糖、胶原蛋白、网织蛋白、细胞（成纤维细胞、巨噬细胞）和血管，为神经纤维和神经束提供了物理支持，并参与营养物质的传输。同时，神经内膜也填充于神经纤维之间的神经束内。神经束外层被结缔组织——神经束膜（Perineurium）包裹。神经束膜为神经束提供保护，并维持内部的微环境稳定。在最外层，神经外膜（Epineurium）包裹着多组神经束并提供最外层的保护，有助于维持神经结构的完整性。从临床角度看，外周神经的解剖结构对于缝合断裂神经、植入神经移植物和神经转移手术的开展和优化有着重要意义。

（2）外周神经损伤及修复过程　外周神经损伤会导致轴突断裂，使远端靶器官在结构和功能上与神经元细胞体分离。日常生活中，道路交通事故、组织穿透伤、跌倒、工伤事故中均有可能造成外周神经损伤。外周神经损伤后的修复是一个复杂而精细的生物过程，涉及多种细胞类型和分子机制：

1）第一个阶段：瓦勒变性（Wallerian degeneration）。神经损伤后，局部炎症反应启动，募集免疫细胞（如巨噬细胞和淋巴细胞）以及雪旺细胞到损伤部位。这些细胞清除损伤的轴突和髓鞘碎片，营造神经再生微环境。

2）第二阶段：轴突生长。轴突前端形成生长锥，生长锥在微环境内的神经生长因子、细胞外基质蛋白分子的调节下调整前进方向。轴突前端生长锥与后方的细胞骨架重组动态配合，微管和神经丝在轴突内动态组装和解聚，与生长锥动态配合推动轴突向前延伸。

3）第三阶段：雪旺细胞增殖迁移。雪旺细胞从轴突周围的髓鞘中脱离，经历退分化和分裂增殖，并迁移聚集到损伤区域。大量增殖和定向迁移的雪旺细胞在缺损区域形成纵向细胞索状结构的宾格尔带（Büngner band）。宾格尔带为新生轴突提供前进延伸轨道，雪旺细胞分泌神经营养因子，促进再生穿过损伤区域，向远端前进并逐渐重新连接神经纤维组织。

4）第四阶段：再髓鞘化。在轴突和雪旺细胞相互作用下，雪旺细胞通过表面受体识别轴突并通过细胞质形变，螺旋式缠绕包裹轴突，形成多层脂质丰富的鞘状结构，即髓鞘层。

髓鞘的重建改善神经电信号的传导效率，促进神经功能恢复，但髓鞘化过程漫长，需数月或更长时间。同时，随着轴突的再生，雪旺细胞重新包裹轴突，形成新的髓鞘层，恢复神经轴突的传导神经冲动功能。一般情况下，外周神经损伤后的再生神经轴突会变细，同时，受损轴突的髓鞘层会比正常轴突的髓鞘层更薄。

5）第五阶段：重建神经 - 靶器官连接。在轴突重生并实现神经缺损处的重新连接后，远端靶器官得以被重新神经支配化，重建神经与靶器官之间的突触结构和神经信号传导通路，恢复运动功能或感受功能。

尽管外周神经具有自发重生修复的趋势，但该重生过程往往会遇到多种障碍。例如，神经近端和远端自发性回缩会增大再生神经重新连接的难度；神经轴突被纤维原蛋白包裹甚至形成神经瘤（Neuroma），神经内膜纤维化和施旺细胞衰老都会阻碍神经再生。因此，对于高等级和长距离神经损伤，临床上需手术介入神经再生修复过程。

（3）外周神经损伤修复手段　临床上自体神经移植的替代方法有同种异体移植（Allografting）、端 - 侧神经吻合（End-to-side）、神经吻合（Neurorrhaphy）、神经转移（Nerve transfer）和神经导管植入（Entubulation）。其中，植入式神经导管是临床修复横断神经的有效方式。神经导管目前用于桥接 10～20mm 的小神经间隙。这些神经导管装置通常以空心管或袖套的形式连接神经的近端和远端断端，并用纤维蛋白胶或缝线固定。目前市场上有 17 种商用神经导管装置，均由天然和合成材料制造而成。临床上对神经导管需求的持续增长驱动神经组织工程领域的技术革命，推动具备仿生微纳结构和生物可降解性的神经修复生物材料成为研究热点。

2. 微纳结构神经修复导管

神经组织工程是通过在缺损部位之间提供类似自体移植物的神经导管（Nerve Guide Conduit，NGC），构建不同的外周神经修复方法。NGC 是可以有效引导轴突再生的生物活性支架，含有支持轴突再生的必需的细胞或神经营养因子。将 NGC 植入外周神经缺损部位可以模拟天然神经的管状结构，为轴突延伸和细胞黏附提供基底。理想的 NGCs 是连接近端和远端残端并积极满足多神经再生需要的被动物理支撑，同时具有优异的强度、良好的生物相容性和可调控的生物降解性。

神经修复导管支架一般保持管状或线性结构，以适应生物学设计中轴突的纵向神经束结构。同时，神经导管的表面生化功能修饰和微纳结构有助于促进轴突定向延伸和雪旺细胞的定向迁移。静电纺丝技术可以制备多种生物相容性和生物可降解性的纳米纤维，并将其作为组织工程支架，用于神经修复和再生。天然高分子材料（如壳聚糖、透明质酸、海藻酸盐、胶原蛋白、丝素蛋白等）和可生物降解的人工合成聚合物材料（如聚羟基烷酸酯、聚己内酯、聚乳酸、聚乙二酸、聚甘油酯等）是制备神经修复导管的两类主要材料，它们同时兼顾神经修复的有效性和生物安全性。另外，基于轴突和雪旺细胞对生物小分子高度对应，多种生物小分子可作为添加剂增强神经修复效果，包括神经营养因子、细胞外基质蛋白、小分子多肽衍生物等。

1）微纳结构神经修复导管的制备技术。静电纺丝技术是制备微纳纤维生物材料的主要技术之一。静电纺丝是一种特殊的微米级或纳米级纤维制造工艺，配置聚合物溶液或熔体并在强电场的作用下实现喷射纺丝。在电场作用下，针头处的液滴会由球形变为圆锥形（泰勒锥），并从圆锥尖端延展得到纤维细丝。这种方式可以生产出纳米级直径的聚合物细丝。通过调整聚合物溶液组分和工艺参数（电压、接收距离、推进速度、接收滚筒转速），可以制备多种适用于组织修复的纤维膜。纳米纤维膜具有多孔结构、高比表面积和良好柔韧性。多孔结构有利于神经修复时髓鞘碎片清除交换效率和细胞的浸润，高比表面积促进细胞界面黏附，而良好的柔韧性有利于维持结构完整和减少对周围组织的伤害以及炎症反应。

静电纺丝纤维可通过调整纤维排列方向和纤维直径从而影响神经组织再生效果。利用静电纺丝技术可以制备神经仿生的纵向排列纤维，从而更好地提供细胞支撑作用，促进轴突纵向延伸、雪旺细胞定向迁移和分化。此外，已有研究表明，不同的纵向纤维直径可以调节雪旺细胞的相关蛋白表达，从而影响神经组织的再生修复效果，如零蛋白和髓鞘相关糖蛋白。综上，纤维排列特征和纤维直径可通过调整神经元细胞和雪旺细胞行为及活性，进而促进外周神经损伤修复。这主要归因于纵向经典纺丝纤维可以模拟细胞外基质并给予轴突生长锥和雪旺细胞机械刺激，并调节细胞骨架重组和细胞黏附能力，促进轴突向远端定向延伸。

2) 微纳结构神经修复导管的优化策略。在官腔内增加通道和微通道是改进神经导管（NGCs）的一种方法，它为再生的轴突提供从近端到远端的指向性导向，模仿天然神经组织的神经束结构，诱导再生神经纤维形成神经束。例如，具有1、4和7个腔内亚毫米级通道的胶原蛋白神经导管，与NeuraGen®导管相比，交联的胶原NGCs显示出膨胀减少、降解增加以及较低的压缩强度，并观察到背神经节细胞在管腔内生长。相对于管腔内的微通道，在神经导管管壁上构造微通道有利于细胞黏附和轴突延管壁微通道延伸，提高神经重构效率。例如，利用单向冷冻技术在壳聚糖神经导管管壁上构造20~60μm的微通道，诱导雪旺细胞和轴突在通道内纵向延伸，可达到最大轴突延伸方向一致性和最小的轴突错配概率。

神经导管的表面拓扑形貌是另一种影响细胞黏附、细胞分化和轴突定向延伸的有效途径。首先，纵向槽道可作为物理导向线索，引导轴突方向生长，有助于神经细胞沿着特定的路径重新连接和形成功能性的神经网络。其次，纵向槽道雪旺细胞完成轴突分选，形成有序细胞层和宾格尔带，促进髓鞘化过程和提高神经传导效率。微纳级纵向槽道增大比表面积，增强细胞与导管表面的相互作用和黏附力。例如，利用光刻技术制备二氧化硅微米纵向槽道模具并通过倒模法制备表面具有纵向槽道的PCL薄膜（微槽宽度为5μm、10μm、15μm和20μm），其纵向微米槽道支持NG108-15细胞分化轴突延微槽延伸，并在10mm大鼠坐骨神经损伤缺损处促进神经再生。除此以外，微槽道的立体形貌也会对细胞行为和神经修复效果产生影响。例如，将三种微槽道形貌的PCL-PLA膜神经导管，即斜壁（SL）、V形（V）和方形（SQ）植入10mm大鼠坐骨神经损伤缺损处（图4-10），SL槽导管在轴突面积、髓鞘面积、轴突数量、肌肉重量、神经再支配和腓肠肌电刺激方面得到了与自体移植物对照相当的恢复效果，表现出更好的神经再生效果。

神经导管腔内纵向填充物是一种神经组织结构仿生的神经导管结构。这种神经导管支架由中空导管与前内纵向纤维填充物构成。区别于支架表面的二维形貌，腔内纵向填充物的优势是能够为导管内部再生的轴突和雪旺细胞提供三维立体的黏附基底，在立体维度上更贴近天然神经组织结构，从而促进神经修复。通过利用壳聚糖为原料制备多孔神经导管壁，在导管腔内填充纵向排列的PGA纤维丝，可以构成具有可控物质通透性和立体三维支撑引导结构的复合神经导管。其中，壳聚糖微孔导管促进神经残端的血管形成以及跨壁血管浸润，从而为雪旺氏细胞迁移和轴突延伸提供营养供给。同时，腔内纵向排列的PGA纤维为雪旺细胞提供黏附基底，诱导雪旺细胞依附PGA纤维纵向排列形成宾格尔带，从而促进轴突生长锥向远端延伸，恢复神经支配功能。

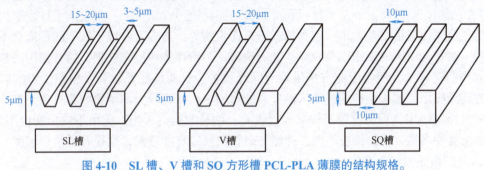

图 4-10   SL 槽、V 槽和 SQ 方形槽 PCL-PLA 薄膜的结构规格。
SL—斜墙   V—V 型   SQ—方形[15]

4.3.4   肌组织

1. 肌组织修复与再生

（1）骨骼肌解剖结构   肌肉组织有三种类型：骨骼组织、心脏肌肉组织和平滑肌肉组织。骨骼肌是唯一可以自愿控制的肌肉类型。心脏是由专门的心肌纤维组成的泵。平滑肌组织通常存在于中空内脏器官（例如肠、胃、呼吸道和膀胱）的壁上，负责液体和其他物质缓慢和持续的不自主收缩通过身体内部通道。骨骼肌组织占总体重的 40%~50%，高度组织化的骨骼肌在力的传递等方面发挥着重要作用。在骨骼肌组织中，85% 为多核肌管，15% 为神经系统、脉管系统与结缔组织。骨骼肌由多根取向排列的肌管构成，肌管为圆柱形的多核纤维，单根肌管直径可达 10~100μm，长度可达 45cm，为骨骼肌的功能单位。肌纤维由肌原纤维和重复的肌节组成，肌节是骨骼肌收缩的基本单位，含有细丝肌动蛋白与粗丝肌球蛋白。肌管由肌内膜包被，然后数十根肌管由肌束膜包被构成肌束，最后多根肌束由肌膜包被构成肌肉组织。肌内膜、肌束膜与肌外膜共同提供骨骼肌组织的支撑，维持力的传递与组织的收缩。

（2）骨骼肌损伤与再生

1）损伤与再生。肌肉损伤后再生是 ECM 和肌管成熟、神经支配及新血管生成的过程。骨骼肌具有一定的再生与修复能力，小范围损伤时可自修复。首先基底层释放出成纤维因子等，肌卫星细胞被激活，开始增殖活动并沿基底层迁移至伤口部位。然后不对称分裂为成肌细胞与肌卫星细胞，后由成肌细胞融合为肌管进行自身修复。但当骨骼肌出现大范围的损伤后会造成体积肌肉缺损，大量肌卫星细胞的损伤与基底膜的破坏限制了肌管的形成，在修复过程中，由于大量成纤维细胞与少量的肌卫星细胞浸润伤口，导致 ECM 大量沉积，最终形成瘢痕组织。由于神经组织的缺失，损伤的肌肉组织缺乏动作电位介导的肌肉收缩，从而导致萎缩。而脉管系统的缺失会影响氧气与营养物质的运输，导致肌肉与神经缺血。体积肌肉缺损极大地影响了神经支配与营养物质的运输，会导致骨骼肌功能永久性缺失。

骨骼肌再生过程中，多核肌管的形成涉及多个步骤，可分为初级融合与次级融合。在初级融合期，细胞发生行为主要包括迁移、伸长、识别与融合，由白介素 -4、整合素等蛋白调控，最后形成初级肌管；次级融合为单核成肌细胞与初级肌管间融合生成成熟的次级肌管，涉及的主要因子包括血管细胞黏附分子等。

2）损伤后治疗。骨骼肌具有很高的再生能力，但发生体积肌肉缺损后很难修复。体积肌肉缺损是肌肉自然修复机制被淹没而导致骨骼肌功能慢性缺失的一种疾病。体积肌肉缺损发生的主要原因包括战斗、车祸、骨折或退行性疾病等，造成上肢或下肢不同程度且不可逆的神经、血管与肌肉的损伤以及收缩功能的缺失。为治疗体积肌肉缺损，通常使用的临床手段为自体肌肉移植，但由于此方法风险与问题较多，目前已经开始开发组织工程的肌肉模型，并逐渐应用到体积肌肉缺损临床治疗前的模型中。体型较大的动物如狗或猪，基于生物材料的骨骼肌组织工程会改善肌肉缺失处也会有明显的肌肉再生。但由于缺损部位不规则，缺失肌肉类型多样，损伤部位不同，神经与血管的修复难度较大，也提升了治疗难度。

2. 肌肉再生的纳米技术

最近关于先进生物材料的研究中，纳米技术的应用，包括提供对表面特性的精确控制，变得至关重要，因为它可以创建与天然 ECM 的结构和力学性能非常相似的支架。这种 ECM 模拟结构工程促进了细胞黏附、增殖和分化，增强了肌肉组织的再生能力。纳米材料可用作生长因子、细胞因子和其他生物活性分子的靶向和受控释放的载体。这种局部递送通过促进血管生成、减少炎症和刺激肌生成来增强肌肉再生。纳米材料独特的物理、力学和电学特性可以克服传统生物材料的局限性，如缺乏强度、导电性和纳米纤维形态。通过纳米结构表面实现的纳米形貌可以影响细胞行为，有效引导肌肉细胞的排列和成熟。纳米图案基质促进成肌细胞排列、肌管形成和功能性肌肉组织结构的发育。此外，结合不同纳米级成分的复合材料在机械增强、控释能力和改善细胞相互作用方面显示出应用前景，能有效改善细胞行为并控制干细胞的分化及其成熟，可用于肌肉组织工程。

（1）用于肌肉再生的纳米材料　人造肌肉领域是一个高度跨学科的研究领域，在过去 30 年中发展迅速。随着组织工程与纳米技术的进步，许多新的碳基纳米颗粒和多孔聚合物薄膜被发现和合成，从而能够制造用于执行器和储能装置的微/纳米结构。特别是碳纳米管、石墨烯和富勒烯、以其优异的孔隙率和良好的导电性，在人造肌肉领域引起了人们的关注。

常用于肌肉再生的纳米颗粒包括：碳纳米管（Carbon nanotubes，CNTs）、石墨烯（Graphene oxide，GO）、外泌体与纳米金颗粒（Gold nanoparticles，AuNPs）。CNTs 是圆柱形碳管，具有高纵横比和纳米直径，可明显长于 100nm。它们具有优异的力学性能、大表面积和导电性能。GO 是碳的同素异形体，存在于具有蜂窝状图案的二维单层中，在碳层之间具有 π-π 键。碳原子在六边形框架中的距离约为 140nm，整体强共价键使石墨烯的结构保持比钢高几百倍的抗拉强度。其他纳米颗粒，如外泌体和 AuNPs 可以与蛋白质结合使用，实现靶向递送，目前已被用于骨骼肌再生。

（2）骨骼肌纳米组织工程　通过组织工程制造功能性 3D 肌肉组织，作为一种替代疗法具有巨大潜力，因为它可以恢复受损肌肉组织的结构和功能。通过赋予具有仿生物理特性和结构并整合骨骼肌和其他细胞（如内皮细胞和神经元）来加速肌肉组织的形成和整合。为了模仿高度排列的肌肉纤维和有组织的血管网络，如天然肌肉组织，已经开发了各种纳米和微加工技术。生物打印，包括原位和非原位，以及静电纺丝技术已用于以可扩展的方式整合和植入不同类型的细胞。此外，基于水凝胶的生物墨水可以用特定的纳米材料（如 GO、AuNPs、外泌体和 CNTs）进行强化，以增强其可印刷性和力学性能。

目前骨骼肌纳米组织工程大致可分为三种。第一种是原位组织工程，主要是使用纳米生物材料与细胞因子或旁分泌信号细胞结合，通过向宿主细胞提供线索来驱动内源性再生。第二种方法是体内组织工程，主要是将分离的肌肉细胞与纳米生物材料结合，直接将这些细胞植入肌肉损伤部位的体内，实现缺损部位的治疗。第三种是体外组织工程，是通过工程手段使细胞与纳米生物材料结合并在体外培养成熟，进行移植治疗或药物筛选的研究。这些多样化的策略及纳米生物材料不仅提供机械增强，还引入了独特的功能，如 pH 响应性和导电性。此外，纳米材料能够靶向和控制各种生物分子的递送，包括 miRNA、蛋白质或药物，从而改善生物墨水的生物学特性。这些混合生物墨水密切模仿天然细胞外基质的解剖结构和功能，以改善组织工程肌肉性能和再生。

（3）用于骨骼 - 肌肉 - 组织工程的对齐纤维支架　纤维材料作为组织工程结构的基础材料受到广泛关注。纳米级纤维具有显著的相关性，因为它们模仿 ECM 蛋白（例如，直径为 260~410nm 的胶原蛋白）的纵横比和尺寸，并且它们的高表面积体积比促进细胞黏附、迁移、增殖和分化。纳米纤维由许多天然和合成聚合物制成，对齐的纳米纤维有助于成肌细胞的对齐，是迈向成功肌肉组织工程的关键一步。

1）纳米纤维的制备。静电纺丝广泛用于纳米纤维材料生产，因为它与各种聚合物体系相容，并且能够生产稳定、机械一致的纳米纤维。静电纺丝涉及通过连接到高直流电压源的金属或塑料针将聚电解质溶液送入，从而形成聚合物溶液射流，该射流指向接地集电极。高电荷聚合物射流在到达收集器的途中伸展到其原始长度的许多倍，并随着溶剂的蒸发而形成纤维。与其他制造方法生产的纳米纤维相比，静电纺丝纳米纤维具有多项优势，例如可以控制纤维直径和排列，以及制造复合纳米纤维。

2）纳米纤维形貌线索对肌再生的影响。微图案基底提供的地形线索以通道、脊、连续的波浪状图案或柱的形式呈现，这些柱子要么凹入二维表面，要么从二维表面凸出。在静电纺丝各向异性纤维的情况下，细胞黏附在纤维上并通过沿纤维长度伸长来响应。各种成分的排列纳米纤维已被证明可以促进成肌细胞的排列，并支持成肌细胞的融合和分化，但用于肌肉组织工程的支架还必须促进肌管的进一步成熟，以及电导率或收缩性。因此，未来研究应集中在将其他线索与排列的纳米纤维基质提供的地形线索相结合，以加速肌管形成，例如纳米纤维的化学修饰和导电成分的加入。

3）纳米纤维其他线索对肌再生的影响。将导电材料掺入对齐的纳米纤维中是一种通过将地形线索与电线索相结合改善肌再生的方法。导电材料的存在将增强体外的肌源分化，而电活性纤维也能促进肌管在体内进一步成熟为肌纤维。

4.4　其他修复与再生纳米材料

4.4.1　微针材料

1. 微针技术简介

皮下注射作为主要给药方式之一，为小分子、核酸、多肽、蛋白等药物提供了一种快速、直接、低成本的给药途径。然而，皮下注射需要专业人员进行给药操作，且其作为一种侵入性的给药方式给患者带来疼痛的局限性，使得开发新型给药方式的需求始终存在。为了提高给药过程中患者的依从性和给药的便捷性，人们设想并尝试将针头微型化以解决过去治疗中存在问题。

微针（Microneedle，MN）是一种直径为微米级，通常高度在1000μm以内的小型针体。多个此类针体能够以阵列的形式附着在基底上，施加机械力时，微针阵列能够穿透角质层并进入表皮层，同时避开真皮层中的血管和神经，在以微创形式给药物递送创造通道的同时避免了疼痛的产生，提高了给药的便捷性和患者的顺应性。此外，微针在各种生物膜中产生的孔道还可用于体液的采样和特定器官内的给药。

1976年，ALZA公司首次在专利中设想了用于药物递送的微针阵列。然而，直到20世纪90年代，高精度微电子加工工具的出现才让微针的规模化生产成为可能。1998年，第一篇阐述微针经皮给药的研究论文发表。时至今日，以微针为平台的生物医用纳米材料和药物应用已经拥有了多种作用机制，包括实心微针、涂层微针、可溶性/可降解微针和空心微针等，如图4-11所示。

1）实心微针。可用作皮肤的预处理。微针插入皮肤后取出，药物制剂能通过微针作用产生的通道扩散至皮肤中。

2）可溶性/可降解微针。利用水溶性材料或生物可降解材料制备的微针，药物通常封装于微针的基质内。此类微针中，微针内的药物在微针插入皮肤后随着封装材料的溶解或降解而逐渐释放。

3）涂层微针。在实心微针外表面涂覆亲水性药物。微针插入皮肤后，药物涂层溶解进入皮肤后取出微针。

4）空心微针。空心微针拥有空心的针体。液体制剂可以经由微针的针孔输入皮肤。

以上分类方式描述了微针在皮肤中的应用情形。此外，皮肤之外的其他部位（如眼和肠道）也能成为微针应用的场景。

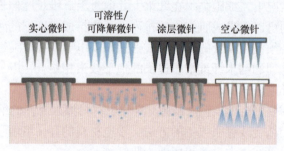

图4-11　微针的作用形式

2. 微针制备工艺

（1）光刻和蚀刻　以硅基微针为代表，光刻和蚀刻用于微针形态的设计。通过将光刻胶以一定的形式旋涂在硅片上，光刻胶和氧化膜牺牲层对硅基板的部分位置施以保护。蚀刻的过程分为干法和湿法，干法蚀刻中，惰性气体（如氩气）被高能单向电极电离，离子在单一方向上高速撞击硅基板，由此进行各向异性蚀刻。湿法蚀刻使用化学蚀刻剂在基板上产生图案，以硅基板为例，通常使用氢氧化钾溶液进行蚀刻，湿法蚀刻速率更快，但不利于微针结构的精细控制。

光刻和蚀刻工艺可以制成实心或空心的微针。另外，在聚合物微针的光固化中，也能通过与光刻胶具有类似功能的掩膜引导微针成形。

（2）浇铸　对于可溶性微针或可降解微针，溶剂浇铸法是指将负载药物的基质溶液浇铸到微针模具上，通过空气干燥或冷冻干燥去除溶剂，使基质材料在微针的模具（通常为PDMS 等软质模具）中成形。

通常，第一次添加的溶液含有药物，以真空或离心的手段使溶液充分填入模具孔内，排除模具内原有的气泡。去除溶剂后，第二次浇铸基底溶液，用于填充模具空隙中的剩余空间并在模具表面形成一层薄膜基底以形成贴片。将成形的固体微针从模具剥离即可完成制备。用此法制备的微针基质需要能溶解于适当的溶剂中，干燥后需要具有一定的强度以插入皮肤。

一些液态聚合物单体也可以用于微针浇铸制备。混合引发剂的待聚合单体充分填充模具空隙后，可以在紫外光或加热的条件下原位聚合固化形成微针。

（3）液滴吹气　传统的可溶性微针在溶剂浇铸过程中需要从模具中剥离制备完成的微针，在不损失药物的同时完成这一流程是可溶性微针制备的一项挑战。液滴吹气法提出了一种新型溶解性微针制造方案，即将聚合物液滴通过吹气形成微针。气流作用于聚合物液滴参与微针的成形和固化，减少了药物在模具中的损耗，无需加热和紫外线照射让液滴吹起法成为一种条件温和的工艺。

具体到制备工艺，液滴吹气法制备微针首先在一块平板上滴下若干聚合物液滴作为微针基底，随后在基底液滴的位置滴入载药液滴，覆上另一平板。控制两板间距使液滴在液体张力下呈现一定形状，在气流作用下，微针成形，分离上下两板层即得微针阵列。

3. 微针材料

（1）无机材料微针

1）硅基微针。以硅为材料的微针具有足以插入皮肤的强度，这使硅可用于制造实心微针和涂层微针。在有关微针的研究兴起的阶段，硅是一种被大量研究的材料，在金属加工技术没有如今完善的 20 世纪末，使用蚀刻和光刻技术可以精确制造长度为 100μm 甚至更精细的微针。然而，硅基微针制造所用设备复杂、成本高昂。由于硅单质不具有生物相容性和可降解性，当硅基微针在皮肤中断裂并残留在组织内部时，可能导致安全问题。现阶段，硅基微针更多地用于微针模具的制造。

2）金属微针。金属微针已通过激光烧蚀、激光切割、湿法蚀刻和金属电镀方法制备。金属在医疗领域的应用历史悠久，以不锈钢和钛合金为代表的金属材料具有较好的生物相容性和力学性能。不锈钢的生物相容性已经在长时间使用中得到检验，但其在体内的耐蚀性相对不足，但通常在微针使用时间内，腐蚀问题不会造成太大影响。钛合金具有更优秀的耐蚀性且被认为是安全的，但仍需更多临床数据支持。

目前，已有一些金属微针在圆柱形表面被制备，形成滚轮并上市销售。微针滚轮作用于皮肤，用于皮肤的预处理，可以增强皮肤的再生修复和药物的导入。

3）陶瓷微针。另一种用于生产微针的材料是陶瓷，陶瓷微针使用微成形技术，通过将陶瓷浆料浇注到微模具中来生产。生产陶瓷微针材料的主要成分是氧化铝，其性质稳定，铝原子和氧原子间存在高能离子键和共价键，这使得陶瓷难以受到腐蚀和不利环境的影响。陶瓷材料在压缩下能保持良好的力学性质，其内部存在的多孔结构还能容纳一定量的活性物质，可通过控制陶瓷材料的孔隙来释放其内容物。

（2）有机材料微针

1）可溶性 / 可降解微针。与先前描述的无机材料相比，一些聚合物由于具有可降解性、低毒性、低成本、合适的强度和良好的生物相容性，成为新一代微针制备选用的基材。一般来说，聚合物的强度低于硅、金属和陶瓷，但具有更高的韧性。

已经有多种合成高分子材料被用于制备微针，如：聚甲基丙烯酸甲酯（poly（methyl methacrylate），PMMA）、聚乳酸（Polyactic Acid，PLA）、聚羟基乙酸（Polyglycolic acid，PGA）、聚乳酸-羟基乙酸共聚物［poly（lactic-co-glycolic acid），PLGA］、聚乙烯吡咯烷酮（Polyvinyl pyrrolidone，PVP）、聚乙烯醇（Polyvinyl alcohol，PVA）和聚苯乙烯（Polystyrene，PS）等。

天然来源的多糖聚合物同样广泛用于微针制备，典型的材料有：羧甲基纤维素（Carboxymethyl cellulose，CMC）、支链淀粉（Amylopectin）、糊精（Dextrin）、羟丙基纤维素（Hydroxypropyl cellulose，HPC）、海藻酸盐（Alginate）和透明质酸（Hyaluronic acid，HA）等。

这些合成或天然来源的大分子聚合物制备的微针具有足够的强度以穿透皮肤，输送负载的治疗性物质。这些材料能够溶解或在皮肤内降解，解决了材料安全性和不可降解针体处置问题，成为当前较为理想的微针材料。从小分子到蛋白和纳米颗粒，可降解的聚合物微针已经用于在皮肤上递送不同类型的治疗药物。

2）水凝胶微针。水凝胶微针通常通过聚合物混合交联或加入适当交联剂在模具中形成水凝胶。水凝胶的三维网状结构能够在吸收组织液的过程中溶胀，调节其内部药物的释放。溶胀过程中，水凝胶微观结构的孔隙增大，药物经由这些孔隙从微针贴片的贮库扩散至真皮进入循环。水凝胶的此类性质有助于延长透皮给药的时间。同时，溶胀程度也能通过添加致孔剂碳酸氢钠来调节。

（3）涂层微针　微针可通过多种工艺进行涂覆。在实际应用时，大多数情况下使用具有一定黏度的水溶液来浸渍或喷涂微针，以在干燥期间将更多的制剂保留在微针上。

涂层溶液中含有表面活性剂、增稠剂、稳定剂等成分，这些成分可以增加涂层在微针表面的均匀性和插入皮肤后的有效性。表面活性剂能促进药物溶液在微针表面的铺展和均匀分布，改善涂层的润湿性，具有代表性的材料有吐温20（Tween 20）、泊洛沙姆188（Poloxamer 188）等。增稠剂，如黄原胶（Xanthan gum）、甲基纤维素（Methyl cellulose）、羧甲基纤维素、海藻酸钠、蔗糖、透明质酸、甘油、PVP、PLGA等用于增加涂层厚度。包衣溶液配方中添加的葡聚糖、海藻糖、蔗糖、菊粉和葡萄糖等稳定剂，可以减少包衣干燥过程中对生物活性药物的损害。

涂层微针可用于递送小分子、蛋白质、核酸等多类物质，但其较小的载药量使其更适合递送小剂量即可起效的药物。

4. 微针在组织修复和再生中的应用

在组织修复与再生领域，应用微针递送药物具有许多独特优势：①与皮下注射或静脉注射等传统给药方式相比，微针给药侵入性较小，具有良好的依从性；②微针的强度可以支持针体轻松穿过物理屏障以创建药物输送通道，提高了药物局部浓度和特定部位的生物利用度，减少了药物全身递送带来的潜在副作用，一定程度上避免了肝脏首过效应；③微针可以整合生理响应性材料以及合理的结构设计，针对酸碱度、活性氧、温度和湿润程度等信号实现药物的可控智能释放，长时间维持局部药物浓度；④微针可以根据不同的疾病模型，装载不同尺寸的药物，包括小分子、大分子、核酸、纳米颗粒、细胞外囊泡以及活性细胞等药物，对症下药，实现组织的修复与再生；⑤微针具有可定制性，可以适应病灶形状，实现组织表面与微针的精准牢固贴合。以下介绍几类微针在组织修复和再生中的应用场景。

（1）心血管修复　微针可用作细胞递送载体，其能够在组织器官表面精准贴合的性质适应了其在心血管疾病治疗方面使用的细胞疗法的需要。注射心脏来源的心脏基质细胞（Cardiac stromal cell，CSC）目前已经在部分临床试验中被证实有效，其能对轻度至中度心肌梗死起积极效果，但传统注射方法的细胞保留率低下，且在注射后一天内仅有不到 10% 的细胞药物会被保留至原位。微针贴片为提高药物生物利用度提供了一种有效的治疗策略，其针体作为贴片与宿主心肌相互作用的通道，使得原位移植的贴片可以从心脏获取间质液和营养成分。例如，整合有 CSC 的基于聚乙烯醇的新型微针贴片，通过 CSCs 释放旁分泌因子，如血管内皮生长因子（Vascular endothelial growth factor，VEGF）、胰岛素样生长因子 1（Insulin-like growth factor-1），可促进受损心脏功能恢复，且在给药后可通过促进血管生成、减小疤痕尺寸以及增强心脏功能的方式进行心肌梗死的治疗。此外，为了进一步提升治疗效果，可以将各种细胞因子包埋在针体内，促进细胞功能的恢复。

（2）伤口愈合　伤口愈合是一个动态且复杂的过程，常规的皮肤创面愈合过程包括止血、炎症、细胞增殖和组织重塑。但由于皮肤肿瘤、糖尿病或感染等疾病引起的伤口创面会造成伤口愈合减缓，最终导致慢性伤口形成。微针由于具有可以稳定地锚定在伤口表面、提高局部药物浓度、避免药物快速清除以及微痛微创的给药方式等优点，很好契合了组织伤口治疗与愈合的需求，近年来越来越多的研究利用微针进行伤口恢复与再生愈合治疗。此外，一些研究根据自然界生物特征设计仿生微针以产生牵引力或黏附力，用于在组织表面闭合伤口或止血。基于此，已有各种模仿蜜蜂倒刺、鲨鱼牙齿以及鹰爪的微针结构用于稳定锚定在伤口表面、拉紧伤口并持续释放药物。

（3）毛发再生　目前，临床上已广泛应用米诺地尔喷涂配合皮肤预处理微针来治疗雄激素性脱发（Androgenetic alopecia，AGA）。鉴于人们已经确定机械力的作用能刺激毛囊生长，微针递药作为一种非侵入式给药方案，具有患者依从性好、操作简便可自行给药、可装载多种药物类型等特点，显示了微针在治疗脱发领域的潜在优势。

尽管已有不同研究报道引起脱发的各种机制，但人们一致认为毛囊干细胞（Hair follicle-derived stem cell，HFSC）受损或破坏是不同诱因下引起脱发的主要原因。重新激活 HFSC 增殖与分化可有效促进毛发再生。有研究利用微针同时递送间充质干细胞来源的外泌体（MSC-derived extracellular vesicle，MSC-EV）和小分子药物以激活 HFSC 可有效促进毛发再生。其中小分子药物可调节 HFSC 细胞内的糖代谢，促进 HFSC 增殖与分化，激活毛发生长周期。MSC-EV 内含有丰富的蛋白质、mRNA 和 miRNA，可在一定程度上发挥 MSC 的功能，在刺激毛囊活性的同时又避免了自我增殖和癌变风险。

脱发还与真皮乳头细胞（Dermal papillae cell，DPC）受损有关，激活 DPC 可促进毛发再生。借助微针共递送脂肪来源干细胞外泌体（Adipose stem cell-derived extracellular vesicle，ADSC-EV）和壳聚糖乳酸盐（Chitosan lactate）可促进 DPC 增殖。ADSC-EV 可从微针针体持续释放并被真皮乳头细胞吞噬，激活 DPC 内 Wnt 信号通路从而促进其增殖，而壳聚糖乳酸盐释放的 L- 乳酸可通过激活乳酸脱氢酶促进 DPC 生长。因此，ADSC-EV 和壳聚糖乳酸盐协同作用可改善毛囊循环，从而利于促进毛发再生。

雄激素性脱发（Androgenicalopecia，AGA）是一种常见的脱发疾病，至今仍缺乏有效的治疗方法。近年来关于 AGA 的病理生理机制研究揭示了其潜在的发病机制。有观点认为毛囊微环境中高浓度的 ROS 和血管化不足可导致毛囊功能障碍，最终引发脱发。在此基础上，利用微针负载二氧化铈纳米酶（Ceria nanozyme，CeNZ）可清除毛囊微环境中的 ROS，并重塑毛囊周围的氧化微环境。同时，微针引起的机械刺激可促进毛囊周围微血管的生成。在毛囊氧化微环境修饰和促进微血管生成的双重作用下，AGA 后的毛发生长得到显著改善。

（4）骨关节修复　当前骨疾病模型治疗方案仍存在诸多不便，如静脉给药难以有效靶向病变部位、传统体内移植方案患者依从性差且存在手术失败风险。近年来，以微针递送为代表的治疗类风湿性关节炎等疾病靶向递送方案因在骨损伤治疗方面具有独特优势，已获得众多科研工作者的关注和报道。

类风湿性关节炎（Rheumatoid arthritis，RA）是一种自身免疫性疾病，由病毒入侵或自身基因、细胞和神经问题等因素引起，通常临床表现为软骨或骨侵蚀、关节肿胀疼痛以及关节畸形等症状。目前临床上常采用口服或注射皮质类固醇、非甾体抗炎药以及抗风湿药物来减缓疾病进展。然而，由此导致的胃肠道紊乱和较差的患者依从性迫切要求开发新的给药方式。此前有研究报道，DEK 蛋白是治疗 RA 的关键性靶点，可以诱导形成中性粒细胞外陷阱（Neutrophil extracellular trap，NET），而 NETs 的形成与炎症性关节炎的发生高度正相关。基于此，装载 DEK 靶向适配体的水凝胶微针贴片可显著减轻胶原诱导关节炎小鼠的炎症并保护关节免受骨侵蚀。此外，装载响应性核酸纳米药物的微针可同时靶向引起炎症的 DEK 蛋白和 TNF 受体 1，并且可以在 ATP 存在的情况下逐渐分解并释放 DNA 链，从而抑制炎症的发展。

银屑病性关节炎是一种慢性关节疾病，常与表面皮肤的银屑病同时发作。银屑病患者的表皮通常异常厚，传统贴剂难以有效渗透，而静脉注射会产生一定的副作用，难以同时兼顾病变皮肤和关节部位的疗效。对此，尖端负载抗炎药双氯芬酸、中间层含有免疫抑制剂他克莫司的多层微针体系可有效解决该问题。给药后，位于针尖的双氯芬酸首先向关节病变部位渗透，并持续性释放药物。中间层与表皮接触，释放他克莫司从而抑制银屑病的发展。总体而言，这种分层式微针可以根据不同组织深度针对特定疾病类型精准给药，从而满足治疗银屑病性关节炎的需求。

4.4.2　抗菌纳米材料

细菌耐药性的广泛传播已成为全球面临的一个极具挑战的健康问题。世界卫生组织预测，2050 年耐药菌感染引发的全球死亡人数将达到 3.5 亿。但是新型抗生素的研发目前几乎停滞。近年来，纳米材料因其独特的抗菌性能受到广泛关注，已报道的纳米抗菌剂超过 400 种，如图 4-12 所示。研究表明，纳米抗菌材料可以有效杀伤耐药细菌且不引发耐药性进化。但是，也有报道发现某些纳米抗菌材料会引发细菌耐药性的进化与传播。

抗菌纳米材料是一种具有抑制微生物生长能力的材料，其研究涉及材料科学、生物学、医学等领域。随着科学技术的不断发展，抗菌纳米材料的研究已经取得了长足进步。在理论方面，抗菌纳米材料的研究经历了从经典理论到现代理论再到智能理论的演进，不断提高了对纳米材料抗菌机制的认识和理解。在技术方面，抗菌纳米材料的制备技术不断优化，应用领域也在不断拓展，为医疗、食品、环境等领域的抗菌问题提供了新的解决方案。

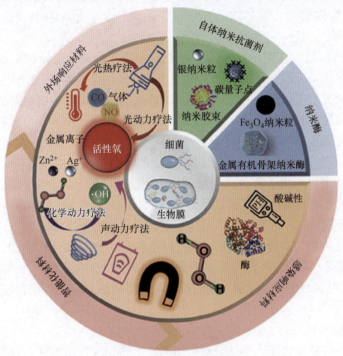

图 4-12　抗菌纳米材料[16]

1. 发展历程

（1）发现阶段　抗菌纳米材料的发现阶段可以追溯到古代，人们发现一些金属如银、铜等具有抗菌性质。但在纳米尺度下材料的特性被人们关注之前，这些发现主要依赖于经验和观察。在这一阶段，人们对抗菌机制的理解还相对较浅，主要是通过材料的抗菌性能进行观察和总结。

（2）理论探索阶段　随着纳米技术的发展，人们开始探索纳米尺度下材料的特性以及其对微生物的影响。在这一阶段，涌现出一系列的理论模型来解释纳米材料的抗菌机制，如表面效应理论、电子转移理论、细胞膜破坏理论、自由基捕获理论、金属离子释放理论等。这些理论为后续的制备和应用提供了重要指导。

1）表面效应理论。纳米材料具有高比表面积和表面能量，表面上的活性位点能够与微生物细胞发生相互作用，导致细胞膜破坏、细胞内部结构改变或细胞代谢受阻，从而达到抗菌的效果。表面效应理论是解释纳米材料抗菌机制的重要理论之一[17]。

2）电子转移理论。一些纳米材料具有优良的电子传导性能，能够与微生物细胞发生电子转移反应，导致细胞内部的氧化还原平衡失衡，最终导致微生物死亡。电子转移理论为解释纳米材料抗菌机制提供了重要的理论支持[18, 19]。

3）自由基捕获理论。纳米材料表面的活性位点能够捕获周围环境中的自由基，从而抑制微生物的生长和代谢。自由基捕获理论是解释一些纳米材料具有抗菌性能的重要理论之一。

4）金属离子释放理论。一些金属纳米材料，如银、铜等具有抗菌性能，其抗菌机制主要是通过释放金属离子，进入微生物细胞内部，与细胞的蛋白质和 DNA 发生作用，从而导致微生物死亡。金属离子释放理论是解释金属纳米材料抗菌性能的重要理论之一。

（3）制备改性阶段 在理论探索的基础上，人们开始着手设计和制备具有特定抗菌性能的纳米材料。在这一阶段，主要包括材料的制备方法优化、表面改性技术、纳米复合材料的设计等方面的研究。采用溶剂热法、溶胶 - 凝胶法等方法可以控制材料的形貌和尺寸；表面改性技术可以调控材料的表面性质，如亲水性、疏水性等；纳米复合材料可以充分发挥不同材料的优势，提高抗菌性能。

（4）应用拓展阶段 随着抗菌纳米材料性能的不断提高，应用范围也在不断拓展。在医疗领域，抗菌纳米材料用于制备医用器械、医用纺织品等，以预防医院感染和交叉感染；在食品领域，抗菌包装材料能够延长食品的保鲜期；在环境领域，抗菌涂料、抗菌过滤材料等可以有效净化环境。这一阶段的特点是应用场景多样化，需求不断增加。

（5）性能优化阶段 尽管抗菌纳米材料已经在多个领域得到应用，但其性能和安全性仍然需要不断优化。在这一阶段，人们将重点放在提高材料的长期稳定性、降低对环境和人体的影响，进一步优化其抗菌性能。通过引入新的材料、优化制备工艺、控制释放速率等方法来改善材料的性能。

2. 智能抗菌纳米材料

抗菌纳米材料的智能化理论是基于对材料与微生物相互作用的深入理解，以及对材料响应性的探索。智能化抗菌纳米材料具有自感应、自诊断和自适应的特性，能根据环境条件变化自主调节、释放抗菌活性，实现精准杀菌，最大限度地提高抗菌效果。

智能抗菌纳米材料理论包括以下几个方面：

1）自感应机制。纳米材料与微生物相互作用时，可以感知环境中的微生物，通过感应信号启动抗菌机制。这种自感应机制可以基于物理、化学或生物学原理实现，如纳米材料与微生物细胞的特异性识别、材料表面的化学变化等。

2）自诊断能力。智能抗菌纳米材料具有自诊断微生物感染的能力，能够实时监测环境中微生物的种类和数量，并及时发出信号。这种自诊断能力可通过改变材料的电学、光学或磁学性质来实现，如纳米材料表面的荧光标记、电化学传感器等。

3）自适应调节。智能抗菌纳米材料能根据环境中微生物的变化来自主调节释放抗菌活性，以达到最佳抗菌效果。这种自适应调节可以通过改变材料结构、设计响应性材料等方式实现，如 pH 响应性材料、温度响应性材料等。

3. 展望

随着科学技术不断进步和应用需求不断增加，抗菌纳米材料的技术呈现出以下发展趋势：

1）多功能性材料。未来的抗菌纳米材料将朝着多功能化方向发展，不仅具有抗菌功能，还具有其他生物功能，如抗病毒、抗氧化、促进伤口愈合等。这种多功能性材料能够满足不同应用场景的需求，并提高材料的综合性能。

2）智能化材料。智能化抗菌纳米材料将成为未来的发展趋势之一。这些智能材料能够感知环境中微生物的存在和数量，实现自主调节抗菌活性，从而提高抗菌效果并降低对人体的伤害。智能化材料的研究将极大地促进抗菌材料的应用和发展。

3）可降解材料。可降解的抗菌纳米材料将成为未来的研究热点。这些材料具有良好的生物相容性和降解性能，发挥抗菌功能的同时不会对环境造成污染，符合可持续发展的要求。

4）纳米生物复合材料。纳米生物复合材料是将纳米材料与生物材料结合起来，利用两者的优势相辅相成，实现更好的抗菌效果和生物相容性。未来的研究将重点放在纳米生物复合材料的设计和制备上，以实现抗菌纳米材料更广泛的应用。

通过对抗菌纳米材料的理论与技术的深入了解，可以更好地把握抗菌纳米材料的研究方向和发展趋势，为其在医疗、食品、环境等领域的应用提供更多的可能性和机遇。

参 考 文 献

[1] WILLIAMS D，ZHANG X D. Definitions of biomaterials for the twenty-first century［J］. Amsterdam：Elsevier，2019.

[2] 丁建东，等. 生物医用高分子材料：上册［M］. 北京：科学出版社，2022

[3] 丁建东，等. 生物医用高分子材料：下册［M］. 北京：科学出版社，2022.

[4] FRANTZ C，STEWART K M，WEAVER V M. The extracellular matrix at a glance［J］. Journal of Cell Science，2010，123：4195-4200.

[5] WANG L，WAN F，XU Y，et al. Hierarchical helical carbon nanotube fibre as a bone-integrating anterior cruciate ligament replacement［J］. Nature Nanotechnology，2023，18：1085-1093.

[6] DISCHER D，JANMEY P，WANG Y L. Tissue cells feel and respond to the stiffness of their substrate［J］. Science，2005，310：1139-1143.

[7] ENGLER A J，SEN S，SWEENEY H L，et al. Matrix elasticity directs stem cell lineage specification［J］. Cell，2006，126：677-689.

[8] WANG X，YAN C，YE K，et al. Effect of RGD nanospacing on differentiation of stem cells［J］. Biomaterials，2013，34：2865-2874.

[9] FERRARI A，CECCHINI M，DHAWAN A，et al. Nanotopographic control of neuronal polarity［J］. Nano Letters，2011，11：505-511.

[10] 丁建东，刘宜勇，憨勇，等. 生物材料表界面与表面改性［M］. 北京：科学出版社，2022.

[11] WEI S，MA J X，XU L，et al. Biodegradable Materials for Bone Defect Repair［J］. Military Medical Research 2020，7（1）：54.

[12] ZHANG X，ZHANG C，LIN Y，et al. Nanocomposite Membranes Enhance Bone Regeneration Through Restoring Physiological Electric Microenvironment［J］. Angwandte Chemie International Edition，2016，10（8）：7279-7286.

[13] BAI Y，ZHENG X，ZHONG X，et al. Manipulation of Heterogeneous Surface Electric Potential Promotes Osteogenesis by Strengthening RGD Peptide Binding and Cellular Mechanosensing［J］. Advanced materials，2023，35（24）：e2209769.

[14] CHEN N，DENG J，JIANG S，et al. The mechanism of dentine hypersensitivity：Stimuli-induced directional cation transport through dentinal tubules［J］. Nano Research，2023，16（1）：991-998.

[15] MOBASSERI A. Polymer scaffolds with preferential parallel grooves enhance nerve regeneration［J］. Tissue Engineering Part A，21（2015）：1152-1162.

[16] CHEN Y，QI J T. Antibiotic-Free Nanomaterial-Based Antibacterial Agents：Current Status，Challenges and Perspectives［J］. Progress in Chemistry，2022，34（11）：2540-2560.

［17］KHEIRI S，LIU X，THOMPSON M. Nanoparticles at biointerfaces：Antibacterial activity and nanotoxicology［J］. Colloids and Surfaces B：biointerfaces，2019，184：110550.

［18］PANDA S，ROUT T K，PRUSTY A D，et al. Electron Transfer Directed Antibacterial Properties of Graphene Oxide on Metals［J］. Advanced Materials，2018，30（7）.

［19］WANG L，ZHANG T，XING Y，et al. Interfacially responsive electron transfer and matter conversion by polydopamine-mediated nanoplatforms for advancing disease theranostics［J］. Wiley Interdisciplinary Reviews-Nanomedicine and Nanobiotechnology，2022，14（5）：e1805.

第5章

生物医用纳米材料在诊断领域的应用

纳米粒子具有可区分于相同元素形成的大尺寸材料的特性，如表面与界面效应、小尺寸效应、量子尺寸效应和宏观量子隧道效应等，拥有光、声、电、磁、热以及其他优异的物理化学性质。利用纳米材料本身或其表面修饰分子对目标生物分子的特异性结合，如抗原/抗体结合、核酸碱基互补配对等，通过检测纳米材料在外源激发下产生的物理/化学信号（如γ光子、X射线、电化学响应、荧光、色度、表面增强拉曼散射等）实现对核酸、蛋白质、小分子物质等疾病标志物的检测。

诊断用纳米材料一般用于制备纳米探针的信号单元（即标记物），因此，不仅要求其在外源激发下能产生强物理/化学信号，还要求其具有良好的生物安全性，以达到低材料毒性和强生物医学功能。根据疾病检测需要对纳米材料进行合适的表面修饰，可达到增加其在水和血清中的分散稳定性和生物相容性的目的。同时，诊断用纳米材料只有和靶向识别分子（识别单元）偶联，构建同时具有特异识别功能和示踪功能的纳米生物检测探针（或传感器），才能发挥作用。

纳米材料的应用为诊断技术的发展提供了新机遇，将推动生物医学检测系统逐渐向小型化、便携、自动化、多功能等方向发展，为传染病、恶性肿瘤、糖尿病、神经退行性疾病和心血管疾病等多种疾病的快速准确诊断提供新方法。

5.1 纳米诊断的基本原理

纳米技术在医学成像和诊断领域发挥着越来越重要的作用。例如，利用纳米粒子作为对比剂，可增强磁共振和超声等成像效果。将纳米材料应用于生物医学传感器，可以高灵敏度地检测生物分子或细胞活动的微小变化，为诊断和治疗提供实时反馈。基于纳米技术的血糖传感器可提供持续、准确的血糖监测，使血糖管理更加精确。基于纳米技术的检测方法大多数适合自动化，并可避免分离操作。精准、易用且快速响应的纳米诊断技术正在逐渐改变疾病预防和治疗的现状。同时，能够为患者提供分子水平探测的纳米诊断技术将为精准医疗奠定基础。

5.1.1 纳米生物医学检测

1. 纳米生物医学检测的基本概念

生物医学检测是利用传感器（或探针）转换生命体的状态、性质和成分等信息，并进一步获取和进行量化分析的技术，因此，传感器与生物医学检测常常密不可分，二者是构成复杂的测量系统以及研制生物医学检测仪器和装置的核心。纳米生物医学检测涉及物理、化学和生物等各个层次的生命体信号，包括生理电信号（心电、脑电、肌电、眼电等）、生理磁信号（心磁、脑磁、眼磁等）、非电磁生理信号（血压、体温、呼吸、血流、脉搏等）和生物量信号（血液、尿液、血气等化学量信号，酶、蛋白、抗体、抗原等）。生物医学信号具有信号微弱、随机性强、噪声和干扰背景强、动态变化和个体差异大等特点，而生物体（特别是人体）的复杂性和特殊性使其对检测系统的可靠性和安全性有特别严格的要求。纳米生物医学检测技术通过使用纳米生物检测探针和传感器获得生命体的各种信息，具有灵敏度高、噪声小、抗干扰能力强、分辨力强、动态特性好等优点，与传统检测技术相比，纳米生物医学检测技术在应对生物医学信号检测面临的各种挑战时具有明显优势。随着纳米技术与微电子学、光电子学、量子化学和分子生物学相结合，将推动集微传感器、微处理器和微执行器于一体的微纳传感芯片系统的推广应用，从而加快生物医学检测技术向微型化、多参数、实用化方向发展。

2. 纳米生物医学检测系统的分类与组成

（1）纳米生物医学检测系统的分类　纳米生物医学检测系统主要分为活体检测（in vivo）与离体检测（in vitro）两类。前者是人体处于机能状态下进行的临床检查，或者是对机体的结构与功能状态进行的测量，如心电图和血压检查等。根据检测系统是否侵入机体内部，活体测量又分为无创检测和有创检测两大类，如有创血压测量和无创血压测量。后者是对离体的体液、尿、血、活体组织和病理标本之类的生物样品进行检测。离体检测具有稳定性好和准确度高等特点，在病理检查和生化分析中应用广泛。

（2）纳米生物医学检测系统的组成　以人体为被测对象，纳米生物医学检测系统主要包括信号的检测（采集）、传输、存储、加工处理和监视读出等。

1）信号采集。人体生理系统提供需检测的各种生理能量或信息，如生物电位、压力、流量、位移、速度、温度、化学浓度、阻抗等，在外部刺激下，如敲打跟腱、刺激视觉（如闪光）、听觉（如声音）、触觉、对神经系统某些部位进行电刺激等，使人体生理系统作出反应。

2）纳米传感器或检测探针。将来自生命体的能量和信息转换成可以检测的信号。

3）信号处理。将已转换成电信号的信息进行放大处理或模数转化等其他变换。

4）信号记录与显示。将放大处理后的生物信息转换为可直接观察的形式。按工作原理不同，记录与显示设备主要分为直接描记式记录器与数字式显示器。

5）数据处理和传输。从人体采集到的信号很弱，信噪比低，所得数据需采用各种统计分析方法，对信号进行叠加、频谱分析、直方等相关处理，再传输到医院各个门诊科室和病房，实现异地诊断和实时诊断，从而提升诊断效率。

6）控制和反馈。将部分输出信号反馈到输入部分，从而使系统按某一方式工作。

5.1.2　纳米生物医学传感器

1. 纳米生物医学传感器的基本概念和原理

（1）纳米生物医学传感器的基本概念　传感器是能感受特定被测量并将其转换为可测量信号的器件，通常由敏感元件、信号转换元件（换能器）和电子线路组成。生物医学传感器是一种利用生物活性分子作为识别元件，将目标分子的相关信息转变成可定量测量的物理、化学信号，从而实现对生命过程相关分子的检测和监测的装置或系统，主要由生物识别元件（敏感元件）和信号转换元件组成。随着纳米科技发展而兴起的集信号输出功能单元和靶向识别功能单元于一体的纳米检测探针，实际上也是特异性感受被测量并将其转换为可测量信号的传感器，只不过是可移动的而已。因此，后续讨论中的纳米生物医学传感器也包括纳米生物医学检测探针，不再区分。

生物识别元件是具有分子识别能力的生物活性分子或含有生物活性分子的物质，如组织切片、细胞、细胞器、细胞膜、酶、蛋白质、抗原、抗体、核酸、有机物分子等，它们是实现目标分子检测的关键。信号转换元件主要包括电化学电极（如电位、电流的测量）、光学检测元件、热敏电阻、场效应晶体管、压电石英晶体及表面等离子共振器件等。生物识别元件与待测物特异性结合后，可引起化学或物理变化，产生的复合物（或光、热等）通过信号转换元件变为可以输出并被测量的电信号和光信号等，从而达到分析检测的目的。例如，抗体可以与特定的抗原结合，酶可以催化底物的转化，核酸可通过互补配对进行靶标分子的检测。采用纳米生物检测探针的传感原理是一样的，只不过分子识别信息的转换单元是能给出检测信号的功能纳米材料。生物传感器能够在复杂的生物环境中快速、选择性地检测目标分子，使其在多个领域具有广阔的应用前景。

纳米生物医学传感器是利用纳米技术将生物识别元件与信号转换元件相结合，实现对生物分子快速、灵敏检测的装置或系统。纳米技术的迅速发展为生物传感器带来了新的机遇。利用纳米材料转换和给出信号可提高生物传感器的灵敏度和重现性。例如，将纳米颗粒作为生物传感器的信号转换器和放大器，可提高检测的灵敏度；将纳米纤维作为传感器的载体，可增加传感器的稳定性和可重复使用性。因此，纳米生物医学传感器具有灵敏度高、检测限低、小型化、响应快速、可实时监测和可重复使用等特点，能够在分子水平上对物质进行快速和微量分析，是一种获取人体生理和病理信息的先进工具。

（2）纳米生物医学传感器的分类　纳米生物医学传感器的分类方法有多种，按照测定方式可分为间接测量传感器和直接测量传感器。间接测量方式中，将生物识别元件中的生物敏感物质与待测物发生化学反应所产生的化学或物理变化通过信号转换器转变为电信号进行测量；直接测量方式中，使酶反应伴随的电子转移、微生物细胞的氧化直接在电极表面上发生，根据电流变化即可测得底物浓度。

（3）纳米生物医学传感器的特性和要求　纳米生物医学传感器是纳米技术、电子信息技术与生物医学相结合的产物，用于检测人体相关的生理特征信息，具有广阔的应用前景。医疗保健高层次的追求，早期诊断、快速诊断、床边监护与在体监测等对纳米传感技术的需求，生命科学深层次研究中的分子识别、基因探针、神经递质与神经调质的监控等对纳米传感技术的依赖，为纳米生物医学传感器的发展提供了客观条件，同时也对纳米生物医学传感器提出了特定要求。

纳米生物医学传感器在化验、诊断、监护、控制、治疗、康复、健康管理等方面发挥着越来越重要的作用。人体是一个有机整体，各个系统和器官都有各自的功能和特点，但又彼此依赖、相互制约。从体外或器官内检测到的信息，通过多种物理化学参数和生物参数的综合映射，既能表达被测系统和器官的特征，又能显示其他系统和器官的影响。然而，利用纳米生物医学传感器从这种信息复杂关系中提取有价值的信息，常遇到种种制约和困难。因此，为满足医疗健康领域的应用需求，纳米生物医学传感器（探针）必须具备如下特性：

1）高灵敏度、高信噪比、高选择性，确保微小信息的高保真度。一般无须进行样品预处理，测定时一般不另加其他试剂。

2）线性好，能快速响应，体积小、样品用量少，可实现连续原位检测。

3）优异的稳定性和互换性，保证输出信号不易受环境影响，可反复多次使用，准确度高，相对误差 <1%。成本远低于大型分析仪，便于推广普及。

4）集成化与功能化，高灵敏度，智能化，体积小、便携、可实现连续原位监测，可进行活体分析。

2. 纳米生物医学传感器常用敏感材料

生物医学传感器常用的敏感材料有半导体、石英、功能陶瓷、功能高分子、金属和生物材料等。纳米材料的应用既可使传感器灵敏度显著提高，又方便生物分子功能化。与块状或薄膜平面器件相比，纳米线和纳米管等一维纳米材料更适合于纳米传感器，可作为换能器来转换信号或用作导线来传输信号。可用于纳米生物医学传感的纳米材料种类繁多，主要包括以下几种。

（1）半导体材料 半导体材料按化学组成可分为元素半导体材料、化合物半导体材料、有机半导体材料等。半导体内载流子密度可以在很宽范围内变化，根据这种变化可控制其电阻值，这是半导体的主要特征。外部对半导体的作用可以改变半导体内电子的运动状态和数目，从而能将外部作用的大小转换成易于检测的电信号。这种半导体的电子特征，就是半导体敏感元件工作的基本特性。虽然用于敏感元件的半导体材料几乎都是无机化合物，如 CdTe、ZnO 和 SnO_2 等，但是，有机化合物中也有显示半导体性质的，有望作为未来新一代敏感材料。

（2）石英敏感材料 石英的化学组成为 SiO_2，其晶态形式即石英晶体的六角锥体，为各向异性材料，不同晶向具有不同的物理特性，在直角坐标系中，沿不同的方位进行切割，可产生具有不同几何切型的晶片。石英晶体具有压电特性，即它的弹性和电学性质为相互耦合。每一种晶片都以一定的几何切型为依据，它们的力 - 电转换类型、转换效率、压电系数、介电系数、弹性系数、谐振频率、温度特性等都不一样，这些参数与传感器的设计、制造和使用有密切的关系。非晶态的 SiO_2（石英玻璃）是另一种常用材料，它的物理特性与方向无关，材质纯，内耗小，具有优异的物理性能、力学性能和化学性能，机械品质因数高、弹性储能比大、迟滞和蠕变极小。因此，石英玻璃是制造高精度传感器可靠而理想的敏感材料，如精密标准压力计的敏感元件就是采用石英玻璃制造的。

（3）功能陶瓷敏感材料 功能陶瓷主要用于声、电、磁、光、热、力和化学等信息的转换、传输、处理、存储和检测。根据材料组成结构的易调和可控性，可制备超高绝缘性、绝缘性、半导体、导电性和超导性陶瓷；根据材料的能量转换和耦合特性，可制备压电、光电、热电、磁电和铁电等各种功能陶瓷；根据材料对外场条件的敏感效应，可制备热敏、磁敏、光敏、气敏、湿敏、嗅敏等敏感陶瓷。高效能、高可靠性、低损耗、多功能、超高性能及智能化等一直是功能陶瓷的主流发展方向。目前，功能陶瓷材料的主要研究方向包括智能化敏感陶瓷、压电陶瓷及其换能器、光纤陶瓷材料以及多层陶瓷电容器材料等。

（4）功能高分子材料 功能高分子材料主要包括导电高分子材料、压电高分子材料和高分子化学敏感材料三大类。导电高分子材料按导电原理分为结构型与复合型两大类。作为一种优良的压电敏感材料，聚偏二氟乙烯（PVDF）是压电高分子材料的代表，特别适用于医学超声换能器及植入式器件，具有与人体软组织和水相近的低声阻抗，其内阻大、Q 值低，具有平坦的宽频带响应特性，化学性能稳定。高分子化学敏感材料主要分为气敏材料、离子敏材料和分子敏材料等。随着对特定敏感物质的吸附和脱附，高分子表面电导率或体电导率发生变化，或光学特性、重量发生微小变化，这是主要的敏感机理。

（5）金属敏感材料　金属的特性是电子在金属中自由运动，将其他物理量变为自由电子的运动量并对自由电子的运动予以控制，是金属敏感材料的主要工作原理。自旋排列（即磁性）也是金属具有的一大特点。随着各种不同类型的敏感材料的开发与应用，金属材料的作用相对降低，但其在温度敏感元件和磁敏元件中仍然有重要作用，如纳米金、纳米银等金属纳米粒子。

（6）生物敏感材料　传感器技术的一个重大突破之一就是利用生物物质进行特异性分子识别，理论上说，任何生物功能分子均可作为生物识别元件构建生物传感器。目前，常用的生物识别元件主要包括：酶、抗体与抗原、核酸、受体与配体、离子通道、微生物等。

1）酶。可催化特定分子的化学反应。因特异性催化特性，使酶具有极强的分子识别能力。存在于微生物或组织切片中的酶可直接使用，或纯化后使用。

2）抗体与抗原。抗原是诱导生物体的免疫反应并促使抗体产生的分子；抗体是一种由B淋巴细胞产生的糖蛋白，能特异性识别诱导其产生的抗原。抗原和抗体可选择性地牢固结合，将抗体固定在载体上作为识别元件，通过抗原与抗体之间高度特异性的免疫反应即可实现对待测物的检测。

3）核酸。基于碱基互补配对（胸腺嘧啶 - 腺嘌呤、胞嘧啶 - 鸟嘌呤）的识别过程。

4）受体与配体。通过立体结构的匹配以及离子键、氢键、范德华力和疏水相互作用等来实现受体与配体的特异性识别。

5）离子通道。存在于细胞、细胞膜或细胞器中，具有特异性识别能力。由于离子通道中通道的直径以及中央亲水通道的带电基团和电荷性质的差异，使其对通过的离子具有选择性。

6）微生物。与酶一样能通过催化调控生化反应，但微生物比酶更适合作为催化剂。

7）其他生物仿生感受分子。通过使用人工膜或模拟生物受体或离子通道来实现分子识别功能与生物传感器的设计。

5.1.3　生物医学影像诊断

1. 生物医学影像技术

生物医学影像技术是应用工程学的概念与方法以及物理原理发展起来的先进诊断技术，是窥测人体内部各组织脏器的形态、功能及诊断疾病的重要方法。生物医学影像包含生物医学成像系统和生物医学图像处理两个相对独立的研究方向。前者是指图像形成过程，包括对成像机理、成像设备和成像系统等问题的研究；后者是指对获得图像作进一步的处理，旨在使原来不够清晰的图像复原，或是突出图像中某些特征信息，或是对图像进行模式分类等。生物医学样本通过与光、电、磁、热、声、力、放射线等发生相互作用进行测量，并以图像的方式呈现测量结果，反映样本的各种固有属性。成像模态是基于某种测量原理获取对象特定属性的一类技术方法。按照探测方式不同，现代生物医学成像技术涵盖核磁共振成像（MRI）、正电子发射断层扫描（Positron emission computed tomography，PET）、单光子发射计算机断层成像术（Single-photon emission computed tomography，SPECT）、计算机断层扫描（CT）、超声、光学等十几种成像模态以及众多衍生模态，在组织、细胞或分子水平上为样品的结构、形貌、组分、功能和发展过程的观察提供重要工具。

（1）磁共振成像　磁共振成像是一种极具临床价值的成像模式，它的基本原理是将人体置于一个强的静磁场，对人体施加一个特定频率的交变射频场以激发人体内某类原子核（如 ^1H、^{13}C、^{19}F 等），使被探测的原子核吸收能量并共振。停止射频脉冲后，原子核在弛豫过程中按特定频率发出射电信号，并将吸收的能量释放出来。在人体周围的接收线圈中就会有感应电势产生，被体外接收器收录，经电子计算机对这些信号的接收分析和图像重建处理得到人体的断层图像，这称为核磁共振成像。氢原子核的信号最强，在人体组织内广泛存在（以 H_2O、有机物等形式），因此是 MRI 最常用的原子核。与其他成像模态相比，MRI 具有无电离辐射、无穿透深度限制、高空间分辨率、高软组织对比度、可同时收集生理代谢或分子信息和高分辨率的解剖图像、广泛的临床应用等优势，但也存在相对价格昂贵、总采集时间较长、空间分辨率不及 CT、灵敏度比 PET 低等不足。此外，带有心脏起搏器的患者和有某些金属异物的部位不能做 MRI 检查。

常规 MRI 可利用体内不同组织的弛豫时间不同（纵向 T_1 和横向 T_2）来产生 MRI 图像中不同组织之间的对比，获得详细的解剖信息，从而实现身体内部结构和软组织形态的可视化。而且，利用动态对比增强 MRI（DCE-MRI）、弥散加权 MRI（DW-MRI）和血氧水平依赖 MRI（BOLD-MRI）等脉冲序列成像技术可分别评估脉管系统的生理特征、组织细胞密度以及组织灌注区域红细胞的氧合状态。利用外源性分子探针，如化学交换饱和转移（Chemical exchange saturation transfer，CEST）和顺磁性 CEST（PARA-CEST）对比剂，可特异性探测特定分子和生理事件，如 pH 响应。利用靶向 MRI 探针，可实现对肿瘤分子标志物及相关生化事件的可视化。

（2）核素显像　放射性核素显像主要包括 PET 和 SPECT。二者能反映多种生理过程和疾病状态，已经广泛应用于临床和临床前研究。因为很多疾病的生化变化通常早于解剖学的变化，所以与 CT 和 MRI 等解剖成像相比，PET 和 SPECT 有明显优势。PET 和 SPECT 都使用痕量或微量放射性核素探针（纳克至毫克级别）成像。

PET 利用加速器产生的超短半衰期同位素，如正电子核素 ^{18}F、^{15}O、^{13}N、^{11}C、^{68}Ga、^{64}Cu、^{89}Zr 等作为示踪剂注入人体。它们发射的正电子（e^+）与体内的电子 e^- 结合释放出一对互成 $180°$ 的 511keV 的 γ 光子，用探头的晶体探测得到高分辨率、高清晰度的活体断层图像，显示脑、心脏、其他器官以及肿瘤组织等的生理和病理的功能及代谢情况。PET 具有灵敏度高（$10^{-11}\sim10^{-12}$mol/L）、组织穿透力强、定性和定量分析能力好等优点，可实现整个人体成像。但是，PET 成像设备较昂贵，与 MRI 相比空间分辨率较低。而且，PET 缺少解剖学参数，无法将影像与确切的解剖位置对应，但 PET 与 CT 或 MRI 的双模态成像弥补了这些不足。

SPECT 利用能发射 γ 光子的放射性核素显像，如 ^{99m}Tc、^{123}I、^{131}I、^{111}In 等，具有较高的灵敏度（$10^{-10}\sim10^{-11}$mol/L）和组织穿透力。SPECT 实际上就是一个探头可以围绕病人某一脏器进行 $360°$ 旋转的 γ 相机，旋转时每隔一定角度（通常是 $3°$ 或 $6°$）采集一帧图片，然后经电子计算机自动处理，将图像叠加，重建为该脏器的横断面、冠状面、矢状面或任何需要的不同方位的断层、切面图像。应用双探头的 SPECT 可提高诊断的灵敏度、分辨率和正确性，并缩短采集时间。

与 PET 相比，SPECT 较为廉价，其放射性核素半衰期更长（数小时至数天），适合做纵向研究，但 SPECT 的灵敏度和空间分辨率较低，且难以进行定量分析。然而，小动物

SPECT（micro-SPECT）成像设备的空间分辨率高于 PET，所以 micro-SPECT 适合临床前研究，包括癌症、神经退行性疾病、心脑血管疾病和药物开发等动物研究与临床转化研究。

（3）CT　CT 通过旋转的 X 射线束，围绕患者进行扫描，并利用计算机将多个切片图像合成为三维图像。通过组织或介质对 X 射线吸收能力的不同，CT 可提供更详细、更准确的形态学信息，以区分不同的结构。CT 是目前临床成像的主力，广泛应用于多种疾病的诊断，包括肿瘤、损伤和其他疾病等。与传统的 X 射线检查相比，CT 具有图像获取时间短、空间分辨率高、成本效益高、可用性好、临床实用性和相对简单性等优点。CT 的主要不足之处是有电离辐射，但随着技术的快速发展，CT 检查的辐射剂量已明显降低。与 MRI 相比，CT 对软组织的成像质量和对比度较低，但使用碘对比剂可增强对比度，从而更准确地区分正常组织和病灶区。

单层螺旋 CT 的检测器是单排的，一次只能采集一层投影数据，而多层螺旋 CT 的检测器是多排的，可同时采集多层投影数据，比单层螺旋 CT 的性能上了一个台阶，扫描覆盖范围更大，扫描时间缩短，Z 轴分辨率更高，可获得更好的三维重建图像。传统 CT 大多只能提供形态学信息，灵敏度比较低（$10^{-3} \sim 10^{-2}$ mol/L），使用的对比剂是非特异性的，不能特异地提供生化靶点信息。随着纳米生物技术的发展，人们正在研制靶向 CT 纳米探针，以实现 CT 分子成像。

（4）超声成像　超声成像是利用高频声波在人体组织中行进时声学性质上的差异来获取人体内部影像、实现疾病诊断的一种物理检查方法。这种技术通过超声波在不同组织之间传播速度和反射程度信息不同，经处理后形成超声图像。超声成像具有便于携带、操作简便、实时、伪像少、相对价廉、无电离辐射以及灵敏度（皮克级）出色等优点，广泛用于妇科、产科和心脏病学等领域，但也存在穿透深度有限、主要提供解剖信息、难以成像包含骨骼或空气的结构、缺乏"复用"成像能力、超声探头需通过凝胶耦合到受试者等不足。目前拥有彩色多普勒超声、超宽频、数字声束形成、能量多普勒、谐波成像、三维成像、管腔内超声等多种技术，但主要提供形态学信息。超声造影剂（Ultrasound contrast agent，UCA）微泡通过改变组织的超声特性（如背向散射系数、衰减系数、声速及非线性效应）来改变超声波与组织之间的基本作用（吸收、反射和折射），使受检部位的回声信号增强。尤其是在人体微小血管和组织血流灌注成像方面，应用超声造影剂使超声血流成像更为真实。

靶向超声成像是超声影像技术的重要发展方向。经静脉注入带有特定配体的靶向微泡超声造影剂，使其选择性聚集并较长时间停留于靶组织或靶器官中而产生分子水平的影像，即超声分子成像，其原理为聚集显像。它在显著增强靶区的同时，保持尽可能低的背景噪声，从而在清晰的背景环境下有效地探测到强化突出的靶区病灶，极大提高超声成像对疾病的早期诊断能力。但是，传统微泡的尺寸较大（微米级），目前成像靶点仅限于血管内的分子靶点。研发安全无毒、成像效果好、高靶向、高特异性、组织穿透力强、低剂量和低成本的超声造影剂是未来超声医学发展的关键。作为一种全新的超声造影剂，生物气体囊泡因能够对哺乳动物进行超声分子成像，将为研究肿瘤与免疫等多种细胞中的基因表达提供有力的技术手段，为疾病检测带来重大突破。

超声除了用于影像诊断，还可作为一种治疗手段。应用超声和微泡之间的作用产生的稳定空化作用，可以增加血管和细胞膜的通透性，促进基因转染，实现药物体内定点释放。在较强超声的作用下，应用超声微泡靶向爆破产生的惯性空化效应可促进血栓溶解，实现栓塞治疗肿瘤。大量微泡瞬时破裂，可以拉长、切断或损坏血栓中的纤维，增加纤溶酶与血栓的结合位点，加快其结合速度，进而加速纤溶。将溶栓药物与微泡结合可促进血栓溶解，降低并发症。使微泡在肿瘤新生血管处聚集，惯性空化效应可使微小血管产生裂隙和空洞，损伤微血管和部分周围组织，激活内源性或外源性凝血反应，诱发大面积毛细血管血栓形成，切断肿瘤血供，使肿瘤坏死。

（5）生物医学光学成像 生物医学光学成像是一种利用光学探测手段获取生命体内部结构和功能信息的技术。这种技术既可利用活体组织自身的特性实现成像，也可利用外源性分子探针来提供疾病分子信息，而光学分子探针尤其是荧光分子探针一直是光学成像的重要研究方向。由于检测仪器发展成熟，具有灵敏度高（低至皮摩尔浓度至飞摩尔浓度）、对比度高、分辨率高、成像直观、成像速度快、使用低能光子成像、无辐射、比较安全、相对便宜、可实时无创重复成像等优点，光学成像在探寻疾病发病机理、临床表现、基因病变，了解相应的生理学和病理学信息，疾病诊断和新的医疗手段的开发等方面具有重要的实践意义和应用前景。但是，光学成像的组织穿透深度较低，常不超过几厘米。为了提高成像深度和质量，各种新型近红外二区探针已被开发。同时，为了克服成像深度的限制，光学成像技术（如荧光成像）常用来检测一些处于浅层的组织；或和内镜结合，用于局部病变的检测；或用于手术中，实现荧光手术导航等。

光学成像可分为显微光学成像和宏观光学成像两种模式。荧光显微技术主要包括荧光显微设备、荧光报告分子及标记分子等技术，它的发展给细胞生物学、病理学等领域带来了巨大变革。在宏观光学成像模态方面，多种活体光学成像技术被研究开发出来，包括荧光成像（Fluorescence imaging，FI）、荧光介导断层成像（Fluorescence molecular tomography，FMT）、生物发光成像（Bioluminescence imaging，BLI）、生物发光断层成像（Bioluminescence tomography，BLT）、光学相干断层扫描技术（Optical coherence tomography，OCT）、拉曼成像（Raman imaging）和光声成像（Photoacoustic imaging，PAI）等。

1）荧光成像。基本原理是利用荧光物质在受到特定光源（通常是激发光）照射后发出的荧光来进行成像。具体过程包括：荧光物质受到特定光源激发后吸收能量，从基态跃迁至激发态。处于激发态的荧光物质不稳定，会以光子的形式释放能量回到基态，并发出通常比激发光波长更长的荧光，通过特定的荧光显微镜或其他成像设备来检测荧光即可获得图像信息。这种技术广泛应用于生物医学领域，例如用于标记和追踪细胞、蛋白质和其他生物分子。利用荧光分子探针对肿瘤进行靶向标记，在术中利用荧光成像设备对肿瘤实时成像，可为主刀医生即时反馈，提高术中对微小肿瘤转移灶的检出率和对需要保留的血管和神经的分辨力，有助于完全清除肿瘤转移灶。荧光显影导航技术让外科手术更精准，已是国际专家的共识。

2）生物发光断层成像。用荧光素酶（luciferase）基因标记细胞或 DNA，利用其产生的蛋白酶与相应底物发生生化反应产生生物体内的探针光信号。生物自发光是由生物体所产生的发光现象，所需激发能量来自生物体内的酶促反应，是生物体内的自发荧光，无需外加激发光源，在黑暗中产生光子，因此，荧光素酶法更加灵敏。荧光素酶催化荧光素底物氧化，产生生物发光，可作为分子探针，广泛用于生物检测和成像。常用方法是构建荧光素酶基因的表达载体，转染目标细胞，并移植到受体的靶器官中，观察时注入外源荧光素，目标细胞内即可发生反应产生发光现象，然后利用高灵敏活体生物光学成像系统对靶细胞或靶分子表达进行实时监测。以荧光素酶和底物作为体内报告源的成像方法，仅在活细胞内才会出现荧光，且荧光强度与标记细胞数目线性相关，因此特异性极强，灵敏度极高。由于动物本身没有任何自发光，生物发光具有极低的背景和极高的信噪比。基于此建立的动物模型能更好地理解疾病的机制及过程。荧光素酶发展处于起步阶段，仍然面临诸多问题，目前已知的天然荧光素酶较少，许多荧光素酶需要多个二硫键来稳定结构，因此在哺乳动物细胞中易发生错误折叠；常用的合成荧光素具有更好的光性质，但是天然荧光素酶无法识别；天然荧光素酶的底物特异性较差，应用荧光素酶于活体动物模型和生物样品中，还需考虑其自发荧光或光毒性的问题。随着合成生物学的发展，人工设计合成的荧光素酶或许可以解决这些问题。

3）光声成像。利用脉冲激光照射生物组织，光吸收域产生超声信号。在光声成像中选择合适波长的激光作为激发源，使吸收的光子的能量转化为热能的效率最大，通常从光能转化为热能的效率可达 90% 以上。释放的热量导致吸收体局部温度升高引起热膨胀而产生压力波，这种由光激发产生的超声信号被称为光声信号。因此，光声信号的产生过程就是"光能—热能—机械能"的转化过程。组织产生的光声信号携带了组织的光吸收特征信息。利用超声探测器接收光声信号并对采集到的信号进行适当处理并采用相应图像重建算法，就能得到样品内部光能量沉积的分布。当保证入射光均匀性的前提下，光声重建图像与吸收分布具有一一对应的关系。PAI 是一种非入侵式和非电离式的新型生物医学成像方法，可以利用内源性分子或外源性探针，无创地显示正常组织和疾病组织的解剖信息和生化特征。这种基于光声效应的时域光声谱技术结合了纯光学组织成像中高选择特性和纯超声组织成像中深穿透特性的优点，可得到高分辨率和高对比度的组织图像，从原理上避开了光散射的影响，突破了高分辨率光学成像深度"软极限"（~1mm），可实现 50mm 的深层活体内组织成像。PAI 的穿透深度优于大多数光学成像技术，空间分辨率不受渗透深度的影响，具有灵敏度高（成像剂量为皮克到微克）、图像无斑点、价格相对便宜等优点。但是，PAI 的穿透深度与 CT、MRI 和核素等成像模态相比仍有限，而且 PAI 不能对骨骼和肺进行成像。PAI 的主要应用方向是组织成分检测、组织结构和功能成像，为研究生物组织的形态结构、生理特征、病理特征、代谢功能等提供了重要手段。

4）光学相干断层扫描技术。是一项利用光的穿透性，非侵入、非接触微米级分辨率的新兴光学成像技术。当从散射介质中返回的弹道光子和蛇行光子与参考光的光程差在光源的相干长度范围内时，发生干涉，而漫射光子与参考光的光程差大于光源的相干长度时，则不能发生干涉，故可以把带有被测样品信息的弹道光子和蛇行光子提取出来，进行 OCT 成像。OCT 可以实现对生物组织高分辨率的非侵入层析测量，具有广阔的应用前景。由于在 600~1300nm 之间的近红外"光学窗"范围内，生物组织的透光性能好，对光的吸收小，所以近红外技术能够实现真正意义上的生物无损检测。OCT 利用光学相干门来获得组织内部的层析结构，又可分为多普勒 OCT、偏振 OCT 和光谱 OCT 等成像技术，在信噪比、灵敏度和成像速度等方面具有优势，在眼科成像、功能成像等领域具有重要价值。

（6）切伦科夫成像　切伦科夫成像利用光学成像设备检测一些发射正电子的放射性核素（^{18}F、^{131}I、^{90}Y 等）产生的光学信号（切伦科夫光子），其本质是光学成像技术，但是由于放射性核素的使用，也可同时实现 SPECT 和 PET 成像。和内镜系统结合，切伦科夫成像也可实现局部病变检测。此外，切伦科夫光子也可作为一种光源，激发荧光物质，实现契伦科夫激发荧光成像（CEFI）。采用多模态成像系统可实现切伦科夫发光断层成像。用高灵敏度的 CCD 相机采集小动物的多角度切伦科夫光，并结合 CT 系统提供的结构图像，采用合适的光源重建算法，从而实现小动物体内核素探针的三维重建。切伦科夫发光断层成像能准确获得体内靶分子的三维空间位置信息，且拥有空间分辨率高、成像时间短、价格便宜、与核素成像有良好的线性关系等优点。

（7）成像组学　成像技术是推动从生物学原理发现到医学实践进步的核心动力之一，但是任何单一成像模态都无法实现对生物学特征进行多尺度、多参数联合观测，不同成像方法获取的信息通常是割裂和脱节的。因此，如何打通尺度与模态壁垒，全面、精准地解析生命的奥秘和重大疾病的发生发展过程，是生物医学影像面临的重大挑战。不同模态的成像技术可从各个方面提供不同的信息，不同成像方法各有优缺点，多模态成像技术可实现不同成像技术的优势互补。成像组学是通过光、声、电、磁、核素、电子等成像模态的汇聚融合，综合应用计算机、信息学、人工智能与大数据技术，全景式描绘生命体时空尺度上的结构、功能与过程。因此，成像组学是一门跨度大、融合度深的前沿交叉学科，将为研究脑科学与脑疾病、癌症、心血管与代谢疾病、干细胞、生殖发育与再生医学等提供革命性研究手段，有望引发生物医学研究的深刻变革，其关键是开发出能实现清醒、在体成像以及获得足够高的时间和空间分辨率的生物医学成像技术。

2. 分子成像的定义与基本原理

分子影像学是指在活体状态下利用高精度成像设备捕获信息，在细胞、分子和基因水平上对生物过程进行定性和定量研究的一门新兴交叉学科。也可理解为：在真实、完整的生理环境条件下，对生命活动的发生、发展过程进行实时成像，通过图像直接监视基因表达、蛋白质之间相互作用、信号传导、细胞代谢、细胞内和细胞外的活动等。利用分子影像技术可同时监测多个生物分子事件，对这些事件进行三维定位与时间和空间上的研究。准确便捷地检测病人体内分子水平的变化，是实现精准医学的关键，而分子影像学将分子生物技术与现代医学影像结合起来，有望在细胞、基因和分子水平上实现生物体内部生理或病理过程的无创实时动态在体成像、疾病病程的在体监测、基因治疗的在体示踪和药物的在体疗效评测，从而推动精准医学的发展。

目前，研究较多的分子成像模态主要有核医学显像、超声成像、磁共振成像及光学成像等。传统的影像技术在诊断和描述病灶时，大多将吸收、散射、质子密度及弛豫时间等物理特性，或血流、血氧等生理特性作为成像对比度，而分子影像技术则将对比度从非特异性的物理特性转为特异性的分子信息。因此，分子影像技术不是对传统影像技术的替代，而是采用模拟活体的免疫、细胞、化学和原位杂交等方法，通过对多分子事件的可视化，在体描述疾病相关的复杂生物过程，提高对疾病诊断的准确性和敏感性。与传统的解剖和功能成像不同，分子影像不是对分子改变的终期效应进行成像，而是将复杂的生物学过程（如基因表达、生物信号传递等）变成直观的图像，并实时检测多个分子事件，从而能更好地在分子水平上理解疾病的机制及特征，发现疾病（如肿瘤）早期的分子变异及病理改变过程，评估疾病分子病理水平的进程。分子影像技术属于无创性技术，可多次重复使用，适用于纵向研究，阐明疾病发生发展过程的重要分子事件，通过活体监测药物的活性，可用于药物研发和疗效评价，减少成本，且能更快地提供临床结果的预测信息，这是传统手段难以实现的。

分子影像学是一个新的研究领域，实现分子成像的三要素是：高灵敏的靶分子、高特异性显像探针和高分辨成像方法。近年来，分子影像学不仅在分子靶标筛选、分子影像探针研制、分子影像设备开发及影像信号放大策略等方面取得了很多进展，还在临床转化研究方面展示了令人振奋的潜力。随着新一代人工智能技术的发展，人工智能和医学的结合变得日益紧密，而分子影像与人工智能的结合已经成为重要的发展方向。目前，已经广泛使用人工智能对肿瘤 PET、MRI 和超声等图像进行分析处理和研究。而且，人工智能也已经深入应用到病理图像的检测和分析中。对于分子影像，应用人工智能技术能更精确地对分子靶向药物的分布进行预测，对分子标记物的成像进行鉴别和分析诊断。

分子成像的基本原理是通过分子探针与成像靶点（如受体、酶和核酸）特异性结合，利用高精度的成像技术获得分子信息，示踪体内特殊分子行径，特别是对那些决定疾病进程的关键靶位进行成像。

3. 分子探针

（1）分子影像探针的定义与设计要求　分子探针是决定分子成像成败的关键因素。按照分子探针与靶点结合的原理，分子影像探针分为特异性探针和非特异性探针。狭义的分子影像探针是指特异性分子探针，通常由信号组件和亲和组件两部分组成。信号组件是指能产生影像信号并且能够被高精度成像方法探测的对比剂（如放射性核素、超声造影微泡、荧光素或顺磁性原子等）；亲和组件是指能与成像靶点特异性结合的部分（如配体或抗体等）；信号组件和亲和组件通过特定的方式连接。成像靶点是指体内某种特定的分子，是需要探查和成像的分子，如受体、酶和核酸等。有些对比剂本身可单独作为探针，称为非特异性探针。根据影像学检查手段的不同可分为核医学探针、荧光探针、光声探针、MRI 探针和超声探针等。

分子探针具有高灵敏度、高特异性、生物兼容性等特点。设计分子探针应遵循以下原则：①安全性好，无毒副作用，不影响细胞及周围组织的活性，能排出体外；②选择性高，对靶分子具有高度特异性和亲合力；③具有较强的通透性，能顺利到达靶分子部位并高浓度富集，无关组织的聚集量尽量少或能被迅速清除；④能反映活体内靶分子或细胞的行为和数量；⑤在活体内相对稳定，示踪时间合适，发射出的射线应具有合适的能量，能被生物组织外的探测器接收到。

（2）分子探针突破生物膜屏障　如何使分子探针突破生物传递屏障有效到达靶器官及靶细胞内是分子成像面临的重要挑战。目前，克服生物屏障的方法主要有：①通过受体介导的细胞膜包吞作用转运具有生物膜穿透性的分子探针，直接进入细胞内，但在内涵体内运输过程中容易被溶酶体中的酶降解；②用显微注射法、电穿孔法等物理方法传递无生物膜穿透性的分子探针，但对细胞膜有一定的损伤；③转染剂转运法，使用树枝状聚合物等阳离子聚合物将 DNA 等输送到细胞内，使其整合到细胞核基因中；④肽类基膜置换物介导法，使用细胞穿膜肽等肽类基膜置换物将成像分子探针转移到细胞内。细胞穿膜肽又叫蛋白转导域，是一类由 10~30 个氨基酸组成的短肽，穿膜转运效率高，几乎可导入所有细胞，并可作为载体将抗体、核酸、显像剂、脂质体等导入细胞。

（3）分子探针与成像靶点结合的基础　分子探针与成像靶点结合的基础是分子识别。分子识别是分子在特定条件下通过分子间作用力的协同作用达到相互结合的过程，是一种普遍的生物学现象，几乎发生在细胞间和细胞内的每一步生化过程中。这个过程包括 3 个重要组成部分：①特定的条件，即分子要依靠预组织达到互补的状态；②分子间相互作用力，即存在于分子之间的非共价相互作用；③协同作用，即强调分子需要依靠大环效应或者螯合效应使得各种相互作用之间产生一致的效果。分子识别主要包括如下 5 种类型。

1）受体 - 配体间分子识别。生命体内许多生理机制都涉及受体与配体间相互识别和作用的过程，很多疾病的发生和发展与配体结合的受体数量、密度和亲和力的变化密切相关。利用受体分子成像在体外直接探测在生理和病理状态下受体（靶分子）质与量的变化，可以研究受体的结构及其与配体间的相互作用的机制。

2）抗原 - 抗体间分子识别。人体内会产生各种抗原物质，它们是与疾病发生和发展相关的标志物，其分子表面的抗原决定簇可与抗体分子可变区的抗原结合部发生特异的分子识别和结合。用示踪剂标记抗体或者抗体片段，通过抗体与抗原间分子识别，将显像剂导向靶部位，利用高灵敏的影像设备可在体外直接探测体内抗原分子分布，实现靶分子的可视化。

3）酶与底物间分子识别。酶是活细胞合成的蛋白质，对其特异性底物起高效催化作用，具有高度特异性与反应的可调节性。底物分子只有结合到酶活性中心的特异结合部位才能发生催化作用。酶成像就是基于此原理，它在肿瘤靶分子成像研究中发展比较迅速。

4）蛋白质间分子识别。在某些病理情况下或报告基因表达后，会产生一些特异性或高表达的蛋白质。可将这些蛋白质作为成像靶点，典型的应用有细胞凋亡成像、肿瘤血管生成成像等。酶与底物间分子识别是利用蛋白质 - 蛋白质相互作用分子识别的一个特殊类型。

5）核苷酸链间分子识别。核苷酸链之间的分子识别包括单链反义核糖核酸与细胞质内的 mRNA、反义脱氧核糖核酸与靶基因 DNA 链的互补链的结合等，这是基因表达显像中反义显像的基础。

（4）高精度成像与生物信号放大　目前有多种敏感、快速、高分辨的成像技术，如核医学（PET 和 SPECT）、磁共振成像、超声及光成像等，也有多模态成像技术，如 PET/CT、PET/MRI、SPECT/CT 等。分子探针的输出信号能提供分子探针空间分布信息，因而成为分子成像的关键因素。成像探针的信号部分可由放射性原子（如 PET 和 SPECT）或者能在声场中振荡的微泡等构成。物理频谱的各波段和声波都可用于产生分子探针的信号。物理频谱各波段的组织穿透力更强，使一些检查手段更适合探测深部组织，而其他检查手段常受到限制。在理想情况下，成像探针只有在与目标靶点结合后才输出信号，这样可获得较低的背景信号，从而更准确地检测目标靶分子的分布。

分子探针的含量非常低（ng 或 pg 水平），与靶分子结合后的成像信号非常弱，所以需进行成像生物信号放大。通常，通过提高靶结构的浓度或利用探针改变靶结构的物理特性可实现成像生物信号放大。DNA、mRNA 在细胞中的含量非常有限，而且分子探针在体内的浓度十分低，因此需通过化学方法或生物方法来放大信号。例如，利用生物素/链霉亲和素 - 生物素放大系统，提高分子探针在靶目标区域的浓度；利用单一细胞功能（转化的配合体的捕获）进行化学和生物信号的放大。

5.2　纳米体外检测材料

5.2.1　生物标志物

1. 生物标志物的发展
生物标志物（Biomarker）是一种客观测量和评估的特征，作为对治疗干预或其他医疗干预的正常生物过程、致病过程或药理学反应的指标[1]。生物标志物由患病器官（如肿瘤）或身体对疾病的反应产生，例如，随着肿瘤的生长，细胞或器官会释放出大量的蛋白质、脱氧核糖核酸（DNA）分子和代谢物，这些物质主要分布在血液、尿液或组织中，可用作癌症筛查和临床诊断的生物标志物。诊断之前，生物标志物可用于筛查和风险评估。诊断过程中，生物标志物可以确定分期、分级和初始治疗方案选择。治疗后，生物标志物可以监测治疗效果和复发转移的风险。在过去的数 10 年里，遗传学、基因组学、蛋白质组学、现代成像技术和基于纳米材料的新兴传感技术有效促进了生物标志物的测量。经过严格的科学研究，生物标志物是癌症、心脑血管、神经系统等疾病的诊断和预后的基础。根据生物标志物的生物学特性，可进行多种分类，如蛋白质标志物、核酸标志物和代谢标志物等。

2. 蛋白质标志物

1）经典的蛋白质肿瘤标志物，包括癌胚蛋白、糖蛋白、酶和激素等。具有代表性的两种癌胚蛋白：甲胎蛋白（AFP）存在于胎儿时期，随着胎儿的出生，其水平下降，健康人群的 AFP 水平小于 5μg/L，水平升高常见于肝癌及生殖系统肿瘤；癌胚抗原（CEA）是一种重要的肿瘤相关抗原，存在于胚胎胃肠黏膜上皮细胞和一些恶性组织的细胞表面，健康人群的血清 CEA 水平小于 30μg/L，70%~90% 结肠腺癌患者的 CEA 呈高度阳性，且其水平在胃癌、胰腺癌、小肠腺癌及肺癌等肿瘤中也会出现升高的现象。糖类抗原 19-9（CA19-9）升高常见于胰腺癌、胃癌、结肠癌、直肠癌及胆囊癌。糖类抗原 15-3（CA15-3）是乳腺癌的首选肿瘤标志物，可用于判断乳腺癌的进展、转移及疗效监测。糖类抗原 125（CA125）升高则主要见于卵巢癌和子宫内膜癌。前列腺特异性抗原（PSA）是一种器官特异性糖蛋白，正常值为 ≤ 4ng/mL，当前列腺发炎、增生甚至恶变时，PSA 的值会增大。神经元特异性烯醇化酶（NSE）在临床上常用于检查神经内分泌肿瘤，并且其对肺小细胞癌有着较高的特异性。乳酸脱氢酶（LDH）参与肿瘤的发生和代谢，可以用于指示癌症的预后。此外，还有人绒毛膜促性腺激素（HCG）与 AFP 和 LDH 联合监测生殖细胞肿瘤。

2）近年来，心血管疾病的发病率和死亡率都在上升，心血管生物标志物在诊断和治疗中越来越受到重视。心脏肌钙蛋白（cTn）作为心肌损伤标志物，具有高灵敏度和特异性。肌红蛋白、肌酸激酶、心脏型脂肪酸结合蛋白（H-FABP）等是急性心肌损伤（AMI）临床诊断的重要指标。缺血修饰白蛋白（IMA）在有缺血症状的患者中明显增加，也被视为首次检测有心肌症状的缺血生物标志物。血清中 C 反应蛋白（CRP）的水平与疾病的炎症程度有关，是人类最敏感的急性期反应物之一。健康人的 CRP 水平通常小于 3 mg/L，浓度提高提示有动脉粥样硬化的风险，在冠心病和中风的诊断和预测中发挥着越来越重要的作用。此外，脂蛋白相关磷脂酶 A2（Lp-PLA2）、髓过氧化物酶（MPO）水平升高与人类血液循环中动脉内皮细胞的炎症反应密切相关，促进斑块的形成和不稳定，导致动脉粥样硬化的进展以及各种并发症被用作评估心血管事件风险评估的炎症标志物。甘油三酯为低密度脂蛋白，在代谢中发挥着重要作用。血液中甘油三酯升高会增加动脉粥样硬化、低脂蛋白血症和冠心病的概率。

3）阿尔茨海默病（AD）是一种神经退行性疾病，给许多家庭和社会带来了巨大的负担。脑脊液生物标志物淀粉样蛋白 - β 可以反映神经元损伤和变性的强度。AD 患者脑脊液中的 Tau 蛋白有中度到显著的增加但缺少特异性，也可以在其他伴有神经元变性或损伤的中枢神经系统疾病中发现，如急性中风和克雅氏病。磷酸化 Tau 蛋白（P-Tau）发现高水平的血浆总 Tau 蛋白不仅与认知能力下降有关，还与轻度认知障碍（MCI）的风险有关，因此，磷酸化 Tau 蛋白被认为是 AD 发病机制中比总 Tau 更特异的生物标志物。

3. 核酸标志物

1）肿瘤相关的核酸标志物可分为两类：①外源性核酸，被病原微生物感染时出现，如鼻咽癌（NPC）的 EBV、肝细胞癌（HCC）的 HBV、宫颈癌症的 HPV、癌症的幽门螺杆菌（Hp）等。HBV 可通过多种途径促进 HCC 的发生，包括插入突变和 HBV 的 DNA 整合到宿主基因组的病毒特异性机制。HBV 在宿主基因组中整合的典型位点是 TERT 基因，另一个关键热点遗传变化是编码 P53 蛋白的 DNA 序列。②来自人类细胞的内源性核酸，这是特定肿瘤特有的。例如，BRCA1/2 基因突变可以预测乳腺癌症的风险。APC 基因突变在结肠癌发生发展的早期，并在整个过程中保持稳定。死亡相关蛋白激酶（DAPK）启动子甲基化在许多癌症中被发现，如 NSCLC、HCC 和宫颈癌症是一种新的生物标志物。此外，随着技术的推进，循环 miRNA、lncRNA、circRNA、ctDNA 等也可作为癌症诊断和预后的潜在生物标志物。例如，miR-10b 在乳腺癌中高水平上调与预后不良正相关。miRNA21 在结肠癌、肺癌、肝癌、前列腺癌、肾细胞癌和神经胶质瘤等癌症中异常增高，且在肿瘤细胞的增殖、侵袭、迁移和凋亡中发挥至关重要的作用；唾液中 miR-125 和 miR-200a 的浓度可能与口腔癌症的分期有关。循环肿瘤 DNA（ctDNA）可在超过 75% 的晚期胰腺癌、卵巢癌、结直肠癌、膀胱癌、乳腺癌、黑色素瘤和癌症患者中检测到。

2）心血管疾病中的核酸标志物 KCNQ1 基因的突变可引起各种严重的心律失常，甚至心源性猝死。SCN5A 基因的变化与各种心脏问题有关，包括布鲁格达（Brugada）综合征、LQT3、病态窦房结综合征、家族性心房颤动、家族性扩张型心肌病、左心室功能不全和其他疾病。RYR2 基因功能障碍会损害其对钙离子流动的控制，从而导致人类出现心动过速（CPVT）的异常心跳。心肌梗死不久，miRNA-1、miRNA-133a、miRNA-208a/b 和 miRNA-499 的上调，在诊断急性心肌梗死方面具有较高的准确性。

3）在神经退行性疾病（NDD）中，APP 基因（位于染色体 21q21.3 上）编码 Aβ 的前体，APP 基因或参与其代谢的基因突变可影响 AD 的进展，如 PSENA1（位于染色体 14q24.3 上）和 PSEN1（在染色体 1q31~q42），PSEN1 突变是迄今为止已知的常染色体显性遗传性 AD 最常见的病因。APOE 基因状态与 AD，尤其是 LOADS 表现出明确的相关性，它还与较低的认知能力和从 MCI 到痴呆的进展有关。与 APOE 一样 CLU 基因是一种在外周和大脑中高度表达的脂蛋白的基因，对 AD 具有独立影响。此外，CD33 基因在小胶质细胞中表达的蛋白质损害了 Aβ 的吞噬作用，从而导致 Aβ 的摄取和清除减少。其他易感基因包括 CASS4、CD2AP、CELF1、CR1、EPHA1、EXOC3L2、FERMT2、HLA 簇、INPP5D、MEF2C、MS4A 簇、NME8、PICALM、PTK2B、SLC24A4 和 ZCWPW1。所有这些基因通过免疫反应、APP 处理、脂质代谢和内吞作用等途径 AD 相关。此外，miRNA 的失调，例如 miR-125b、miR-146，miR-29、miR-106、miR-9、miR-107、miR-181 等在 AD 中失调，可能成为 AD 的潜在诊断生物标志物[2]。

4. 代谢标志物

1）肿瘤细胞在代谢生物过程中释放的代谢产物，可作为生物标志物用于分析癌症和监测患者对治疗的反应，例如可以在呼吸中检测到癌症挥发性有机化合物标记物。尿代谢产物，如儿茶酚胺、香草基苯二酸（VMA）和高香草酸（HVA），在 20 世纪 70 年代首次被认为是神经母细胞瘤（NB）生物标志物。在诊断时，90%~95% 的 NB 患者的 VMA 和 HVA 水平上调，VMA/HVA 比率低表示预后不良。癌症细胞中含胆碱代谢产物（称为总胆碱（tCho））水平的升高被解释为与癌症细胞对增殖增加、胆碱激酶活性上调和致癌细胞信号传导（如 PI3K 信号传导过度活跃）的需求有关，含胆碱代谢产物浓度的变化已被证明是靶向抗肿瘤治疗潜在的早期生物标志物。肿瘤细胞乳酸和二氧化碳等酸性代谢产物的增加使肿瘤微环境失去对 pH 值水平正常严格调节的控制，酸性微环境增加侵袭性和新生血管生成，以及与治疗耐药性相关的上皮细胞 - 间充质转化（EMT）和干性。

2）代谢性疾病诊断过程中，血液、尿液等体液中的代谢物可作为疾病生物标志物。例如，高血糖是诊断糖尿病的主要依据，正常范围为 3.9～5.6mmol/L，血糖测量也是糖尿病状态控制的主要指标。相比血糖指标，1,5- 脱水葡萄糖醇（1,5-AG）可以灵敏反映短期内血糖的波动情况，已被推荐作为辅助血糖监测指标，用于糖尿病筛查及指导治疗方案的调整。此外，在葡萄糖代谢紊乱的情况下，脂肪分解代谢增强，在尿液中出现酮症，表明新发患者 I 型糖尿病治疗无效或者 II 型糖尿病患者出现重要并发症。C 肽是胰岛素原降解时形成的多肽，测量结果可反映胰岛 β 细胞的功能。血胰岛素和 C 肽的测定对于区分 I 型和 II 型糖尿病以及指导治疗至关重要。尿酸在人体内由食物核酸分解代谢产生的嘌呤直接转化而来，血液中的所有尿酸都从肾小球中过滤出来，由近曲小管分泌并重新吸收，最终有 6%~10% 的尿酸从尿液中排出，多种因素会导致尿酸分泌过多或排泄不足，导致血液中尿酸浓度升高，可能会发生尿石症或痛风[3]。

5.2.2　体外检测原理及其疾病传感检测应用

根据纳米体外检测材料检测信号种类不同，通常可以分为光学生物传感材料、电化学生物传感材料、磁学生物传感材料、力学生物传感材料和声波生物传感材料。接下来对它们的检测原理以及在疾病检测中的具体应用进行详细介绍。

1. 光学生物传感材料

光学生物传感中，荧光传感、比色传感和拉曼传感的研究最为广泛，已经在生物、医疗、环保等领域得到了广泛应用。

（1）荧光传感材料　包含结合位点、荧光基团和两个位点之间通信机制的纳米材料被称为纳米荧光传感器[4]。荧光传感器利用分子间相互作用产生的荧光信号与待测物质浓度建立联系，主要机制包括光诱导电子转移（PET）、分子内电荷转移（ICT）、荧光共振能量转移（FRET）和激发态分子内质子转移（ESIPT）几种。由于其具有选择性好、灵敏度高、方便快捷、成本低等优点，已广泛应用于生物、医学、环境、食品等领域。近些年，关于检测生物标志物的荧光传感材料受到了广泛关注。

阿尔茨海默病（AD）是一种不可逆的神经退行性疾病，是老年人痴呆的主要原因。由于缺乏可用于实时探测 AD 初始阶段有效的诊断工具，可能会导致有效的药物疗法失败，因此开发可靠的诊断方法来检测 AD 的早期生物标志物至关重要。MicroRNA-125b（miR-125b）与 AD 早期发病机制中的突触功能障碍和 Tau 蛋白过度磷酸化高度相关，是重要的 AD 诊断早期生物标志物。杨莫等人设计了一种双"开启"的荧光生物传感材料高效灵敏地检测 miR-125b[5]。该研究首先设计了一种具有较大斯托克位移（~200nm）的红色发射聚集诱导发光体材料——TPET，TPET 可以最大限度地减少激发源和荧光发射之间的串扰，从而增强具有高信噪比的体外和体内成像。寡核苷酸标记的 TPET（TPET-DNA）最初通过范德华力附着在阳离子右旋糖酐（Dex）偶联的 MoS_2 纳米片（Dex-MoS_2）上，弱发射的 TPET-DNA 被 Dex-MoS_2 纳米片猝灭。在 miR-125b 存在的情况下，TPET-DNA 与目标核酸杂交，并由于吸附力减弱与 MoS_2 纳米片分离，因荧光共振能量转移（FRET）效应消失，导致 TPET-DNA 荧光信号首次恢复。同时，TPET-DNA/miR-125b 杂化物的双链结构大大限制了 TPET 结构中亚苯基环的分子内旋转（聚集诱导发光的特性），从而导致更强的荧光发射。最终，该荧光传感材料成功应用于体外、细胞内、小鼠体内 miR-125b 的检测。

（2）比色传感材料　贵金属纳米粒子的表面等离子体共振（SPR）吸收与纳米粒子的尺寸、间距、形貌及周围介质密切相关，任一条件的改变都会引起其 SPR 吸收峰的变化，导致溶胶颜色发生明显改变。贵金属纳米粒子的这一性质成为其可以作为比色探针用基质的理论基础。

核酸适配体（Aptamer，apt）具有特异性识别功能且易于修饰和编辑，在比色传感材料的设计中主要作为识别元件，也可作为信号转化元件和信号放大元件。基于纳米材料的比色适配体传感器同时具备了两种材料的优点，可以实现对大多数目标物的检测，是极具潜力的比色传感器的研究方向。

淀粉样蛋白 β 寡聚体（AβO）已被确定为阿尔茨海默病早期诊断的核心生物标志物。由于脑脊液中 AβO 的浓度极低（亚皮摩尔水平），因此需要具有高灵敏度的传感器来实现对 AβO 的准确检测。姚天明团队[6]基于适配体-聚胸腺嘧啶（polyT）-聚腺嘌呤（polyA）-金纳米颗粒（AuNPs）（pA-pT-apt@AuNPs）构建了一种无标记的特异性检测淀粉样蛋白 β 寡聚体（Aβ40-O）的比色适配体传感材料。在该系统中，polyA 序列可以优先锚定在 AuNPs 表面，减少非特异性吸附，适配体可形成直立构象，从而特异性识别 Aβ40-O。在无 Aβ40-O 存在的情况下，$MgCl_2$ 可以诱导 pA-pT-apt@AuNPs 聚集，溶液颜色由红色变为蓝色。然而，Aβ40-O 的加入使得适配体在识别后自适应折叠，并且在 AuNPs 表面形成适配体-Aβ40-O 复合物，有效稳定胶体颗粒免受盐诱导的聚集，因此溶液颜色仍保持红色。基于这一原理，所提出的适体传感材料表现出高灵敏度，检测限为 3.03nmol/L，线性检测范围为 10.00~100.0nmol/L，为 Aβ40-O 提供了一种快速、经济高效、高灵敏度的检测方法，对阿尔茨海默病的早期诊断具有重要价值。

（3）拉曼传感材料　表面增强拉曼光谱（SERS）生物传感技术是一种用于高灵敏度和高选择性检测生物样品的分析技术，主要优势有：①拉曼光谱是分子的指纹谱，可实现对生物分子的无标记检测，所使用材料的生物相容性高；② SERS 检测仅需微量样品，具有痕量检测能力；③灵敏度高，可实现单分子水平的检测；④ SERS 谱带尖锐，能够使用单个激发波长对多种分析物同时进行多元检测。近年来，SERS 生物传感材料已用于包括各种癌症、阿尔茨海默病和帕金森病等多种疾病的检测与生物分析，且成为一种强大的分析工具，在生化检测领域展现出强大的应用前景。

胃癌的死亡率在癌症中居第二位，严重威胁着人类的生命健康。发展无创胃癌早期诊断方法对于制定更有效的治疗策略和降低死亡率具有重要的临床意义。外泌体是细胞外囊泡的一种，含有与细胞来源相关的蛋白质和核酸，被认为是多种疾病早期诊断的理想生物标志物。南京邮电大学汪联辉、苏邵教授课题组联合南京理工大学万莹教授课题组[7]利用金纳米星 - 二硫化钼纳米复合材料（MoS_2-AuNSs）作为 SERS 活性基底，拉曼信号分子 ROX 标记的适体（ROX-Apt）作为识别探针，开发了一种高灵敏、高特异性检测胃癌细胞外泌体的SERS 生物传感材料。没有外泌体时，拉曼信号分子 ROX 与 MoS_2-AuNSs 活性基底之间距离较近，由于 AuNSs 和 MoS_2 的协同增强效应，可获得显著的 ROX 拉曼信号；加入外泌体后，信号探针 ROX-Apt 识别外泌体表面的跨膜蛋白 CD63 与外泌体特异性结合，形成 ROX-Apt- 外泌体复合物并从 MoS_2-AuNSs 基底表面脱落，使 SERS 信号减弱，从而实现对胃癌相关外泌体的定量分析。

2. 电化学生物传感材料

电化学生物传感材料在生物标志物检测中起至关重要的作用，电化学免疫传感材料在反应过程中将抗原 - 抗体结合的生物信号转化为电信号，具备高灵敏度、快速信号响应、低丰度样品检测能力、以及易用性和低成本等优点，在生物标志物检测方面具有突出的优势。金属纳米材料具有良好的电子传输能力，同时具有成本低、稳定性高、物理化学性质独特等优点，非常适合用于设计电化学免疫传感材料，在电化学免疫分析中发挥着重要作用。这部分我们重点介绍基于纳米材料的电化学传感器检测疾病生物标志物的实际应用。

乳腺癌（CA）是第五大常见癌症死亡原因，也是女性癌症相关死亡的主要原因。近年来，许多乳腺癌生物标志物已被提出，但只有癌抗原 15-3（CA 15-3）被常规用作转移性治疗失败的潜在预测指标，且是目前唯一使用的血清乳腺癌生物标志物，该生物标志物的降低或恢复到正常水平可能表明对癌症治疗有良好反应。João G. 等人基于氧化还原指示信号的伏安研究，开发了一种特异性检测乳腺癌生物标志物 CA 15-3 的分子印迹聚合物（MIP）电化学传感材料[8]。作者首先将 CA 15-3 吸附在丝网印刷金电极（Au-SPE）上，2- 氨基苯酚在吸附蛋白周围进行电聚合；聚合后用草酸溶液提取印迹蛋白质，在聚合物膜中产生选择性空腔；使用氧化还原探针 $[Fe(CN)_6]^{3-/4-}$ 进行伏安分析，测量蛋白质结合前后信号的差异，评估 CA 15-3 与 MIP 之间的相互作用，最终成功制成用于 CA 15-3 检测的 MIP 传感器。MIP 传感器与 CA 15-3 反应后，随 CA 15-3 浓度的增大，氧化还原峰的电流强度明显降低，这是由于 CA 15-3 吸附后，造成了阻断作用，导致电子转移减少，对电子流的阻力增大。

3. 磁学生物传感材料

基于磁性纳米粒子（MNPs）的磁弛豫开关（MRS）传感器检测原理是 MNPs 的状态变化（分散状态或聚集状态）或浓度变化将会影响相邻水分子的纵向弛豫时间（T_1）或横向弛豫时间（T_2）。与目前流行的光学和电化学生物传感器相比，磁弛豫开关传感器具有稳定性高、成本低、响应速度快、不受复杂矩阵干扰等优点，适用于生物标志物、致病菌、霉菌毒素、抗生素和残留农药的痕量检测。

生物体中的酶含量与某些疾病有密切的关系，如血清、尿液和细胞中的溶菌酶水平升高与白血病、肾病、脑膜炎等疾病相关，因此酶活性和浓度的检测对临床疾病的诊断、预防及疗效的评估都有重要的意义。Bamrungsap 等[9]制备了基于核酸适配体的磁生物传感材料，首先，在磁性纳米粒子表面分别修饰溶菌酶的核酸适配体和接头 DNA，不加入溶菌酶时，接头DNA 与部分适体杂交，导致磁性纳米粒子聚集，此时，T_2 时间较短；随着溶菌酶的加入，由于溶菌酶与其核酸适体的亲和力更强，二者结合导致碱基对破坏，使纳米粒子由聚集态转为分散状态，此时，T_2 时间较长。根据 T_2 的变化检测溶菌酶，检出限为 0.5nmol/L（图 5-1）。

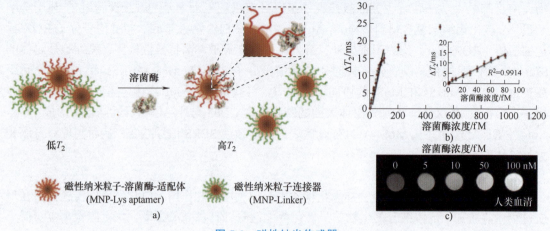

图 5-1　磁性纳米传感器

a）基于磁性纳米传感器检测赖氨酸的机理示意图　b）T_2 弛豫时间随赖氨酸浓度的增加而变化

c）使用 T_2 加权 MR 成像检测人类血清中的赖氨酸[9]

4. 力学生物传感材料

力学生物传感材料是一种测量物体力学量的传感器，常用于测量重量、张力、拉力、压力、扭矩、内应力和应变等力学量。基本工作原理主要是将物体的受力转化为其他信号输出，如电信号。常见的力学生物传感器有重量传感器、应变式力传感器、压力传感器和扭矩传感器等[10]。其中，微悬臂生物传感器是力学生物传感器中是最有前途的新型高灵敏生物传感器之一，可适用于不同的分子识别方法和各种生物传感应用，如微生物、生物大分子和核酸的识别和定量。

黏蛋白（Mucins）是一种高相对分子质量、高糖基化蛋白，主要由上皮细胞合成，发挥物理屏障、润滑及多种其他生理功能。其中，黏蛋白 1（MUC1）是一种高度糖基化的 I 型跨膜蛋白，在上皮细胞顶端表面表达，起保护细胞的作用。此外，MUC1 在肿瘤发展、侵袭、转移及耐药等方面发挥重要作用，它是卵巢癌、胃癌、结直肠癌、膀胱癌、前列腺癌、肺癌和胰腺癌的癌症生物标志物，特别是乳腺癌。

甲胎蛋白（AFP）是一种糖蛋白，它属于白蛋白家族，主要由胎儿肝细胞及卵黄囊合成。甲胎蛋白在胎儿血液循环中具有较高的浓度，出生后则下降，出生 2~3 月后甲胎蛋白基本全部被白蛋白替代，血液中较难检出，故在成人血清中含量极低。甲胎蛋白具有很多重要的生理功能，包括运输功能、作为生长调节因子的双向调节功能、免疫抑制、T 淋巴细胞诱导凋亡等。甲胎蛋白与肝癌及多种肿瘤的发生发展密切相关，在多种肿瘤中均可表现出较高浓度，可作为多种肿瘤的阳性检测指标，特别是原发性肝癌。

中国科学院半导体研究所杨福华研究员团队开发了一种基于金纳米颗粒（Au NPs）扩增和抗体修饰的微悬臂生物传感器，用于检测甲胎蛋白（AFP）[11]。作者对 Si/SiO$_2$ 微悬臂进行硅烷化，并在悬臂一端设计微腔，并固定捕获抗体，将检测抗体与 Au NPs 偶联。AFP 被捕获抗体识别并结合，随后与检测抗体修饰的 Au NPs 进行特异性结合，形成三明治夹心结构。Au NPs 和 AFP 的质量负荷导致频移增加。该团队采用信号放大方法，放大了质量负荷，微悬臂生物传感器的检测灵敏度提高了约两个数量级，该生物传感器检测 AFP 的线性范围为 0~70ng/mL，检测限为 21pg/mL。

5. 声波生物传感材料

声波生物传感材料作为一种新兴的生物传感器已广泛应用于医学诊断、药物筛选、环境监测、食品分析和生化测定[12]。其中，基于声学传感器的疾病相关生物标志物的检测引起全世界的极大研究兴趣。一般来说，声波根据其传播模式可分为两类：在压电基底体积内无引导传播的体声波（BAW）和在基底表面产生并检测到的表面声波（SAW）。BAW 生物传感器主要包括石英晶体微天平（QCM）和薄膜体声波谐振器（FBAR）；表面声波 SAW 生物传感器可分为剪切水平 SAW（SH-SAW）生物传感器和漏声 SAW（LSAW）生物传感器两类。关于纳米材料声波生物传感器的研究也逐渐走入人们的视野中。

蛋白激酶在各种基本生物过程中发挥着关键作用，包括细胞生长、分化、分裂、信号转导和细胞凋亡，其过度表达可导致多种人类疾病发生，如心血管疾病、中枢神经系统疾病、糖尿病、炎症、阿尔茨海默病和癌症等。罗景庭等人开发了一种实时、高灵敏度的 LSAW 生物传感器，使用肽模板铜纳米簇（P2-CuNCs）作为信号放大策略来检测蛋白激酶 A（PKA）的活性[13]。采用了两种肽：底物肽（P1）和模板肽（P2）。底物肽 P1 通过巯乙胺酸残基中的硫醇基团以 Au-S 键固定在 SAW 表面的金涂层上，而丝氨酸残基则用于 PKA 催化的磷酸化。模板肽 P2 通过还原 Cu^{2+} 捕获 Cu NCs，其精氨酸残基用于识别磷酸化位点。在 ATP 的存在下，PKA 催化底物肽 P1 磷酸化后，磷酸化丝氨酸中的酸性磷酸基团不仅减少了肽 P1 和 P2 的静电排斥力，而且还提供了一个特定的结合位点，用于与精氨酸残基内的碱性胍基团配位。此外，胍基磷酸的选择性和超稳定的共价相互作用导致 P2-CuNC 被捕获到传感器表面，从而使 SAW 生物传感器频率偏移。该生物传感器成功应用于筛选蛋白激酶抑制剂并检测细胞裂解物样品中的 PKA 活性。

5.3　纳米体内检测探针

5.3.1　基于体内检测的纳米探针概述

1. 基于体内检测的纳米成像探针概念

医学影像诊断学是应用物理、化学的成像方法对人体或动物体内在细胞水平和分子水平的生物学过程进行成像和诊断的一门学科。广义上医学影像诊断技术是在分子、基因水平的活体成像并定性、定量其生物学过程，狭义上是通过探针与疾病靶点的特异性结合进行成像，利用成像设备捕获、分析分子及生物微环境信息，在活体水平上示踪靶点细胞、分子的成像技术。医学影像诊断学是一门正高速发展的综合性学科，不仅涵盖了分子生物学、细胞生物学、生物化学等生命医学学科，还结合了物理、化学、影像医学及计算信息学等多个学科，旨在研究和测试新型的成像试剂、仪器以及方法，最终在人体或动物体内实现对于特异性的分子通路、细胞标志物和疾病靶点的成像。实现医学成像的重要因素有：①筛选具有良好敏感性的细胞标志物和靶点分子；②构建性能优越的成像探针；③建立具有高分辨率的成像技术，通过物理和计算方法对检测信号实现合理放大和精准分析。

诊断病灶时早期传统成像技术通过表征非特异性的物理（粒子的吸收、散射、密度和弛豫时间等）或生理（血液、细胞因子、蛋白等）指标作为成像参数，通过提供解剖学信息，显示器官和组织的病理和形态学变化。当前的分子医学成像可以对疾病相关的分子水平或细胞层面变化进行成像，对疾病的发生、发展和变化做出诊断。对比传统成像技术，针对疾病后期所表现出组织、器官形态学改变的诊断，能够在疾病尚未引起表型变化和临床症状前作出准确和敏感的诊断，具有更好的准确性。进一步结合特异性的治疗方案，可以更好地提高治疗效果。同时，当前医学成像技术还可以实时、连续地在活体水平进行分析和诊断，通过对疾病发展中的基因和分子的细微变化进行评估，靶向疾病相关的分子化合物或生物过程来凸显微观病理机制，表征活体层面疾病相关的复杂生物过程，进而很大程度上实现疾病的精准诊断。在真实、完整的人或动物体内对特异性的分子通路进行成像，尤其是疾病进展的关键靶点。

纳米成像探针是一个新兴研究领域，近些年来不仅在成像分子靶点筛选、成像探针研发、成像设备发展及成像信号增强策略等方面取得了相当程度的进展，在基础医学和临床转化研究方面也展示出了极高的潜力。纳米成像探针能够在体内与特定的生物分子核酸和蛋白发生特异性结合，通过成像系统表征体内的影像信息，反映靶点分子的表达水平和生理功能。此外，纳米探针基于其纳米级的尺度，能够很好地在活体内穿透血管、间质、细胞膜等生物屏障，并与相关的靶点分子具有良好的亲和力和特异性。

纳米成像探针的研究领域主要包括单一分子靶点和多分子靶点的纳米探针、单模态和多模态的纳米探针以及诊疗一体化的纳米探针的研发。其中，诊疗一体化的纳米探针将诊断和治疗融为一体，可以在靶向诊断的同时开始治疗，并可根据医学影像的实时变化来评估治疗效果，是近些年纳米探针发展的主要趋势之一，但距离临床转化还需更多的研究和发展。同时，随着基础医学和分子生物技术的高速发展，针对个体信息进行精准医疗的概念得到越来越多的认可，如何准确诊断患者体内疾病相关分子水平的变化，为患者制定个性化治疗方案，是实现精准医学的关键。因此，将纳米探针与医学成像技术和分子生物技术结合起来发展，借助现代医学成像设备和技术，有望提供无创、精确、实时的疾病相关分子水平信息，为个体化治疗提供指导和评估，推动精准医学的发展。

2. 纳米成像探针和医学成像模式及系统

目前，对于纳米探针的研发依然是基于当前的临床医学成像技术（图 5-2），主要包括光学成像 OI、CT、PET-MRI、SPECT、US、MRI 六种成像模式。这六种成像模式得到不同的信息，并在灵敏度、时空分辨率上显著不同，在医学诊断中各有优势。其中 OI、PET、SPECT 能够很好地获得疾病在分子水平上的生理和病理信息，但无法得到疾病的解剖学信息。CT、MRI、US 不仅可以获得解剖学信息，也能捕获疾病的生理和病理信息。由于不同的成像模式得到信息的能力不同，为了更准确、全面地获取疾病信息，在纳米探针作为成像方法的基础上，利用多种成像模态设备的相互结合和协同效应，实现活体水平多模态和多尺度成像，同时获取疾病的解剖学和分子水平信息，已经成为当前成像模式系统研发的一个重要趋势。

当前的医学成像模式具有高度的学科交叉性，它与细胞分子生物学、化学、药理学、医学物理、生物信息学、基因组学、蛋白组学、代谢组学、放射组学、计算机及电子技术、光学、纳米技术等相互交融影响，发展十分迅速。此外，纳米探针在成像模式及系统中的作用越来越明显，针对不同的成像模式，研发的纳米探针侧重各有特点。综合而言，满足高时空分辨率，高灵敏度，可实现局部或全身的动态成像，能够实现定量分析、多次重复成像，最终实现纳米探针的临床应用转化。

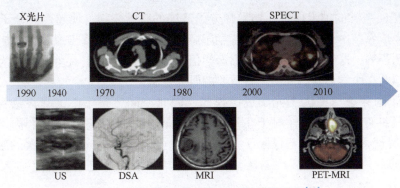

图 5-2　几种主要医学成像技术的发展历程[14]

（1）纳米探针和光学成像模式系统　目前光学成像模式在基础医学和临床研究上应用广泛。光学成像模式主要通过特定能量的波与具有发光性质的探针相互作用，在细胞或组织区域产生光学信号，或利用活体组织自身的光学性质来实现成像。近年来，不同类型的光学性能标记分子和物质不断发展，同时光学显微技术和影像设备也持续进步，给医学影像学、病理学和临床诊断学等领域带来了巨大变革。活体光学成像系统依靠高效性能的光学探针，能够具有很高的灵敏度，因此可使用低能级的光源实现临床中的无创和高分辨成像。同时也可结合其他诊断方法，与内镜检查设备联用可用于检测局部病变，用于术中光学介导的精准临床手术导航。然而，光学成像模式也具有一定的局限性，由于光波的组织穿透深度有限，通常在厘米范围内，因此一般适合用于浅层组织的成像，例如皮肤、血管和浅层器官可通过近红外一区（650~900nm）实现成像。目前，基于近红外二区（900~1700nm）的光学成像具有更深的穿透深度，能够适用于深层组织的成像，例如肌肉、骨骼和深层器官。因此，发展纳米尺度下的近红外区光学探针，成为当前光学成像领域的研究热点，生命科学研究和临床医学诊疗提供了重要的工具和方法。

（2）纳米探针和放射性核素成像模式系统　在放射性核素成像模式中，放射性示踪剂的作用至关重要。示踪剂含有一个或多个能发射伽马射线或其他辐射的放射性同位素，并被精心设计以特异性地靶向体内的特定器官、组织或生物分子。其结构和放射性特性对于成像质量的高低和诊断准确性有直接影响。目前，基于放射性核素成像模式的纳米探针主要是通过具有放射性的无机化合物和有机小分子来构建。SPECT 利用能发射 γ 光子的放射性核素，例如通过 ^{99m}Tc、^{123}I、^{131}I 等元素构建纳米级的 SPECT 探针；PET 利用能发射正电子的放射性核素，例如 ^{18}F、^{11}C、^{68}Ga、^{64}Cu、^{89}Zr 等元素构建 PET 的纳米探针。纳米尺度下的探针具有更优越的性能，PET 具有极高的灵敏度（10^{-12}~10^{-11}mol/L）和极强的组织穿透能力，同时具有定性和定量分析能力，能够对多种靶点成像。SPECT 纳米探针也具有非常高的灵敏度（10^{-11}~10^{-10}mol/L）和较高的组织穿透能力。同时，由于纳米探针能够加载多种放射性核素并产生不同能量的 γ 射线，因而能同时对多个靶点进行成像。随着纳米技术的进一步发展，放射性核素的纳米探针在临床中具有十分广阔的应用前景。

（3）纳米探针和超声-光声成像模式系统　超声成像是利用高频声波在生物组织和器官中传播时的声学信号差异来实现疾病诊断。目前，超声成像已在临床中广泛普及，具有良好的时间分辨率和灵敏度（皮克级）。但对于骨骼、深层次组织和空气结构存在一定限制。近年来，构建靶向声学的纳米探针，如生物分子修饰的微纳囊泡，使超声的分子成像成为可能。目前超声成像技术模式包括彩色多普勒超声、超宽频、能量多普勒、谐波成像、三维成像、管腔内超声等，这些技术主要提供形态学信息。声学纳米探针还能提供更为丰富的生理变化信息，因此在医学诊断研究中具有重要的研究意义。

光声成像的穿透深度优于光学成像模式，同时空间分辨率不会受渗透深度的影响，灵敏度较高（纳克级）。但同样对于在骨骼和空气较多的肺部应用依然受限。纳米级的光声探针的发展使得成像靶点不仅限于血管，同时可以渗透进入更深层次的组织和器官，并通过更大的载药效率和特异性递送，实现更深层的成像，进一步满足临床需求和应用价值。

（4）纳米探针和磁共振成像模式系统　近年来，现代医学对高场强（≥ 7 T）、高分辨率的 MRI 技术的需求日益增加，受到医学、化学、材料学、药学等领域的广泛关注和研究。根据 MRI 探针的类型，可分为 T_1 MRI 探针和 T_2 MRI 探针。目前临床上多使用基于钆类螯合物的 T_1 MRI 探针，例如 Magnevist™ 可以加速周围水质子的纵向（T1）弛豫。但由于探针的成像"窗口期"较短，特异性差，且存在钆离子泄露引起的安全性问题，尤其是肾功能不全患者在使用后容易引发肾源性系统性纤维化风险和脑部钆沉积，很大地限制了 MRI 的临床应用范围。MRI 纳米探针可以更好地提高成像质量，强化病灶部位与正常组织之间的信号差异，实现精准诊断。同时其独特的磁学性质、高生物安全性和易修饰性，为基于钆类螯合物的安全性和灵敏度提供了新的解决思路和方案。此外，纳米级的超顺磁性氧化铁在不同的纳米尺度下，可实现 T_1 探针到 T_2 探针的转换，为纳米 MRI 探针的成像和临床应用提供了更多的方法和技术。另外，MRI 纳米探针也可以和其他类型探针联用，利用靶向 MRI 纳米探针实现肿瘤分子标志物及相关生化进程的可视化。

（5）纳米探针和多模态模式系统　近年来，一些混合成像的多模态技术也得到了快速发展。目前，一部分的分子影像探针不仅可以用于疾病的影像诊断，还可用于疾病的治疗，有望实现成像引导治疗的精准医学。光学诊疗型纳米探针的发展最具代表性，主要包括光热治疗和光动力治疗。光热治疗是通过光照的方式，实现局部温度的升高，从而达到治疗的目的。具有光热转换性能的材料结合靶向作用，可有效避免直接激光加热对正常组织的损伤，有望为疾病治疗提供更加精准的方法。目前，可用于构建光热治疗探针的材料包括有机化合物，如吲哚菁绿（ICG）和普鲁士蓝等；碳纳米材料，如碳纳米管和石墨烯等；贵金属纳米材料，如金纳米材料、铂纳米材料和钯纳米材料等。光动力治疗是利用光敏药物的激光活化治疗疾病的一种新技术。其作用机制是光敏剂在合适波长的光激发后，从基态转变为激活的单线态，随后与氧反应，产生高活性单线态氧，单线态氧具有强氧化性，能与邻近的生物分子相互反应，产生生物毒性，从而实现对肿瘤细胞或组织的治疗。目前，光学多模态纳米探针正在进行临床试验，随着更多类型纳米探针的研究和发展，多模态的功能和性质优势越来越明显，有望解决单一模式系统的纳米探针在临床中的诸多问题。

3. 纳米探针与医学诊断

纳米探针是具有纳米尺度，并能够与特定生物分子（核酸、多肽、蛋白）特异性结合，提供影像学信息的探针。通过与靶向分子的结合，借助医学成像系统即可检测到影像信号，从而反映靶点分子的表达水平或功能，同时，纳米探针基于自身纳米级的尺寸，具有比分子探针更为优异的性能。纳米探针通常需利用分子生物学和细胞生物学技术筛选、鉴定与靶点（多肽、受体、特异性酶、抗原、核酸）有高度亲和力的特异性分子，利用影像技术检测探针信号，在体研究分子生物学信息。构建合适的纳米探针决定着成像的特异性、灵敏度和分辨率。因此纳米探针必须对相关靶点具有高度亲和力和特异性，同时可供影像设备进行显像，对生物过程进行在体研究。除此之外，对活体成像时，探针还需能够穿透血管、间质、细胞膜等生物屏障到达靶点。

纳米探针一般包括靶向基团和成像组件。靶向基团是指与靶点分子特异性结合的组件，包括小分子、核酸、多肽、蛋白等；成像组件是能够产生影像信号并被成像设备检测的标记物。因此，纳米探针构建方法和种类很多，多种聚合物高分子、生物大分子、金属纳米材料、无机氧化物通过放射化学、生物技术和化学技术结合都可以构建纳米成像探针。

纳米探针在医学影像的临床转化研究与应用中发挥了积极作用。通过纳米探针可获得细胞或基因水平的变化信息，反映生物学过程，例如细胞增殖和凋亡、受体结合、基因表达等，从而在疾病早期诊断、疾病分期、分子分型治疗指导和疗效评价等方面发挥重要作用。此外，纳米探针还可无创、定量地进行全身病灶评估，为组织或器官的临床诊断提供补充，在个性化治疗和精准医学领域发挥越来越重要的作用。纳米探针是一种无创性技术，可多次重复使用，适用于纵向研究，阐明疾病的发生发展过程，通过活体监测药物的活性，可用于疗效评价、药物研发以及术中导航，并且能更快地提供临床结果的预测信息，为今后的临床诊断提供重要的成像技术和方式。综合而言，基于医学成像功能的纳米探针为无创性探索疾病机制、实现疾病分子水平研究提供了巨大的临床转化前景和机遇。

5.3.2　基于活体影像的纳米探针设计及类型

1. 纳米光学探针

近年来，纳米尺度下的材料包括量子点、氧化石墨烯、纳米金颗粒和上转换纳米颗粒等，具有许多特殊的物理和化学性质，非常适合作为光学成像的探针。此外，这些纳米材料水溶性、稳定性和生物兼容性较好，还可进行表面修饰实现功能化，促使它们在生物医学中得到应用。

1）量子点作为一种常用的纳米材料，具备高的光量子产率及摩尔消光系数，在生物成像领域展现出了独特的优势。根据元素组成，量子点可以大致分为核型量子点、核壳量子点及合金量子点。量子点由于其尺寸可调性、强荧光稳定性以及窄的发射光谱，目前被用作光学探针和标记并用于药物递送、核酸传感以及生物成像策略。例如，对生物样本的高分辨率成像、多种生物分子的多通道标记、细胞和组织的多参数成像。一些研究已经表明了量子点在临床中的适用性，包括前哨淋巴结定位、肿瘤的转移检测和术中病灶部位导航。

2）氧化石墨烯作为另一种新兴的纳米材料，具有二维结构和优异的光学性能，使其成为一种理想的荧光成像探针。与传统荧光染料相比，氧化石墨烯具有更高的荧光量子产率和更长的荧光寿命，从而能够实现对生物分子更灵敏、更稳定的成像。此外，由于氧化石墨烯表面带有羧基、羟基等含氧基团，从而表现出良好的亲水性，为生物应用提供了必要条件。此外，这些位点的化学活性，可便于其进行表面修饰以实现对特定生物分子的选择性标记。

3）纳米金颗粒具有优异的光学性能和生物相容性，广泛应用于生物医学成像研究。与传统的荧光染料相比，纳米金颗粒具有较高的光吸收截面和较长的荧光寿命，能够实现对生物样本的高灵敏度成像和长时间稳定监测。此外，纳米金颗粒还具有较强的表面增强拉曼散射效应，能够实现对生物分子的高灵敏度检测和分析。纳米金颗粒的大小和形状可通过合成方法进行精确控制，从而实现对其光量子产率和生物学特性的精准调控。另外，纳米金颗粒还可通过调控其表面等离子体共振效应，实现对光学成像的增强，为生物医学成像提供更多的选择和可能性。

4）上转换纳米颗粒是一种特殊的光学纳米材料，不同于传统的下转化光学材料，其通过在纳米晶体中掺杂不同的稀土离子，如 Er^{3+}、Tm^{3+}、Ho^{3+} 和 Yb^{3+} 等，实现了在近红外光激发下发出绿光、红光和蓝光的上转换发光过程。在发光过程中，Yb^{3+} 通常充当敏化离子，其他稀土离子充当活化离子。整个发光过程包括敏化离子的光吸收、能量传递和活化离子发光，其中存在双光子和三光子过程。与传统荧光标记物不同，上转换纳米颗粒能够利用近红外光激发，减少生物样品的光热损伤，增加激发光的穿透深度，同时消除生物体的自发荧光干扰，使得生物光学成像具有较好的信噪比。上转换过程比普通的双光子过程效率更高，即使在低功率密度下也能产生适用于生物研究的稳定适中的光强，并且在连续照射下不会产生闪烁、光漂白和光化学降解。此外，其发射峰（半高线宽，FWHM <12nm）窄而清晰，荧光寿命较长（微秒级），这些优势使得上转换纳米颗粒在生物组织的高分辨成像、多模态成像、多光谱成像中具有广阔的应用前景。

量子点、氧化石墨烯、纳米金颗粒和上转换纳米颗粒等作为荧光成像用纳米探针，各具特色，为生物医学成像和生命科学研究提供了丰富的选择。随着研究的深入，也面临着一些挑战。首先，光学纳米探针的合成和功能化依然是一个复杂而关键的问题。尽管这方面已经取得了一定进展，但是控制纳米探针的粒径、形貌、结构和表面性质仍存在一定难度，而这些参数直接影响着其在生物体内的行为和性能。其次，纳米探针的生物安全性和生物相容性也是亟待解决的问题。尽管许多纳米探针表现出了良好的生物相容性，但其系统且长期的生物效应和毒性机理仍需深入研究，在体内的代谢和清除机制也需进一步阐明。最后，光学纳米探针成像技术的临床转化和商业化应用也面临一系列挑战，包括生产成本、安全性、可操作性等问题，同时也需要面对临床试验的监管和伦理审查等挑战。纳米探针在光学成像领域的应用前景广阔，进一步发展出更加高效、安全和可靠的纳米探针，将为生物医学成像和生命科学研究带来更大的突破与进步。

2. 放射性核素纳米探针

随着纳米技术的飞快速发展和纳米颗粒功能化的不断深入，放射性核素的纳米探针也成为研究的重点。当前，研究人员已着手设计并合成多种类型的放射性标记纳米探针，包括金属纳米颗粒、量子点、脂质体和聚合物纳米颗粒等，以适应核医学成像的需求。放射性标记纳米探针结合了纳米材料的独特性质和放射性同位素的高灵敏度追踪能力，能够在生物体内进行精确的定位和定量分析。根据纳米载体的种类不同，放射性标记纳米探针主要分为无机类放射性核素纳米探针和有机类放射性核素纳米探针两大类（图 5-3）[15]。

无机类放射性核素纳米探针主要包括金属及金属氧化物纳米颗粒、氧化硅纳米颗粒以及碳纳米材料等，它们其因可调节的微观结构、独特的磁学和光学性质以及良好的生物相容性而广泛应用于生物成像和治疗。

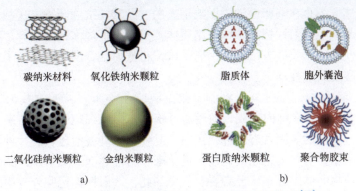

碳纳米材料　氧化铁纳米颗粒　　　　脂质体　　　　　胞外囊泡

二氧化硅纳米颗粒　　金纳米颗粒　　　蛋白质纳米颗粒　　聚合物胶束

a)　　　　　　　　　　　　　　　b)

图 5-3　放射性核素类的无机和有机纳米探针类型[15]

a）无机类放射性核素纳米探针　b）有机类放射性核素纳米探针

1）碳纳米材料。常见的碳纳米材料包括石墨烯、氧化石墨烯、还原氧化石墨烯以及碳纳米管等，这些材料广泛应用于小分子药物递送。除了药物递送平台，石墨烯基纳米材料和碳纳米管在生物医学成像方面也备受关注。尽管这主要是由于它们独特的光学性能，但这些纳米平台的放射性标记也得到了探索。当前报道的碳纳米材料放射性标记主要采用直接标记法和基于螯合剂的标记法。

2）氧化铁纳米颗粒（IONPs）也可作为放射性核素成像的纳米探针平台。在过去几年，研究人员开发了基于氧化铁纳米颗粒的几种放射性标记制剂，将其应用扩展到多模态成像和治疗。目前已报道的标记媒介和方法能够用许多不同的放射性核素标记IONP。正是由于这种高度多样性，很难将一种方法定义为有效和稳定的放射性标记的金标准。

3）二氧化硅纳米颗粒（SiO_2 NPs）具有高度粒子稳定性和低毒性的特征，适用作多种生物医学应用场景的纳米平台。此外，具有生物响应门控特性的精确控制孔径和形状的介孔硅纳米材料在刺激响应型药物递送中得到广泛使用。因此，SiO_2 纳米颗粒的放射性标记对生物分布和药代动力学非常有价值。由于简单、快速和稳定的特性，借助放射性元素的化学吸附是当前实现 SiO_2 纳米颗粒放射性标记的最佳选择。

4）金纳米颗粒。作为纳米技术中最受欢迎的材料之一，金纳米颗粒具有优异的物理化学、光学和光声造影特性，结合其高度生物相容性，使其成为纳米医学中多种应用的主要候选材料。目前，研究人员能够以简单易控的方式制备具有不同形貌和结构的粒子，例如纳米笼、纳米壳、纳米棒或纳米球，并基于以上材料构建了用于核医学影像和放射治疗应用的各种放射性标记的金纳米颗粒。与氧化铁纳米粒子类似，由于文献报道多种多样，很难定义最合适的金纳米颗粒放射性标记方法。尽管如此，基于螯合剂和无螯合剂的 ^{64}Cu 放射性标记方法以及基于螯合剂的 ^{99m}Tc 放射性标记方法在文献报道中最为广泛。

有机类放射性核素纳米探针主要包括脂质体、胞外囊泡、蛋白质纳米颗粒、聚合物胶束等，它们通常具有良好的生物相容性和可调节的表面功能化特性，适用于药物递送和生物标记。

1）脂质体。脂质体是由围绕水核的磷脂双层组成的球形颗粒，并作为体内药物递送系统（也称为脂质体纳米药物）被广泛探索。其中，聚乙二醇修饰的长循环脂质体（LCL 或隐形脂质体）是迄今为止在临床医学中影响重大的，尤其在抗癌药物递送领域已有几种临床应用产品。在纳米颗粒放射性标记领域，脂质体被文献报道最多，并具有多种放射性标记方法。目前最广泛使用的脂质体方法是使用离子载体将放射性金属磷脂双分子层运输到预先负载的螯合剂上以实现放射性标记。

2）胞外囊泡，又称外泌体，是细胞分泌的磷脂基纳米颗粒。这些纳米囊泡（粒径为30~150nm）由多囊泡体在胞内形成，随后通过胞吐作用从细胞中释放出来。因此，与人工合成的囊泡不同，它们的表面含有几种膜蛋白。此外，胞外囊泡还含有几种胞质化合物，如核酸、蛋白质和脂质，可在细胞之间运输。近年来，胞外囊泡开始被用作药物输送系统，因此研究这些纳米药物的体内分布十分必要。尽管如此，放射性标记胞外囊泡的报道仍相对较少。目前采用的胞外囊泡标记方法主要为基于螯合剂的表面标记和基于放射性离子载体的放射性标记。

3）蛋白质纳米颗粒。蛋白质的纳米药物具有多种优势，包括生物降解性、高度可调的结构和两亲性，能够与药物进行有利的相互作用。此外，蛋白质可使纳米药物具有更有利的药物递送特性，例如增加靶向递送。与其他纳米药物一样，了解这些药物的生物分布和药代动力学对其临床转化十分必要。因此，研究人员报道了多种放射性标记蛋白质纳米颗粒用于体内成像，其中大部分标记是基于血清白蛋白纳米颗粒实现的。

4）聚合物胶束由含有亲水性聚合物（PEG或PEI）和疏水性载药嵌段的两亲性嵌段共聚物单元组成。共聚物的特性使它们能够组装成NPs，亲水性更强的核心周围有亲水外壳，在配制过程中可封装多种药物。嵌段共聚物是高度可调的，可以用各种分子修饰，然后这些分子将存在于亲水壳层上，从而可以控制体内NPs的分布和功能。聚合物胶束作为纳米药物已被广泛探索，临床试验中拥有多种配方。当前已有多种方法用于聚合物胶束的放射性标记，如直接标记法和基于螯合剂的标记法等。

目前，针对放射性标记纳米探针的应用研究主要集中于新型多功能纳米载体开发，以提高成像和治疗的靶向性和效率。此外，研究人员也在探索结合不同成像模式（如PET/SPECT与MRI/CT的融合技术）的纳米探针，以实现更全面的疾病评估和治疗监测。随着纳米医学技术和理论的进一步发展，未来有望利用这些纳米探针进行个性化医疗，通过精确的生物分布和药代动力学研究，优化治疗方案并减少副作用。

3. 纳米超声 - 光声探针

目前光声造影剂主要可以分为基于有机小分子的纳米光声探针和基于无机纳米粒子的光声探针两大类。

在近红外区域具备高吸收系数及低量子产率的有机纳米材料，因其优异的光热转换效果及良好的生物相容性，在光热治疗及光声成像中也得到了越来越广泛的应用。其中代表性的有机纳米材料包括有机近红外染料、卟啉脂质体囊泡及有机半导体聚合物纳米粒子等。基于有机小分子的纳米光声探针的成像性能主要来自有机小分子染料，有机小分子因具有荧光性能而被用于光学荧光成像，而光声成像只利用光吸收谱部分而非荧光发射部分，这使得其量子产率较低（光子发射与光子吸收的比率低，意味着更多吸收的能量可转换成光声信号），如吲哚菁绿、伊文思蓝和亚甲基蓝等染料已获批临床应用。但小分子染料存在体内代谢过快及光漂白等缺点。基于此，研究人员通过病毒蛋白外壳，胶束纳米粒子和血清白蛋白介导的自组装等方法来构建纳米探针封装小分子染料，可以改善水溶性，提高其体内滞留时间和耐光性。此外，有机半导体聚合物纳米粒子由于其可调节的光学性质、易修饰的分子结构及良好的生物相容性已被广泛应用于生物医学领域。作为光声成像纳米探针，有机半导体聚合物纳米粒子可以通过增加纳米粒子尺寸及红移吸收峰，实现近红外光声成像。

用于光声成像的无机纳米颗粒尺寸介于几纳米到几百纳米之间，包括等离子体和非等离子体纳米颗粒两类。等离子体纳米颗粒主要包括贵金属纳米颗粒，如金、银、铂和钯在内的纳米颗粒，由于其高稳定性，是最受关注的一类无机光声探针。其可以吸收激光光线，将电子从基态激发到激发态，随后通过非辐射衰变释放能量形成热能。在贵金属纳米颗粒表面，只要纳米颗粒的光吸收与入射光波长共振，就可通过激光照射来极化自由传导带电子，这被称为局域表面等离子体共振。利用表面等离子体共振效应可产生大于小分子染料 5 个数量级的光吸收，可以超灵敏地调谐光声成像的光学效果。此外，贵金属纳米颗粒可通过大小和形状的改变使光学特性具有高度可调性，同时具备功能修饰，在体内应用及分子靶向中有重要作用（如减少细胞毒性、增加循环时间及稳定性等）。但纳米颗粒的变形会影响光声信号，并导致最后的成像效果不一致。研究人员采用二氧化硅涂层可有效解决这一问题，该涂层在增加纳米颗粒稳定性的同时，还可作为光声纳米放大器。

非等离子体纳米粒子一般具有强烈的光吸收作用，且不依赖于表面等离子体共振效应。主要包括金属硫化物、碳纳米材料（如石墨烯和碳纳米管）和其他二维（2D）材料（如黑磷、纳米片、氮化硼和石墨化碳氮化物）。应用较广的是碳基材料，如碳纳米管、石墨烯、氧化石墨烯、碳点等，其吸收光谱广和光声性能强，在近红外区有强吸收，受到了极大关注。此外，石墨烯类似物如过渡金属二硫化物、过渡金属氧化物、MXenes、六方硼氮化物、碳氮化物和黑磷等由过渡金属（如钼、钨、钛和硫、硒、碲或氧等硫族元素原子）组成，由于其厚度相关的量子尺寸效应和可调谐的晶体结构，这些材料在近红外区域表现出强烈的光吸收和良好的光声性能。此外，还有基于过渡金属的纳米光声探针，如量子点和金属氧化物纳米颗粒。量子点吸收的光除了通过非辐射衰变部分转化为热能，还可通过荧光发射，进而实现光声-荧光双模态成像。金属氧化物纳米颗粒，如氧化铁纳米颗粒也可作为光声造影剂和磁共振成像对比剂。目前，光声成像已经应用于对淋巴结、血管、肿瘤和脑功能的生物成像。同时，光声成像也被应用于生物传感，如检测 pH 值、体内 ROS/RNS 的生成、酶、温度和血氧含量等相关生理指标。目前已经开发了大量的光声成像探针，但如何在光声成像高灵敏度的基础上提高穿透深度一直是光声成像领域实现临床转化所面临的主要问题。

4. 纳米 MRI 探针

磁共振纳米探针主要分为以下几种类型[16]：

1）钆基纳米 MRI 探针，为解决钆类螯合物半衰期短、特异性差以及抑制钆离子泄露所带来的潜在安全性问题，通常钆离子直接构建顺磁性无机纳米粒子。吴爱国研究员团队利用硝酸钆和聚丙烯酸成功制备出一种超小型氧化钆纳米粒子，该纳米粒子在 7T MRI 中的纵向弛豫率（r_1）值高达 10.4mM^{-1}·s^{-1}。同时由于聚丙烯酸与钆离子的强螯合作用，钆离子难以在体内释放，使得探针具有很高的生物安全性。

2）铁基纳米磁共振成像探针，具有很强的"尺寸-磁性"依赖效应。氧化铁纳米粒子的尺寸在小于 20nm 时展现出典型的超顺磁性，其通常作为 T_2 MRI 探针，使目标区域信号变"暗"；而当小于 3nm 后则显示出近顺磁性，可作为 T_1 MRI 探针。高锦豪教授课题组制备了一种内凹八角叉形氧化铁纳米粒子，其横向弛豫率（r_2）值在 7T 高场条件下达到

$679.3\text{mM}^{-1}\cdot\text{s}^{-1}$，体现出很强的 T_2 暗场 MRI 造影效果。韩国首尔大学 Taeghwan Hyeon 团队报道了 3nm 的超小氧化铁纳米探针在 3T MRI 中拥有较高的 r_1 值（$4.77\text{mM}^{-1}\cdot\text{s}^{-1}$），可在体内分辨出约 200μm 的血管结构。

3）锰基纳米磁共振成像探针，锰离子由于具有 5 个未成对电子，可缩短水质子的 T1 弛豫并作为 T1 MRI 探针。韩国首尔大学 Taeghwan Hyeon 团队通过高温热分解法制备出一种基于氧化锰纳米粒子的 MRI 探针，其在 3T MRI 中的 r_1 值为 $0.37\text{mM}^{-1}\cdot\text{s}^{-1}$，并可清晰分辨出小鼠脑部的皮质层、嗅球层、小脑灰质和海马结构。

相较于临床常用的钆类螯合物，纳米 MRI 探针具有更长的半衰期，可在较长的时间内于血液循环中有较高的浓度，因此可用于血管部位的成像。韩国基础研究院 Jinwoo Cheon 教授制备出一种无定型铁纳米粒子，其在 3T MRI 中的 r_1 值为 $3.8\text{mM}^{-1}\cdot\text{s}^{-1}$，其 r_2/r_1 值仅为 1.2，与当前临床使用的钆类螯合物探针相似。不仅如此，该纳米 MRI 探针可分辨出小鼠体内约 100μm 的足部血管，以及兔子腿部 300μm 的血管组织，显著提高了活体血管成像分辨率和对比度。纳米 MRI 探针由于表面易于修饰的特性，可表面连接多种靶向配体（蛋白、核酸等），使得探针特异性富集于肿瘤组织并用于肿瘤成像。凌代舜教授团队制备出一种基于铁铂纳米粒子的反铁磁性纳米探针，其 r_1 值在 9T 高场条件下为约 $2\text{mM}^{-1}\cdot\text{s}^{-1}$。在表面连接可靶向肿瘤新生血管的 RGD 多肽后，该探针可在体内分辨出小于 0.2mm 的肝转移灶，并且其分辨出的转移灶直径与当前临床金标准的组织病理学检测的结果一致，表明该探针已经达到活体组织病理学检测水平（图 5-4）[17]。此外，纳米 MRI 探针还应用于神经系统疾病的检测中。李方园教授报道了一种 α-寡聚体靶向的 T1-T2 双模态纳米 MRI 探针，该探针不仅能有效区分帕金森病灶与炎症组织，还可在活体内发现 α-寡聚体蛋白的扩散路径，实现对帕金森病进展的实时监测。

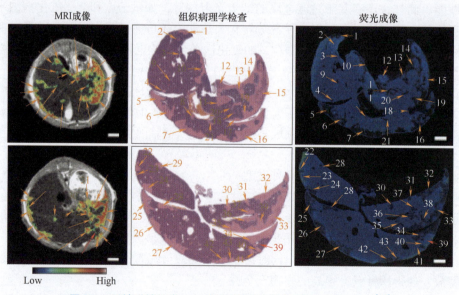

图 5-4 反铁磁性纳米 MRI 探针增强的体内肝转移灶检测图 [17]

5. 纳米多模态探针

相较于单一模态的纳米探针，多模态探针由于结合了多种成像模式（如光学、超声-光声、放射性核素、CT、MRI 成像等），可以使研究人员在同一图像中获取不同对比度和信息，提高了诊断的准确性。同时，这种多模态成像可以更全面地了解病变的性质和位置，为后续制定更有效的治疗方案提供指导和依据。

典型的多模态纳米探针有以下几种类型，①纳米光学 -MRI 探针。光学成像主要具有无创、实时、特异、活体、精细显像等特点。光学荧光成像的灵敏度高，但其体内穿透深度较弱，并且分辨率仅为 2~3mm。而 MRI 的特点为软组织分辨率很高，并且无组织穿透深度限制，但是灵敏度有限。此时，将二者结合可以很好地综合各自优势，获得高分辨率及灵敏度的图像。在光学成像中，可以观察到治疗药物的释放情况和药物在体内的分布情况；同时在 MRI 成像中，纳米探针可以清晰显示肿瘤的边界和内部结构；②纳米 PET-MRI 探针，PET 可提供体内代谢和生物学过程的功能信息，灵敏度较高，但其空间分辨率较差。MRI 成像技术的加入可很好地弥补这一不足，提供高分辨率和解剖结构信息。二者的联合使用能够在同一时间、同一位置获得生物学功能和解剖学结构的全面信息，这对于全面评估疾病的发展、诊断和治疗效果的监测有极大的帮助。

当前，多模态纳米探针的应用主要集中在肿瘤的诊断和治疗中。与正常的组织环境相比，肿瘤微环境具有还原性高、pH 值低、富含 H_2O_2 等特点，并且相较于正常组织细胞，肿瘤细胞表面也有许多过表达的特殊受体，如 EpCAM、整合素 $\alpha v \beta 3$ 等。这些探针在针对肿瘤环境的特点进行响应型配体修饰以及靶向配体连接后，可特异性地富集于肿瘤组织中，并实现多模态成像功能，从而提供更全面、准确的肿瘤成像。韩国首尔大学 Taeghwan Hyeon 团队报道了一种肿瘤微环境响应型"荧光 -MRI"纳米探针，该探针在肿瘤酸性微环境下可发生解组装，同时激活荧光与 T_1 MRI 的对比能力，显著放大肿瘤信号。此外，凌代舜教授团队设计合成了一种用于实时无创肿瘤良恶性诊断的钾离子特异性荧光 /MRI 双模态影像探针，探针提供的磁共振和荧光信号构成级联 "AND" 逻辑门，可对肿瘤实时成像，并鉴别良恶性。与传统影像学方法相比，该方法可降低假阳性或假阴性概率，与穿刺活检相比，无需造成创伤。在心血管疾病和感染性疾病方面，纳米多模态及诊疗一体化探针也具备重要应用前景。在心血管疾病诊断中，这种探针可以帮助医生检测血管的通畅程度和血流速度，及时发现动脉粥样硬化、血栓形成等问题。同时，纳米探针可携带抗血栓药物或者血管扩张药物，实现对病变血管的局部治疗。对于感染性疾病，纳米探针可用于定位感染病灶，如细菌感染或病毒感染的部位，并实现精准治疗。通过控制探针的释放速度和位置，医生可以针对性地释放抗生素和抗病毒药物，减少药物的副作用并提高治疗效果。

纳米多模态探针的出现为医学影像和临床治疗领域带来了许多新的应用前景。在肿瘤诊断和治疗方面，这种探针可实现早期诊断和精准治疗。通过多模态成像的结合，医生可以更全面地了解肿瘤的形态、大小、位置以及周围组织的情况。这些信息可以帮助医生制定更有效的治疗方案，减少对健康组织的损伤，并提高患者的生存率和生活质量。

5.3.3　纳米探针在医学诊断及治疗中的应用

1. 纳米探针在疾病诊断中的应用

与传统小分子探针相比，纳米探针尺寸可控，信号稳定，灵敏度、特异性和信噪比更高，可提高成像和治疗的精准度，已经在生物医学领域发挥越来越重要的作用，为疾病早期诊断提供了新的思路和方法。

首先，**研究人员已经开发出多种纳米探针用于癌症、神经性疾病、免疫性疾病和代谢性疾病等疾病的诊断。** 癌症的特征是细胞分化和增殖异常，生长、侵袭和转移不受控制，其发生是一个复杂的多因素和多步骤过程，早期发现癌前病变可以尽早干预，以预防或减缓癌症进展。肿瘤微环境的特点是空间和时间异质性逐渐变化，可用于探索其在肿瘤中的诊断应用。研究人员设计了原位发光靶向肿瘤生物标志物的特异性荧光探针（CAIX-800）用于鼻咽癌小鼠模型的缺氧检测。这种染料和荧光分子断层扫描或计算机断层扫描的组合可用于准确定位早期鼻咽癌肿瘤，最早可在发病两周内检测到。结合这两种成像方式的高灵敏度和高分辨率，可以对鼻咽癌不同阶段的缺氧进行全面量化和可视化。

其次，**纳米探针还被开发应用于神经性疾病诊断。** 脑部疾病的早期诊断对于改善患者预后和降低死亡率至关重要，目前研究人员已经设计了用于脑部疾病治疗诊断学的主动靶向、刺激反应、血脑屏障穿透和治疗性磁性纳米探针。基于超顺磁性氧化铁纳米颗粒的纳米探针可用于大脑巨噬细胞、小胶质细胞的检测。研究人员使用一种新的靶向抗 IBA-1 的超顺磁性铁铂（FePt）纳米颗粒测量中风后四周活鼠大脑中小胶质细胞/巨噬细胞激活的时空变化，T2 加权 MRI 图像用于识别和测量缺血性病变区域，监测中风的进展情况以及治疗期间神经炎症的发展情况。

最后，**纳米探针在诊断免疫性疾病中也发挥了重要作用。** 随着炎症性疾病和癌症免疫治疗领域的巨大进步，迫切需要能够动态监测免疫激活的成像技术。免疫系统的实时成像利于疾病的早期诊断和精准免疫治疗，各种成像技术与纳米探针的结合更适合多种生物标志物的体内动态成像，并为免疫激活监测和免疫治疗剂筛选提供了有价值的策略。例如浦侃裔教授设计的超声诱导余辉纳米探针可以特异性检测颗粒酶 B，对体内免疫激活的 T 细胞准确成像，提供了动态监测 T 细胞功能障碍和评估深部病变预防性免疫治疗的可能性，如图 5-5 所示[18]。

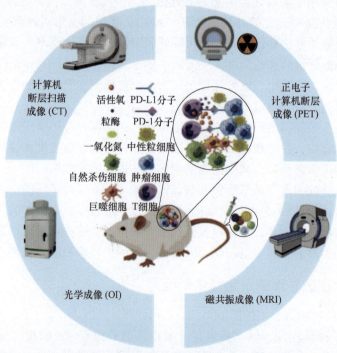

图 5-5　免疫激活监测的纳米探针[18]

除了以上几种疾病类型，纳米探针在心血管疾病或代谢性疾病等的诊断中也有着广泛的应用前景。为了满足生物医学成像的实时需求，新型高效和特异性的纳米探针正在开发中，在生命系统中实现更精准高效的生物医学诊断。当前，如何评价纳米探针的安全性和毒性，如何优化纳米探针使这些材料适用于人体生物系统，以及如何避免或降低可能出现的毒副作用，成为纳米探针在临床治疗应用中的主要难点。

2. 纳米探针在疾病治疗中的应用

纳米探针在疾病治疗中的应用同样是一个高度创新和迅速发展的领域，它利用纳米探针能够在分子层面与生物体进行作用的优势，有望为治疗提供更好的精准度和效能，并且为各种疾病提供更针对性的治疗方案。

使用功能性纳米平台靶向递送药物的系统，称之为纳米药物递送系统（Nano-drug delivery system，NDDS）。这一研究领域的主要目标是开发能够精准定位到疾病部位并原位释放治疗药物的系统，通过纳米探针进行疾病诊断的同时，做到疾病精确治疗及治疗效果可视化。研究人员将化疗药物阿霉素负载到介孔二氧化硅纳米粒子（MSN）中，该 MSN 被设计为具有近红外荧光成像和 ^{19}F- 磁共振双重成像功能，同时叶酸修饰赋予其靶向肿瘤细胞的功能，因此该纳米探针具有特异性细胞摄取以及肿瘤酸性微环境相应的药物释放能力。多功能纳米探针为疾病的治疗提供了新途径，同时实现对疾病的靶向、治疗和成像等作用，大大提高了治疗的效率（图 5-6）[19]。

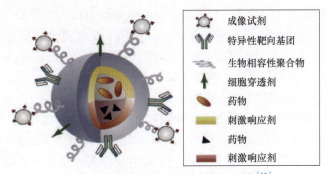

图 5-6　具有治疗功能的纳米探针设计[19]

纳米探针通过免疫调节来实现治疗也是一个前沿研究方向。免疫调节能够治疗多种疾病，特别是在癌症和自身免疫性疾病的治疗中发挥重要作用。纳米探针免疫调节主要通过以下方式发挥作用：①激活免疫应答：在癌症治疗中，纳米探针可用于输送免疫激活剂，如特定的抗原和佐剂，直接针对肿瘤微环境，激活免疫系统对肿瘤细胞的识别和攻击。这种方法有助于增强体内的抗肿瘤免疫应答。②抑制免疫反应：在治疗自身免疫性疾病（类风湿关节炎、系统性红斑狼疮等）时，纳米探针可以用于递送免疫抑制剂，直接作用于过度活跃的免疫细胞，减少炎症和组织损伤。③调节免疫微环境：纳米探针可以被设计为改变肿瘤或炎症部位的微环境，通过改变局部的酸碱度或释放免疫调节因子，从而调节免疫细胞的活性和功能。④靶向免疫检查点：纳米探针可用来递送免疫检查点抑制剂，这是一种在癌症治疗中越来越受到关注的治疗策略。通过精确控制药物的释放，提高治疗效率并减少副作用。⑤免疫系统再编程：通过纳米探针递送特定的信号分子或基因编辑工具，可以在细胞层面上重新编程免疫细胞，为治疗某些难治性疾病提供新策略。例如，为提高脑胶质瘤免疫治疗效果，将免疫抑制调节剂负载到多空穴的 $Cu_{2-x}Se$ 纳米探针上，包裹上肿瘤细胞膜构建具有调节免疫抑制微环境（减少 M2 及 Treg 细胞）和抑制免疫检查点功能的仿生纳米探针，实现协同增强脑胶质瘤免疫治疗的效果，抑制肿瘤复发。通过精确调控免疫系统，纳米探针在治疗多种疾病中显示出巨大潜力。未来，随着更多关于如何安全有效调节免疫反应的研究，纳米探针有可能变革疾病治疗方式，使得治疗更加个性化、高效和安全。

纳米探针在组织工程和再生医学中的应用也代表了这一技术领域中的又一创新方向，被应用于促进细胞生长与分化、构建组织工程支架、促进伤口愈合、神经再生、血管再生、骨骼和软骨再生等方面，在疾病治疗中展现出巨大潜力。目前，如何有效控制和指导纳米探针至病灶部位，可控地实现纳米探针的诊疗功能，是纳米探针在临床转化中的重要问题。目前纳米探针在医学领域中的这些应用仍处于早期阶段，随着研究的深入和技术的公开，预计将开启全新的治疗途径，为许多当前难以治愈的疾病提供希望。

3. 纳米探针在基因检测及分子靶向中的应用

近些年来，随着分子生物学领域的飞速发展、人类基因组测序的全面完成以及基因组测序技术的迅速迭代，人们对各种疾病的发生发展有了更深层次的认识，一切与疾病相关的基因序列或者分子都可以成为疾病诊断的标志。纳米探针在尺寸和结构上的独特物理化学性质，设计赋予其靶向特定基因序列或者特定分子的功能，使得疾病诊断更精准、早期和全面。

分析患者的 DNA 或者 RNA 序列，不但对疾病的早期诊断至关重要，而且对于理解遗传疾病的机制、发展个性化治疗方案以及监测治疗效果也有极大的帮助。纳米探针在基因检测中的应用正改变着分子生物学和诊断学领域，提供了更加灵敏和精确的手段来检测和分析 DNA 和 RNA 序列。对于 DNA/RNA 序列检测，纳米探针可设计成特定配体，以便特异性地结合到目标序列。例如，金纳米颗粒和量子点被荧光标记和功能化，帮助检测特定的基因序列。对于基因表达水平检测，利用纳米探针可以检测特定基因的转录级别，从而了解基因在细胞中的活动。研究人员基于金纳米颗粒和光响应的 DNA 发夹组成的纳米耀斑探针，可被紫外激活耀斑释放，引起荧光信号增加，在单细胞水平上实现 mRNA 检测以及癌细胞 mRNA 表达水平检测。微量 RNA 检测也是纳米探针应用的一个重要领域。研究人员设计了一种基于荧光共振能量转移的金纳米耀斑探针，利用细胞内高丰度内源性 mRNA 作为驱动分子，驱动纳米机器在活细胞内自动运行，从而实现细胞内低丰度 miRNA 的放大成像，检测基因表达水平。除了检测 RNA，纳米探针还可用于液体活检和循环肿瘤 DNA 检测，如纳米探针可以帮助捕获和分析血液中的循环肿瘤 DNA，用于癌症的早期发现和监控。

纳米探针被设计成能够在分子水平上与生物体进行交互，具有特定的生物识别能力，靶向并识别疾病相关的分子标记，从而为早期诊断和治疗提供可能。这个领域的关键在于精确地将治疗剂或诊断剂送至特定的细胞、组织或病灶，从而提高治疗效果，同时减少对正常组织的不良影响。分子靶向纳米探针技术在疾病诊疗以及医学研究中有着广泛的应用前景。研究人员充分利用硬 X 射线具有较高穿透能量的特点，设计了一种同时具有硬 X 射线成像信号、荧光信号及特异性靶向结合人表皮生长因子受体 2（HER2）蛋白的多功能氧化铁纳米探针，通过三维数据重建获得 HER2 蛋白在人乳腺癌细胞上的三维空间定位。针对神经退行性疾病如阿尔茨海默病的诊断中，铂骨架的手性三角纳米金环，展现出强的手性光学活性，手性分子对映体具有强差异性的表面增强拉曼散射（SERS）光学活性，并且不同手性构型的三角纳米环对 Aβ - 淀粉样蛋白的不同折叠和聚集状态的亲和性有所差异，使得手性三角纳米环可用于对映体类型的有效判别及 Aβ - 淀粉样蛋白单体和纤维结构的定量分析，在 Aβ - 淀粉样蛋白斑块的研究及临床早期诊断中发挥关键作用。然而，分子靶向纳米探针技术在临床转化上仍面临一些挑战，如纳米材料的生物安全性评估、批量生产工艺的优化以及药政审批等。未来，多学科交叉合作和产学研医的紧密结合将推动这一领域不断发展和成熟，为疾病的精准诊疗带来新的突破。通过不断的研究和创新，纳米科技在基因检测和分子靶向治疗方面的应用正变得多样化，为未来的个性化医疗和精准治疗提供强大的工具。

4. 纳米探针在活体细胞成像及过继性诊疗中的应用

纳米探针得益于其可调控的物理化学性质和优良的生物相容性，在生物医药领域具有广泛的应用前景，尤其是在细胞学研究和医学诊疗中发挥着重要作用。纳米探针可以通过表面修饰或功能化，使其具有特异性结合细胞的能力。研究人员可以利用这一特性，将纳米探针引至目标细胞内部或表面，并通过荧光、磁性或核磁共振等技术进行实时监测，从而揭示细胞的位置、迁移路径以及生物学行为，为细胞学研究提供了全新的视角。除了用于细胞标记，纳米探针还可用于研究细胞的功能。通过将功能性纳米探针与特定的生物分子（如抗体、配体或药物）结合，可以实现对细胞内特定分子的检测和定量分析。这为研究细胞信号传导、代谢途径以及疾病发生机制提供了有力工具。

在细胞示踪应用中，纳米探针高可定制的表面赋予了其模块化构建能力，以适配不同临床应用的需求。应用于细胞示踪的纳米探针可分为靶向纳米探针和纳米生物传感器。靶向纳米探针的核心原理在于其特定的表面功能化，使其能够与目标细胞表面的特定受体或分子结合。这种功能化通常通过特定的化学修饰或生物分子的结合实现。一旦纳米探针与目标受体结合，它们可以在细胞水平上实现高度定位，准确追踪目标细胞或亚细胞的位置和运动过程或迁移过程。这种精确的靶向性使得纳米探针能够在复杂的生物环境中选择性地与目标相互作用，提供高分辨率的细胞示踪图像，并且最大限度地减少对周围生物组织的干扰。石洪成团队将靶向分子 Annexin V 和放射性核素 99m^{Tc} 偶联修饰于金纳米粒表面，形成 SPECT/CT 成像探针。其中，Annexin V 能够精确定位动脉粥样硬化斑块中的凋亡巨噬细胞，将金纳米粒子蓄积在动脉粥样硬化区域，精确定位和评估动脉粥样硬化斑块的易损性。而纳米生物传感器通过纳米材料与生物分子相互作用，如蛋白质、DNA 或离子，产生特定的信号响应，能够实时、高灵敏地监测生物体内的生理参数、生物分子和病理变化，从而实现对生物样本中微量目标的检测和分析。凌代舜团队将光学钾指示剂嵌入介孔二氧化硅纳米粒子中，并使用一层超薄的钾渗透膜层屏蔽其他阳离子干扰，使其能够追踪自由活动小鼠脑中钾离子浓度，从而精确检测癫痫病灶，如图 5-7 所示[20]。

在过继性细胞诊疗中，纳米探针具有广泛的应用前景。作为一种重要的治疗手段，过继性细胞的有效输送和定位一直是制约其临床应用的关键问题。纳米探针作为细胞靶向示踪剂具有巨大潜力，其通过精密的表面修饰，实现对特定细胞的高度特异性结合，从而实现对过继性细胞的准确识别和追踪。这种定制化的设计使得纳米探针能够在体内实时监测过继性细胞的位置和迁移路径，为治疗过程提供重要的实时信息。通过纳米探针的精准监测，可以量化治疗的精准度，及时调整治疗策略以达到治疗效果最大化。姚振威团队将 TAT 靶向肽负载在超顺磁氧化铁纳米粒上用于标记过继性 T 细胞，通过 T_1-MRI 追踪过继转移 T 细胞的命运，从而能够监测抗肿瘤试验中的细胞免疫治疗并深入了解其机制。此外，纳米探针还具有激活和调控过继性细胞的生物学功能。纳米探针作为响应外界光、声、磁刺激的中介，能够实现对过继性细胞的精准激活和调控，从而提高治疗效果和安全性。张新富团队设计并合成了一种溶酶体靶向的近红外二区光敏剂 Lyso700D，将其装载进活巨噬细胞的溶酶体中。当巨噬细胞吞噬耐药细菌时，光敏剂 Lyso700D 可以响应近红外光刺激，通过 PDT 消融细菌，从而实现对多重耐药菌感染的治愈。

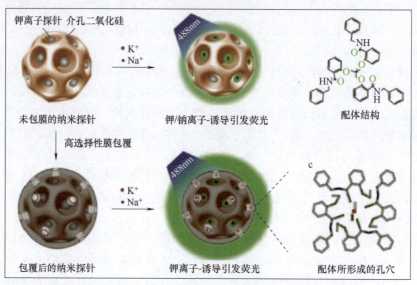

图 5-7　纳米探针用于细胞示踪的设计[20]

综上，通过表面修饰或功能化，纳米探针具备特异性结合细胞的能力，为细胞标记、示踪以及研究细胞功能提供了新的可能性：在细胞示踪应用中，靶向纳米探针通过精确的表面功能化实现对目标细胞的定位，为获得高分辨率的细胞示踪图像提供了可能，而纳米生物传感器则能够实时监测生物体内的微量目标，从而为生物监测和诊断提供支持；在过继性细胞诊疗中，纳米探针作为细胞靶向示踪剂，不仅能够监测过继性细胞的位置和迁移路径，还可以激活和调控其生物学功能，为细胞治疗提供新的思路和方法。

5. 纳米探针在术中导航及临床研究中的应用

随着纳米探针的出现，医学成像领域迎来了一次技术革命。纳米探针是指尺寸在纳米级别的成像剂，由于其极小的尺寸和可调节的表面特性，可以针对特定的生物标志物和病理状态，对其进行表面修饰或结合特定的配体，使其具有靶向性及特异的分子识别能力，可以精确检测和定位目标分子或细胞，提供前所未有的成像精度和灵敏度。在肿瘤手术中，对极微小肿瘤及肿瘤边界实现高灵敏的可视化，从而在手术过程中，医生可以随时观察纳米探针的信号变化来评估手术进展，这有助于减少手术风险，提高手术成功率。

目前临床使用的 MRI 探针主要是基于钆的对比剂、超顺磁性氧化铁纳米粒子等。钆探针注射到患者体内后，能够快速聚集在特定组织或器官中，使得病变区域如肿瘤、炎症或血管异常在 MRI 扫描中更加明显。虽然钆具有良好的成像效果，但是钆是一种重金属，长期或过量使用可能引起不良反应，如过敏反应、肾功能损害或神经系统问题。而由超顺磁性氧化铁纳米粒子构成的几款 T_2 型磁共振探针，仅能提供有限的临床诊断信息，并没有得到好的商业应用，获批几年后除 Lumirem/GastroMARK，都已逐渐退出市场。因此，开发具有更高生物相容性和稳定性的 MRI 探针极为重要。凌代舜团队基于超小氧化铁纳米粒子设计合成了一种超高场磁共振造影剂（UDIOC）。UDIOC 在超高场下具有高效的磁共振对比能力，可通过对比增强磁共振血管造影对血管结构进行实现高分辨率成像，并且基于 UDIOC 的 T_1-T_2 双模态超高场动态对比增强磁共振成像，能够对肿瘤血管通透性进行准确、灵敏的评估，可以清楚地分辨直径约为 140μm 的脑膜中动脉，如图 5-8 所示[21]。杨志团队利用长半衰期正电子核素 ^{89}Zr 作为 PET 成像核素、顺磁性金属 Mn^{2+} 作为 MRI 造影剂吸附到纳米粒子表面，同时利用亲电反应原位标记治疗型核素 ^{131}I，设计合成了一种多功能诊疗一体化探针，提高了对前列腺癌的诊断效果，并对协同治疗过程进行成像监测。智能 MRI 探针通过精准可控的化学结构设计，感知疾病微环境特征，增强对疾病演进和病灶边界等精确信息的获取，有助于协助和改善临床医生进行术中导航和预后评估，可根据疾病的具体情况制定个性化的治疗方案，提高手术安全性和成功率，有助于医生提高诊断和治疗水平，促进医学技术的发展和创新。

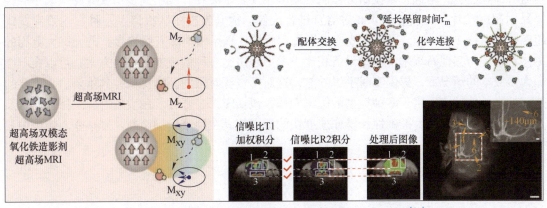

图 5-8　超高场 MRI 纳米探针的设计和的脑膜动脉成像[21]

　　光声成像是一种非侵入性的生物医学成像技术。恶性肿瘤周围的血管网络形状具有一定的特异性，光声成像能够提供组织的氧合水平和高分辨率的血管网络信息，这在癌症诊断中尤为重要。同时，在手术过程中，光声成像可以实时提供肿瘤的位置、大小和形态信息，有效帮助医生更精准地定位和切除肿瘤。目前临床上使用的造影剂通常由微气泡或纳米粒子制成，它们能够散射或吸收超声波，从而增强图像的对比度。光声成像是一种对患者友好且安全性高的诊断方法，但由于缺乏合适且高灵敏度的光声成像探针，对深部组织的检测仍面临巨大挑战。李方园研究团队针对急性肝衰竭早期生物标志物活性氧（ROS），设计合成了一种 ROS 敏感纳米酶增强光声纳米探针。利用 ALF 中过表达的 ROS 激活纳米探针，催化气泡产生，有效放大光声造影剂的光声信号，能够比临床检测更早地诊断急性肝衰竭，并且纳米探针的 ROS 激活催化活性可及时对急性肝衰竭进行纳米催化治疗，有效实现了诊疗一体化。为开发高光声转化效率、高灵敏度光声探针诊断急性肝衰竭开辟了一条有前途的途径。苗庆庆教授团队构建了一种具有双靶向功能的可激活多模态分子探针（P125-I），用于前列腺癌早期诊断的研究。该探针可以对早期前列腺癌生物标志物 hepsin 蛋白酶响应，特异性"开启"近红外荧光、光声信号，此外，该探针还可利用标记核素的配体部分对前列腺癌另一个生物标志物前列腺特异性膜抗原（PSMA）受体进行靶向核素成像，实现了光学 - 核素双成像通道对双靶标的同时成像和定量检测。光声成像与其他成像技术（如荧光成像、拉曼成像）结合使用，可以发挥各自优势，实现不同阶段的准确肿瘤成像，从而提高手术成功率。同时光声成像作为一种无创、低成本的成像技术，可以为患者提供更多诊断信息，降低医疗成本，促进个性化治疗。

超声成像具有无创、无辐射、成本低廉等优点，广泛应用于医学诊断、治疗监测和疾病评估等领域。超声探针是一种用于产生超声波并接收其回波，从而创建人体内部组织的图像的探针。传统超声探针主要用于声学成像，而现代超声探针通过结合脂质体、硅囊泡、基因编辑纳米囊泡等生物材料，不仅能够改善成像质量、提高分辨率，还可以定向递送药物或治疗。超声导航技术可以实时观察介入器械的位置和目标组织的情况，提高治疗的精准性和安全性。例如，在肿瘤治疗中，医生可以使用超声导航技术引导射频消融针或微波消融针精准定位肿瘤并进行治疗。在血管介入治疗中，它可以帮助医生准确定位血管、插管和导管。在神经外科手术中，术中超声技术可帮助医生快速确定病变位置、显示周边重要功能结构、评估血肿清除程度。赵选贺教授研究团队利用多层复合水凝胶，成功制备出仅有邮票大小的生物黏附超声贴片，可以连续48h对器官进行成像。徐升教授团队报道了一种自主可穿戴式超声贴片系统（USoP），通过无线连接设备和后端处理系统消除有线连接，并允许大范围的主体移动。与其他高端术中影像设备相比，术中超声是一种低成本的解决方案，可以在不增加太多成本的情况下，提供实时手术导航，这对于资源有限的医疗机构尤其重要。更重要的是，超声导航技术适用于多种类型的医学操作，包括腹部、脊柱、浅表器官、泌尿、颅脑及儿科应用等。易用性、准确性和操作速度快的特点使其在疑难病例诊断及复杂介入超声中发挥重要作用。

参 考 文 献

［1］ ATKINSON A J, COLBURN W A, DEGRUTTOLA V G, et al. Biomarkers and surrogate endpoints：preferred definitions and conceptual framework［J］. Clinical Pharmacology & Therapeutics，2001，69（3），89-95.

［2］ PAN S Y, TANG J H. Clinical molecular diagnostics ［M］. Beijing：People's medical publishing house，2021.

［3］ CIACCIO M. Clinical and laboratory medicine textbook ［M］. Berlin：Springer，2023.

［4］ LIU M X, ZHANG H, ZHANG X W, et al. Nanozyme sensor array plus solvent-mediated signal amplification strategy for ultrasensitive ratiometric fluorescence detection of exosomal proteins and cancer identification ［J］. Analytical Chemistry，2021，93 (25)：9002-9010.

［5］ ZHANG Q, YIN B H, HUANG Y Y, et al. A dual "turn-on" biosensor based on AIE effect and FRET for in situ detection of miR-125b biomarker in early Alzheimer's disease ［J］. Biosensors and Bioelectronics，2023，230：115270.

［6］ TU Y, WU J J, CHAI K K, et al. A turn-on unlabeled colorimetric biosensor based on aptamer-AuNPs conjugates for amyloid-β oligomer detection ［J］. Talanta，2023，260：124649.

［7］ PAN H M, DONG Y, GONG L B, et al. Sensing gastric cancer exosomes with MoS_2-based SERS aptasensor ［J］. Biosensors and Bioelectronics，2022，215：114553.

［8］ PACHECO J G, SILVA M S V, FREITAS M, et al. Molecularly imprinted electrochemical sensor for the point-of-care detection of a breast cancer biomarker (CA 15-3) ［J］. Sensors and Actuators B: Chemical，2018，256：905-912.

［9］ BAMRUNGSAP S，SHUKOOR M I，CHEN T，et al. Detection of lysozyme magnetic relaxation switches based on aptamer-functionalized superparamagnetic nanoparticles［J］. Analytical Chemistry，2011，83（20）：7795-7799.

［10］ RICCIARDI C，FERRANTE I，CASTAGNA R，et al. Immunodetection of 17 β -estradiol in serum at ppt level by microcantilever resonators［J］. Biosensors & Bioelectronics，2013，40（1）：407-411.

［11］ ZHAO J Y，WANG L H，FU D Y，et al. Gold nanoparticles amplified microcantilever biosensor for detecting protein biomarkers with high sensitivity［J］. Sensors and Actuators A: Physical，2021，321：112563.

［12］ ZHANG J Y，ZHANG X J，WEI X W，et al. Recent advances in acoustic wave biosensors for the detection of disease-related biomarkers: A review［J］. Analytica Chimica Acta，2021，1164：338321.

［13］ RAUF S，LUO J T，QAZI H I A，et al. A novel leaky surface acoustic wave biosensor for detection of PKA activity in cell lysates based on peptide biomineralized metal nanoclusters［J］. Sensors and Actuators A: Physical，2023，351：114107.

［14］ Juan PELLICO J，GAWNE P，ROSALES R，. Radiolabelling of nanomaterials for medical imaging and therapy［J］. Chemical. Society Reviews，2021，50：3355-3423.

［15］ LEE N，YOO D，LING D，et al. Iron Oxide BasedNanoparticles for Multimodal Imaging and Magnetoresponsive Therapy［J］. Chemical Reviews，2015，115：10637-10689.

［16］ LI F，LIANG Z，LIU J，et al. Dynamically reversible iron oxide nanoparticle assemblies for targeted amplification of T_1-weighted magnetic resonance imaging of tumors［J］. Nano Letters，2019，19：4213-4220.

［17］ LIANG Z，WANG Q，LIAO H，et al. Artificially engineered antiferromagnetic nanoprobes for ultra-sensitive histopathological level magnetic resonance imaging［J］. Nature Communications，2021，12：3840-3850.

［18］ ZHOU M，LIANG S，LIU D，et al. Engineered Nanoprobes for Immune Activation Monitoring［J］. ACS NANO，2022，16：19940-19958.

［19］ SANVICENS N，MARCO M P. Multifunctional nanoparticles-properties and prospects for their use in human medicine［J］. Trends in biotechnology，2008，26：425-433.

［20］ LIU J N，LI F Y，WANG Y，et al. A sensitive and specific nanosensor for monitoring extracellular potassium levels in the brain［J］. Nature Nanotechnology，2020，15：321-330.

［21］ WANG J，JIA Y H，WANG Q Y，et al. An ultrahigh-field-tailored T_1-T_2 dual-mode MRI contrast agent for high-performance vascular imaging［J］. Advanced Materials，2021，2：2004917.

第6章

生物医用纳米材料在疫苗领域中的应用

6.1 免疫学和疫苗学概论

6.1.1 概述

1. 免疫学概述

免疫（immunity）一词从拉丁文 immunis 衍生而来，原意是免除赋税或差役。人们很早时期就注意到传染病患者恢复后，会对该病产生不同程度的抵御能力（免疫力），这在医学上引申为免除瘟疫，即抵御传染病的能力，在相当长的一段时期内，人们认为机体的"免疫"必然对机体有利。随着免疫学研究的发展，人们对免疫有了新的认识。现代的"免疫"是指机体免疫系统识别"自己"和"非己"，对自身成分产生天然免疫耐受，对非己异物产生免疫应答并清除，维持机体生理平衡和稳定的能力。正常情况下，这种生理反应可维持机体内环境稳定，产生对机体有益的保护作用。有些情况下，免疫功能失调也能对机体产生有害的病理损伤和功能障碍，如引发超敏反应、自身免疫性疾病和肿瘤等。

2. 疫苗学概述

疫苗（vaccine）是能使机体对特定疾病产生免疫力的生物制品的统称。英语中，疫苗一词"vaccine"源于爱德华·金纳所使用的牛痘。"vacca"为拉丁文，意即牛。人类接种牛痘后，能对天花产生抗体。

疫苗接种（vaccination）是将疫苗制剂接种到人体，使机体产生针对该病原体的特异性抗体和细胞免疫应答，获得特异性免疫记忆的能力。当机体感染相应病原体时，产生的免疫应答相当于再次感染引起的免疫效应，可以有效抵抗病原微生物的侵袭。疫苗接种是预防传染病最重要、最有效的手段。现在已有多种疫苗用于预防疾病，其中半数以上是病毒疫苗。由于疫苗的广泛应用，曾经严重危害人类生命健康的急性传染病（如天花、脊髓灰质炎、麻疹、白喉等）得到了有效控制，世界卫生组织（WHO）于 1980 年 5 月正式宣布全球天花已被消灭，所以疫苗接种是消灭和控制感染性疾病的重要措施。

6.1.2 免疫学的基础知识

1. 抗原

广义抗原（Antigen，Ag）泛指能够被固有和适应性免疫细胞识别结合，使免疫细胞活化发生免疫应答的物质。抗原不仅包括病原体等外来非己抗原性异物，还包括体内某些结构发生改变的自身物质和体内免疫赦免部位释放的组织蛋白，如眼晶状体蛋白和甲状腺球蛋白等。狭义抗原，即本书中介绍的抗原是指能与 T/B 淋巴细胞表面抗原识别受体（TCR/BCR）特异性结合，使其活化、增殖分化为效应 T 细胞和（或）产生抗体，并能与之特异性结合发挥免疫效应的物质。

2. 抗体

抗体（Antibody，Ab）是机体免疫系统在抗原刺激下诱导 B 细胞活化，使之增殖分化为浆细胞后产生的一类能与相应抗原特异性结合介导产生免疫效应的球蛋白，又称免疫球蛋白（Immunoglobulin，Ig）。抗体主要存在于血清和体液中，是介导特异性体液免疫作用的重要效应分子。它们能与病原体等相应抗原特异性结合，并在其他固有免疫细胞和分子协助下产生抗感染免疫效应。表达于 B 细胞表面的膜型免疫球蛋白 M（membrane immunoglobulin M，mIgM）为 IgM 单体，其胞外区结构与血液中的 IgM 基本相同，且具有特异性识别结合相应抗原表位的功能，故称之为 B 细胞抗原受体（BCR）。

3. 免疫系统的组成

免疫系统的组成见表 6-1。

表 6-1　免疫系统的组成

免疫器官		免疫细胞	免疫分子	
中枢	外周		膜型分子	分泌型分子
胸腺	脾脏	T 淋巴细胞	TCR	免疫球蛋白
骨髓	淋巴结	B 淋巴细胞	BCR	补体
	黏膜相关淋巴组织	吞噬细胞（单核细胞、巨噬细胞、中性粒细胞）	CD 分子	细胞因子
	皮肤相关淋巴组织	树突状细胞	黏附分子	
		NK 细胞	MHC 分子	
		NKT 细胞	细胞因子受体	
		其他（嗜酸性粒细胞和嗜碱性粒细胞等）		

1）免疫器官。由中枢免疫器官和外周免疫器官组成，二者通过血液循环和淋巴循环相互联系。人和其他哺乳动物的中枢免疫器官包括胸腺和骨髓，胸腺是 T 细胞发育成熟的场所，骨髓是造血器官，也是 B 细胞发育成熟的场所。外周免疫器官是成熟 T 细胞、B 细胞定居和接受抗原刺激后产生免疫应答的主要场所，主要包括淋巴结、脾脏和皮肤黏膜相关淋巴组织。

2）免疫细胞。是指参与免疫应答或与免疫应答相关的细胞。包括介导非特异性免疫应答的固有免疫细胞和执行特异性免疫应答的适应性免疫细胞。

固有免疫细胞主要包括树突状细胞、单核细胞、巨噬细胞、NK 细胞、NKT 细胞、γδT 细胞、B1 细胞和粒细胞等。①树突状细胞（Dendriticcell，DC）和巨噬细胞（Macrophage）

不表达特异性抗原识别受体，但能表达可直接识别结合病原体表面某些共有特定分子的受体，即模式识别受体（Pattern recognition receptor，PRR）。它们对病原微生物等非己异物的识别缺少专一性，即对各种病原微生物和其他抗原性异物均可识别，并迅速产生免疫应答，其中巨噬细胞能够发挥吞噬、杀菌等非特异性抗感染免疫作用。DC 和巨噬细胞作为抗原提呈细胞（Antigen presenting cell，APC），具有摄取、加工处理和提呈抗原的能力，通过细胞内的 MHC 分子将加工处理后形成的抗原肽运载到细胞表面，供抗原特异性淋巴细胞识别结合并启动适应性免疫应答。② 自然杀伤细胞（Natural killer cell，NK）可直接杀伤某些肿瘤或病毒等胞内病原体感染的靶细胞，是执行机体免疫监视作用的重要效应细胞。③ NKT 细胞为表达 NK1.1 分子和泛特异性 T 细胞受体（T cell receptor，TCR）复合分子，可直接识别结合某些病原体共有糖脂类抗原产生细胞毒和免疫调节效应。④ γδT 细胞的 TCR 由 γ 和 δ 两条肽链组成，不同于执行特异性免疫功能的 αβT 细胞（即通常所说的 T 细胞），其 TCR 为泛特异性抗原识别受体，可直接识别某些病原体或感染、突变细胞表达的共同抗原，迅速产生免疫效应。⑤ B1 细胞是执行非特异免疫功能的 B 细胞，与执行特异免疫功能的 B2 细胞（即通常所说的 B 细胞）相比，其表面抗原识别受体（B cell receptor，BCR）也为泛特异性抗原识别受体，主要识别某些病原体表面共有的多糖抗原，并迅速产生以 IgM 类抗体为主的抗体，发挥非特异性抗感染免疫效应。

适应性免疫细胞主要包括 αβT 细胞和 B2 细胞，即通常所说的 T 细胞、B 细胞。T 细胞、B 细胞表面具有特异性抗原识别受体，即 TCR 和 BCR。每个 T 细胞和 B 细胞克隆只表达一种 TCR 或 BCR，只能识别结合一种与之相对应的抗原分子。T 细胞表面的 TCR 不能直接识别结合抗原分子，只能识别被 APC 摄取、加工处理后，以抗原肽形式表达于 APC 表面的抗原分子，即抗原肽 -MHC 分子复合物。B 细胞则可通过表面 BCR 直接识别结合相应的抗原分子，无需抗原提呈细胞参与。T/B 细胞识别结合抗原后，可启动特异性细胞或体液免疫应答，产生免疫效应。

3）免疫分子。主要包括补体、抗体、细胞因子和表达于细胞膜表面参与免疫应答及发挥免疫效应的各种膜型分子，如主要组织相容性抗原（MHC 分子）、白细胞分化抗原（CD 分子）、黏附分子、TCR 或 BCR、细胞因子受体和模式识别受体等。① 补体（complement，C）是存在于血清、组织液和细胞膜表面的一组不耐热蛋白质，又称补体系统。生理条件下，存在于血清和组织液中的补体成分通常以酶原或无活性形式存在。当病原微生物进入体内或抗原与抗体在体内结合形成抗原 - 抗体复合物时，可使补体系统激活，产生溶细胞溶菌、促进调理吞噬、免疫调节及释放炎症介质参与炎症反应等作用。② 抗体（antibody，Ab）是 B 细胞接受抗原刺激，增殖分化为浆细胞后合成分泌的一种能与相应抗原特异性结合的球蛋白，并在补体、吞噬细胞和 NK 细胞的参与下，产生溶菌、促进吞噬杀菌的调理作用和抗体依赖性细胞介导的细胞毒作用。③ 细胞因子（Cytokine，CK）是由多种免疫细胞或非免疫细胞合成分泌的一类具有多种生物学活性的小分子蛋白。细胞因子在免疫细胞分化发育、免疫应答及炎症反应等过程中发挥重要作用。④ 主要组织相容性抗原是由主要组织相容性复合体（Major histocompatibility complex，MHC）基因编码的抗原分子，在人和哺乳动物细胞内质网中形成，广泛分布于淋巴细胞等有核细胞表面。生理条件下，MHC 分子的主要功能是结合、提呈抗原肽，启动适应性免疫应答。⑤ 白细胞分化抗原（Leukocyte differentiation antigen，LDA）是指不同谱系的白细胞在分化成熟不同阶段及活化过程中出现或消失的细胞表面标志。通常将来源于不同实验室的单克隆抗体识别鉴定的同一分化抗原进行统一命名，归为同一分化群（Cluster of differentiation，CD），亦称 CD 分子或 CD 抗原。⑥黏附分子是介导细胞间或细胞与细胞外基质间相互接触和结合的膜分子。CD 分子和黏附分子种类很多，其功能各不相同，也可作为鉴定免疫细胞的表面标志。如生理条件下，CD3 分子与 TCR 非共价结合组成 TCR-CD3 复合受体分子，其主要作用是转导 TCR 识别抗原后产生的活化信号，同时也是 T 细胞表面特有、能与其他免疫细胞相鉴别的表面标志。

4. 免疫系统的功能

免疫功能是机体识别和清除外来入侵抗原及体内突变或衰老细胞并维持机体内环境稳定的功能的总称。可概括为：①免疫防御（Immune defense）包括防止外界病原体的入侵及清除已入侵病原体（如细菌、病毒、真菌、支原体、衣原体、寄生虫等）及其他有害物质。②免疫监视（Immune surveillance），随时发现和清除体内出现的"非己"成分，如由基因突变而产生的肿瘤细胞以及衰老、死亡细胞等。③免疫自稳（Immune homeostasis）是通过自身免疫耐受和免疫调节两种主要的机制来达到机体内环境的稳定。一般情况下，免疫系统对自身组织细胞不产生免疫应答，称为免疫耐受，赋予了免疫系统有区别"自己"和"非己"的能力。

6.1.3　免疫应答类型

免疫应答（Immune response）指机体免疫细胞通过识别"自身"或"非己"异物而发生活化、增殖和分化，有效清除抗原性异物的一系列生理效应过程。根据种系和个体免疫系统的发育过程及免疫细胞对抗原性异物的识别特点和效应机制的不同，免疫应答可分为固有免疫和适应性免疫两种类型。

1. 固有免疫（Innate immunity）

固有免疫又称天然免疫（Natural immunity）或非特异性免疫（Nonspecific immunity），是机体在长期种系发育和进化过程中逐渐形成的一种天然防御功能，其特点是：经遗传获得，与生俱有，作用范围广，并非针对特定抗原物质，即对各种侵入的病原体和其他抗原性异物均可迅速应答，产生非特异性免疫作用，同时也参与特异性免疫应答的各阶段。固有免疫应答系统组成主要包括：①组织屏障，如皮肤黏膜及其附属成分组成的物理和化学屏障；②固有免疫细胞，如吞噬细胞、NK 细胞和 DC 等；③固有免疫分子，如补体、细胞因子、警报素、蛋白质酶等。

2. 适应性免疫（Adaptive immunity）

适应性免疫又称获得性免疫或特异性免疫，是机体接触特定抗原而产生的、只对相应抗原性异物起作用的防御功能。执行适应性免疫应答的细胞是能够特异性识别抗原的 T 细胞、B 细胞。

（1）适应性免疫应答的类型　根据参与免疫应答细胞种类及效应机制的不同，适应性免疫应答主要分为 T 细胞介导的细胞免疫应答和 B 细胞介导的体液免疫应答主要类型。

T 细胞是具有高度异质性的细胞群体，根据其表面标志（CD 分子）和功能特性的不同，可分为不同亚群。其中 $CD4^+Th1$ 细胞和 $CD8^+CTL$ 细胞是执行特异性细胞免疫应答的淋巴细胞。活化后的 $CD4^+Th1$ 细胞和 $CD8^+CTL$ 细胞在细胞因子作用下，可增殖分化为效应 T

细胞，通过释放细胞因子和细胞毒性介质产生免疫调节和细胞免疫应答；CD4$^+$调节 T 细胞则是对不同 T 细胞亚群和某些固有免疫细胞具有免疫抑制作用的 T 细胞。

B 细胞是执行特异性体液免疫应答的淋巴细胞。B 细胞接受抗原刺激后，在 CD4$^+$Th 细胞及其分泌的细胞因子协助下，可增殖分化为浆细胞，通过合成分泌抗体产生体液免疫应答。

（2）适应性免疫应答的基本过程　适应性免疫应答过程可分为以下三个阶段：①抗原识别阶段是指抗原提呈细胞摄取、加工处理、提呈抗原及抗原特异性 T 细胞、B 细胞识别抗原后，在细胞间共刺激分子协同作用下，启动 T 细胞、B 细胞活化阶段。②活化增殖分化阶段是指抗原特异性 T 细胞、B 细胞接受相应的抗原刺激后，在细胞因子协同作用下，活化、增殖进而分化为免疫效应细胞，即效应 T 细胞和浆细胞阶段。③效应阶段是效应 T 细胞释放细胞因子、细胞毒性介质和浆细胞分泌抗体后，在巨噬细胞、NK 细胞、补体和细胞因子等固有免疫细胞和分子参与下产生免疫效应的阶段。

（3）适应性免疫应答的主要特点　与固有免疫应答相比，有明显个体差异的适应性免疫应答最根本的特点有：①特异性，指人体中存在许多特异性识别抗原的 T/B 细胞克隆，但特定的 T/B 细胞克隆仅能识别并结合与之相应的抗原表位，在应答中形成的效应细胞和抗体仅能与诱导其产生的相应抗原发生反应；②记忆性，指 T/B 细胞在初次免疫应答过程中可产生免疫记忆，即形成特异性长寿记忆细胞，当再次与相应抗原相遇时能迅速产生应答，发挥免疫作用。此外，适应性免疫应答还具有克隆扩增、调节自身体内环境稳定、维持自身耐受性及多样性等特点。

6.1.4　疫苗学的基础知识

1. 疫苗的组成

疫苗（Vaccine）是为了预防、控制传染病的发生、流行，用于人体预防接种的预防性生物制品。这种预防性生物制品，是指用微生物或其毒素、酶，人或动物的血清、细胞等制备的供预防、诊断和治疗用的制剂。疫苗主要由抗原、佐剂和载体三部分组成，此外，还包括防腐剂、乳化剂和稳定剂，这些成分不影响疫苗的免疫原性。

1）抗原（Antigen，Ag）是指疫苗中含有的一种产生免疫反应的活性成分，或者是可以生成活性成分的物质。抗原可能是致病有机物的一部分，如蛋白质或糖，也可能是整个生物体的弱化或失活形式，可引起机体产生对抗原的免疫反应。

2）佐剂（Adjuvant）是指预先或与抗原同时注入体内，可增强机体对抗原的免疫应答或改变免疫应答类型的非特异性免疫增强性物质。佐剂可分为：①生物性佐剂，如卡介苗（BCC）、短小棒状杆菌（CP）、脂多糖（LPS）和细胞因子（如 GM-CSF）等；②无机化合物，如氢氧化铝［Al（OH）$_3$］；③人工合成物，如模拟双链 RNA 的双链多聚肌苷酸 - 胞苷酸（polyI：C）和模拟细菌来源的低甲基化 CpG 寡核苷酸等；④有机物，如矿物油等；⑤脂质体，如免疫刺激复合物（ISCOMs）等。不同佐剂的作用效果和机制各异，例如，弗氏完全佐剂和弗氏不完全佐剂是目前动物试验中最常用的佐剂；FCA 含有灭活结核分枝杆菌和矿物油，可刺激机体产生体液免疫应答和细胞免疫应答；FIA 仅含矿物油，仅可协助抗原刺激机体产生抗体应答；CpG 寡核苷酸模拟细菌来源的低甲基化 CpG，可刺激模式识别受体 TLR9 而增强巨噬细胞等分泌炎症细胞因子，是有效的 Th1 型佐剂；ISCOM

等脂质体可与抗原形成油 - 水复合物，促使抗原缓释而增强免疫应答。佐剂的作用有：①改变抗原物理性能，延缓抗原降解，延长抗原在体内的滞留时间；②刺激抗原提呈细胞，增强其对抗原的加工和提呈能力；③刺激淋巴细胞的增殖分化，增强和扩大免疫应答的能力。

3）载体（Carrier）是指将特定抗原和佐剂递送到特定靶点以预防或治疗疾病。纳米疫苗是以纳米材料为载体，粒径为 1~100nm。这种特定的尺寸与病原体相近，且易于集中在淋巴结、脾脏等淋巴器官中，使纳米疫苗很容易被 APC 摄取，提呈给所需的特异性免疫细胞，激活特异性免疫反应。除此之外，纳米载体在递送过程中可以有效保护抗原和佐剂，使其免受外界环境影响。目前，纳米疫苗载体种类繁多，包括脂质体、聚合物、无机纳米粒子、蛋白纳米颗粒以及一些仿生膜材料（见 6.2~6.6 节）。

2. 疫苗的种类

疫苗可分为减毒活疫苗、灭活疫苗、用天然微生物某些成分制成的亚单位疫苗以及核酸疫苗。

1）减毒活疫苗是指将病原体减毒后，仍保留其抗原性的疫苗。常用的减毒活疫苗由经人工诱变或从自然界筛选出的毒力高度降低或无毒的活病原微生物制成的疫苗，接种活疫苗相当于一次隐性感染过程，当免疫功能低下或特殊体质的人接种时，可能会出现类似感染症状或超敏反应等不良现象，而且孕妇一般不宜接种活疫苗。减毒活疫苗还存在毒力回复的可能，对免疫缺陷的个体接种活疫苗可能会引起感染或并发症，如口服脊髓灰质炎活疫苗引起的"脊灰疫苗相关性麻痹"，其临床表现与脊髓灰质炎极为相似，但发生率极低。随着生物技术的发展，目前已广泛采用分子生物学技术去除与毒力或毒力相关基因片段，使病原微生物毒力降低或丧失，制备无回复突变或潜在风险的新型减毒活疫苗，称为基因缺失活疫苗。

2）灭活疫苗亦称死疫苗，是指先对病毒或细菌进行培养，然后高温处理或化学灭活剂将其灭活后制备的疫苗。相对于减毒活疫苗和基因工程疫苗，灭活疫苗的制备工艺相对固定简单。面对新发传染病时，灭活疫苗具有研发耗时短、无感染毒力、使用安全等优点。其不足之处有：需培养大量病原体，成本较高；免疫效果较差，维持时间短；需多次接种，用量较大，注射时局部和全身可能出现一定反应。为减少接种次数、提高接种效率和降低成本，可将不同种类的死疫苗适当混合制成联合疫苗使用，一次接种即可预防多种传染病。目前应用的联合疫苗有鼠疫、霍乱、伤寒、甲型副伤寒、乙型副伤寒、多价钩端螺旋体疫苗、百白破三联疫苗（DPT）以及近年研制的百白破 - 脊髓灰质炎、百白破 - 流感嗜血杆菌及甲肝 - 乙肝 - 白喉 - 破伤风 - 流感联合疫苗。

3）亚单位疫苗是通过化学分解或有控制性的蛋白质水解方法，提取细菌、病毒的特殊毒素、多糖或蛋白质组分，筛选出有效的抗原成分提取制备而成，故又称组分疫苗。亚单位疫苗仅有几种主要抗原，可避免引入许多无关抗原，从而减少疫苗接种的不良反应和疫苗引起的相关疾病；缺点是免疫原性弱，预防接种效果稍差。需要与蛋白质载体耦联后使用。比如荚膜多糖亚单位疫苗的免疫原性较弱，可与破伤风类毒素、白喉类毒素等结合成耦联疫苗，既可增强多糖的免疫原性，也可预防两种以上相应细菌的感染。

4）核酸疫苗分为 DNA 疫苗和 mRNA 疫苗。DNA 疫苗由编码病原体某种蛋白抗原的基因和表达载体的 DNA 重组而成，然后将重组的 DNA 直接注射到机体内，使外源基因在活体内表达出蛋白抗原，激发机体产生保护性免疫应答。相比 DNA 疫苗需要进入细胞核，

mRNA 疫苗仅需进入细胞质即可实现靶抗原的表达，因此在理论上更安全。核酸疫苗具有如下优点：免疫保护力强、制备简单、可产生持久的免疫应答、贮存与运输方便、可用于防治肿瘤、可将编码不同抗原的基因构建在同一个表达载体上进行联合免疫。核酸疫苗也存在一些问题：可能诱导自身免疫反应，使机体产生免疫耐受，外源 DNA 有整合到宿主基因组的潜在风险。

3. 疫苗诱导的免疫反应

疫苗的工作原理是模拟机体对病原体产生的免疫反应而不产生对机体有害的影响（图 6-1）。该过程包括三个步骤：①通过前哨 DC 诱导局部炎症反应并摄取抗原；②将抗原运输到次级淋巴组织；③诱导抗原特异性效应细胞和记忆 B 细胞、T 细胞。

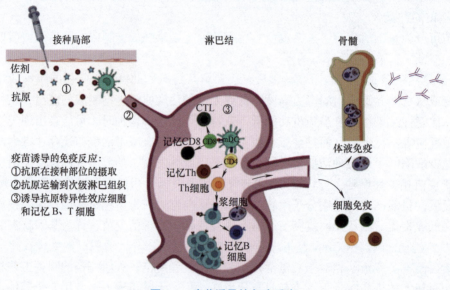

图 6-1　疫苗诱导的免疫反应

6.1.5　小结

目前，免疫学正以前所未有的蓬勃态势向前发展，体现在：①基础免疫学研究更加深入和广泛，免疫学理论体系更完善，涌现出很多新的研究方向和热点；②临床免疫学在临床的价值更为明显，免疫学几乎已经渗透到临床的每一个角落，其技术和方法已广泛应用于疾病的预防、诊断和治疗；③基础免疫学与临床免疫学结合更加紧密，基础研究与应用研究并重且紧密结合，相辅相成；④免疫学与其他很多生命学科和医学交叉融合，极大地促进了免疫学和其他学科的共同发展。免疫学在推动生物高科技产业化中的技术支撑作用以及效益日益突出。

疫苗在控制传染病方面发挥着重要作用，尤其是在防治艾滋病毒、埃博拉病毒以及控制腮腺炎、麻疹和百日咳等疾病的复发方面。随着疫苗研究的深入，治疗视野将进一步扩大到非传染性疾病领域，包括癌症、动脉粥样硬化和阿尔茨海默病等。对于疫苗技术，重组疫苗、工程化载体、确定的佐剂及抗原递送或提呈技术可能会越来越受到关注。此外，研发多价疫苗以抵御不同菌株或多种类型的病原体将逐渐成为研究热点。

6.2　脂质纳米疫苗

6.2.1　脂质纳米疫苗概述及发展历史

疫苗是对抗传染病最有效的策略。第一代疫苗由减毒或灭活的病原体制备，具有免疫刺激能力强、易于生产、生产成本低等优点。但由于使用了完整的病原体，可能在宿主内回归到自然的具有感染能力的状态，因此此类疫苗存在诱导疾病的风险。为了克服这种限制，新一代疫苗，如蛋白亚单位疫苗、核酸疫苗被研发和使用，这些疫苗由纯化蛋白质或 DNA、mRNA 制备而成，相对于传统疫苗，具有更高的安全性和耐受性。但是，这些疫苗也面临着新的挑战。一方面，由于去除了原始生物体的致病特征，这些成分的免疫原性较差，因此需添加佐剂来增强免疫效果。另一方面，疫苗成分只有有效递送到特定的部位或细胞才能发挥作用，而单独的这些成分容易受到生物体内各种酶或复杂的生理环境影响而被降解，同时被细胞摄取效率低下，因此需高效的载体来保护抗原并帮助递送。

基于脂质的纳米载体具有良好的生物相容性、生物降解性、安全性、高效的负载效率以及多功能性，某些脂质纳米载体本身还具有免疫刺激能力。这些优异性能使得脂质纳米载体成为疫苗递送系统的理想选择之一，因此，发展出各种类型的脂质纳米疫苗。由于脂质的两亲性质，脂质纳米载体既可负载亲水性成分，也可负载疏水性成分。对于水溶性抗原，例如蛋白质、肽、核酸、碳水化合物等，可以被封装在脂质纳米载体内部的水相中，而亲脂/两亲性物质，如脂肽、糖脂、佐剂等，则嵌入脂质层中。此外，抗原和佐剂也可通过吸附或共价结合的方式与脂质纳米载体表面缔合。因此，不同类型的抗原和佐剂可以组合在一种制剂中，通过不同脂质体、抗原和佐剂分子之间的组合，得到多种多样的个性化定制疫苗。

脂质体（liposome）是最早用于疫苗中的脂质纳米载体。Gregoriadis 和 Allison 于 1974年首次报道了脂质体具有诱导免疫反应的能力。随后发展出各种形式的脂质纳米载体也都应用于疫苗领域，例如脂质纳米颗粒（lipid nanoparticle，LNP）、固体脂质纳米颗粒（Solid lipid nanoparticle，SLN）、纳米结构脂质载体（Nano-structured lipid carrier，NLC）、脂质纳米盘、脂质纳米卷等。2020 年，FDA 先后授权了 Pfizer/BioNTech 和 Modern 的 LNP-mRNA疫苗紧急用于抗击 COVID-19，这是首个被批准用于人类的核酸疫苗，标志着脂质纳米载体在核酸疫苗领域的成功。

1. 脂质纳米疫苗分类

不同于传统的灭活疫苗或减毒疫苗，蛋白亚单位疫苗不包含整个病原体，仅含有从病毒或细菌病原体中分离出来的具有抗原性的蛋白质。由于不具有完整的病原体结构，因此不存在引起疾病的风险，有安全性更高。但是，蛋白亚单位疫苗刺激免疫反应的能力比传统的减毒疫苗或灭活疫苗弱得多，这是因为蛋白亚单位疫苗含有免疫刺激成分（例如细胞壁的细菌成分、遗传物质等）有限，因此通常需依靠佐剂来提高免疫刺激能力。如前所述，脂质纳米载体既可以充当免疫刺激剂，也可以作为抗原递送系统，因此广泛应用于蛋白亚单位疫苗中。

DNA 疫苗是一种利用 DNA 分子来诱导特异性免疫反应的疫苗。该疫苗将含有编码抗原的 DNA 序列的基因工程质粒递送到细胞中，并借助细胞本身的机制来产生病原体（例如病毒）或癌细胞的蛋白。相对于传统的灭活、减毒疫苗以及蛋白亚单位疫苗，DNA 疫苗仅需要能表达抗原的 DNA，具有更加简便的生产过程和更加低廉的成本。同时由于 DNA 质粒仅编码特定的抗原蛋白 / 多肽，因此诱导产生的免疫反应更具针对性。此外，还可以在质粒中同时添加具有佐剂作用的 DNA 序列（如 CpG）或者编码佐剂蛋白（如细胞因子等）的 DNA 序列来提升 DNA 疫苗的免疫原性。但是，由于质粒 DNA 不存在用于辅助感染细胞的结构且容易被核酸酶降解，宿主细胞对裸露质粒 DNA 的吸收受到限制。因此，采用药物递送载体来增强 DNA 疫苗的胞内递送十分必要。阳离子脂质体是目前应用最广的质粒 DNA 递送脂质基纳米载体，质粒 DNA 既可通过静电相互作用结合在脂质体表面，也可包裹在亲水核心内，通过形成这样的复合物，阳离子脂质体可以保护质粒 DNA 不被核酸酶降解，并促进其跨细胞膜转运和内体逃逸。除此之外，阳离子脂质体本身也被证明具有免疫刺激作用。

　　mRNA 疫苗与 DNA 疫苗的机制类似，是将编码抗原蛋白的 mRNA 分子引入宿主细胞来诱导机体产生免疫反应的疫苗。与蛋白亚单位疫苗和 DNA 疫苗相比，mRNA 疫苗具有许多独特优势。①mRNA 疫苗理论上可以编码和表达任何抗原蛋白质，且大多数 mRNA 疫苗的生产和纯化过程非常相似，因此可以标准化以快速开发其他类似的 mRNA 疫苗。并且由于体外转录反应的高产率，mRNA 疫苗可通过无细胞工艺进行快速和大规模生产，因此能够节省时间和经济成本。②mRNA 疫苗的体内表达可以避免蛋白质和病毒来源的污染。③由于 mRNA 疫苗在细胞质中表达而无需进入细胞核，mRNA 疫苗比 DNA 疫苗可以更加有效地表达抗原蛋白。④mRNA 疫苗整合到宿主 DNA 基因组中的可能性较低，避免了引起插入突变的风险。⑤mRNA 疫苗仅具有短暂活性，很容易通过生理代谢途径被完全分解，不会成为宿主体内平衡的负担。但由于裸露的 mRNA 疫苗分子量大、具有负电性且易受核酸酶降解，通常需要递送载体来保护 mRNA 疫苗并提高 mRNA 疫苗向细胞质递送的效率。Frédéric Martinon 等人于 1993 年报道了第一个 mRNA 疫苗的研究过程，也是首次将脂质纳米载体用于 mRNA 疫苗中，这种疫苗由脂质体和编码流感病毒核蛋白的 mRNA 制成，在小鼠中诱导了病毒特异性细胞毒性 T 细胞应答。从那时起，脂质纳米载体就由于其独特的特性在 mRNA 疫苗研究中备受关注。一方面，脂质纳米载体在药物递送领域研究广泛，其制备工艺较为成熟，合成简便且易调控；另一方面，脂质纳米载体可以保护 mRNA 不被核酸酶降解，并且能够增强内体逃逸，从而利于 mRNA 的胞内表达。特别是可电离阳离子脂质的发展同时解决了低核酸负载效率问题和阳离子脂质毒性问题，使得基于可电离阳离子脂质的 LNP 成为核酸疫苗领域的重点研究对象。

2. 脂质纳米疫苗的特点与优势

　　脂质纳米疫苗具有许多独有的特点。①脂质纳米疫苗可以有效保护抗原成分免受宿主复杂生理环境的降解。由于脂质的两亲性质，脂质纳米疫苗既可以负载亲水性成分也可以负载疏水性成分。②脂质纳米疫苗的成分多样，通过调节成分可以获得具有不同物理化学性质的载体，进而调节药代动力学等行为获得具有最佳免疫效果的疫苗。③得益于其颗粒性质，脂质纳米疫苗与抗原呈递细胞的相互作用较单独抗原有显著提升，因此会促进抗原的加工和呈递，增强抗原的免疫激活效果。④某些脂质纳米疫苗本身具有免疫增强效果，因此可以发挥载体和佐剂双重效果。⑤脂质纳米疫苗的组分具有良好的生物相容性或本身来源于生物体，因此具有很好的安全性。

6.2.2　脂质纳米载体种类及其制备技术

1. 脂质体

脂质体（Liposone）是由磷脂、胆固醇形成的具有类生物膜结构的闭合型囊泡系统。在疏水相互作用下，分散在水相中的两亲性脂质分子的疏水基团和亲水基团分别会自发聚集，最终形成稳定的"头碰头""尾对尾"的封闭环状多层结构（图 6-2）。脂质体按照结构不同可分为单层脂质体（Unilamellar vesicles，ULV）、多层脂质体（Multi lamellar vesicles，MLV）和多囊脂质体（Multi-vescular liposomes，MVL）。根据脂质体的表面电荷特征，又可将其分为正电荷脂质体、负电荷脂质体和中性脂质体。

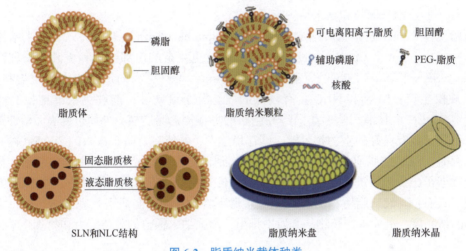

图 6-2　脂质纳米载体种类

脂质体的传统制备方法有薄膜水化法、逆向蒸发法、溶剂注入法、冻融法等。这些制备方法操作简单，但是存在包封率低、粒径差异大和有机溶剂残留等问题，目前仅用于实验室小规模生产，难以实现工业化生产。为了大规模批量生产出粒径均一、包封率高、稳定性好的脂质体，越来越多的工业制备方法不断开发出来，包括超临界流体法（Super critical fluid methods，SCF）、复乳-冻干法和挤出法。

2. 脂质纳米颗粒

脂质纳米颗粒（Lipid nanoparticle，LNP）是一种由两种或两种以上（通常为四种）脂质所构成的纳米级脂质体系。其中核酸和脂质形成反相胶束核，脂质在外层形成稳定的纳米结构。常见的 LNP 由可电离阳离子脂质、胆固醇、辅助磷脂和聚乙二醇-脂质共轭物（PEG-脂质）构成（图 6-2）。可电离阳离子脂质是 LNP 的关键成分之一，利用其 pH 值依赖的可电离性，通过静电相互作用与核酸形成复合物。当 LNP 进入细胞溶酶体后，受到内体酸性环境的影响，可电离阳离子脂质质子化，带正电荷，破坏内体膜的稳定性促进内体逃逸。目前临床批准使用的可电离阳离子脂质（DLinMC3-DMA、SM-102、ALC-0315）均含有叔胺头基。2018 年，FDA 批准了第一个 siRNA-LNP 纳米药物 Patisiran，利用 LNP 实现 siRAN 的肝递送。LNP 走向临床极大地推动了 LNP 在疫苗领域的发展，为基于 LNP 的核酸疫苗在传染性疾病、癌症的预防及治疗等领域的研究带来动力。

LNP 制备方法有脂质体挤出法、薄膜水化法、纳米沉淀法和微流控法等，其核心内容是将乙醇脂混合物与含有寡核苷酸的酸性水缓冲液混合，当两种溶液混合时，乙醇被缓冲液迅速稀释，脂质溶解度降低，可电离阳离子脂质和带负电荷的核酸通过静电相互作用聚集，然后通过范德华力相互作用形成纳米颗粒，使得核酸被高效地包封于颗粒中。适用于实验室规模的小体积 LNP 生产方法主要有微流体混合、T 型或 Y 型混合器混合、乙醇注射和手工混合。

微流控技术比传统的合成工艺更具优势，具有批次一致性良好、粒径可控、超低的 PDI 值、包封效果可达 90% 以上等优点。但是，基于微流控技术合成的 LNPs 在临床应用上面临着一个严峻挑战：如何实现从早期开发到临床应用的制备规模稳健放大，为了满足不同药品大规模生产的要求，基于微流控的制备混合技术和产业化芯片正在不断被研发更新。

3. 固体脂质纳米颗粒和纳米结构脂质载体

与脂质体不同，固体脂质纳米颗粒（Solid lipid nanoparticles，SLN）和纳米结构脂质载体（Nanostructured lipid carriers，NLC）具有更复杂的内部结构和更高的物理稳定性（图 6-2）。SLN 和 NLC 的粒径通常为 40~1000nm，具有更高的负载能力和生物利用度，易于大规模生产。SLN 和 NLC 具有较低的固态分子流动性，能够更精准地控制药物装载与释放。SLN 由甘油三酯、类固醇和脂肪酸形成固态脂质核，外周包裹表面活性剂分子形成双层膜，具有良好的生物相容性、储存稳定性，并能有效防止掺入的药物降解。然而，长期储存时，SLN 的脂质基质会从高能态转换到低能态，形成组织性更强的晶格，包封的药物会逐渐析出。为了进一步提高递送系统的载药能力和药物的可控释放，在 SLN 的基础上形成了具有固 - 液态脂质核的 NLC。在室温下将少量液态脂质引入固态脂质核，降低脂质核心的结晶度，进而抑制药物从基质中排出，增强纳米颗粒的载药能力和物理化学长期稳定性。

SLN 和 NLC 的制备方法按照所需能量消耗分为基于高能的方法和基于低能的方法。基于高能的方法通常需要使用能够产生高剪切力、压力变形或其他机制的设备，以减小颗粒尺寸，这些方法主要包括高压匀质法、微射流法、超声法。基于低能的方法是指不消耗大量能量即可实现颗粒尺寸减小的方法，主要包括变温相转变法、恒温相反转法、微乳法、膜转接触法。

4. 其他脂质纳米载体

脂质纳米盘（Lipid nanodiscs，LND）是一种具有双层磷脂膜结构的盘状纳米粒，主要由双层磷脂（14~18 个 C）和维持圆盘形状的骨架分子（6~8 个 C 的磷脂、表面活性剂）构成，也称为盘状胶束（discoidal micelles）或双层膜微胞（bicelles）（图 6-2）。磷脂分布在圆盘中心，与胆固醇共同形成双层膜结构；骨架分子分布在圆盘边缘，用于限制 LND 的形状。双层磷脂中可以掺杂相同链长、不同头基的磷脂以调控 LND 的表面电荷。构成骨架分子的短链磷脂通过形成高曲率区域以降低聚集体的边缘能量，起到稳定 LND 的作用。通过调控各磷脂的比例可以调节 LND 的尺寸，盘状平面的直径一般为 10~70nm，厚度为 4~6nm。LND 的骨架材料具有天然靶向性，并能通过对骨架材料进行化学修饰以获得特异靶向性。与脂质体相比，LND 具有相似的组成成分但结构不同，特殊的盘状结构使 LND 不易被网状内皮系统吞噬，具有长循环和药物亲和力高的优势，并且具有优越的粒径可控性和生物相容性，在药物递送领域逐渐崭露头角。LND 常见的实验室制备方法有薄膜水化法、

DMSO 加入法、冻干复溶法和混合孵育法，根据各种方法的特点，制备不同类型的 LND。

脂质纳米晶（nanocochleates）这一概念在 1975 年首次提出，由带负电荷的磷脂双分子层在带正电桥联剂（如 CaCl₂）的介导下，形成长管状超分子自聚体，具有螺旋状的独特多层结构，又称为脂质卷。在脂质纳米晶形成过程中，磷脂头基与阳离子桥联剂发生相互作用导致双层膜卷曲，形成雪茄状（图 6-2）。具有结晶态的脂质复合物进一步形成稳定的雪茄状圆柱体结构。其独特的紧密堆积双层结构内部几乎没有内水相，因此表现出较好的稳定性，能有效保护内部包封物质。此外，以脂质纳米晶载体的疫苗能够有效诱导机体产生抗体，激发免疫细胞介导的黏膜免疫，在疫苗佐剂应用方面具有显著的潜在优势。随着研究的不断深入，目前已经有多种方法用于制备脂质纳米晶，主要分为脂质体法和非脂质体法。

6.2.3　脂质佐剂及其制备技术

脂质分子拥有 mRNA 递送功能，具有药物性质，可以通过合理设计使脂质分子发挥免疫佐剂功能，进一步增强疫苗或者抗原诱导的免疫反应。这类脂质常用于构建脂质体疫苗或作为其他类型疫苗制剂中的关键成分，通过改进抗原呈递、延长抗原在体内的存留时间、刺激免疫细胞等方式提高免疫原性。常见的具有佐剂效应的脂质包括单磷酰脂质 A、角鲨烯以及偶联免疫激动剂的脂质。单磷酰脂质 A 是脂多糖的一种成分，通过化学修饰去除了毒性而保留免疫激活作用，能激活 Toll 样受体 4，广泛用于疫苗佐剂，如 AS04 佐剂系统。角鲨烯是一种天然存在的立体异构体，可用作脂质体的组成部分，也可与其他佐剂一起增强 mRNA 疫苗的递送效率和免疫原性。目前，有许多研究将现有的佐剂分子与脂质分子偶联进行结构改造，有利于改善药物的溶解性和生物相容性。

将上述具有免疫佐剂效应的脂质作为一种组成成分，通过乳化法、薄膜分散法和高压微射流均质法制备脂质体。此外，脂质佐剂也可以与生物/纳米材料化学偶联形成两亲性载体，提高佐剂在注射部位和引流淋巴结的蓄积，引发有效的免疫效应。现代佐剂类脂质的研发和技术进步也体现在对新型复杂脂质结构的设计和优化上，以期实现更好的免疫激活效果和更低的副作用。

6.2.4　脂质纳米疫苗的影响因素

1. 脂质分子结构

随着对脂质纳米疫苗研究的不断深入，越来越多的脂质分子被设计并合成，用以提高核酸的包封率和转染效果，实现理想的免疫响应和治疗效果。基于 TLR7/8 激动剂的佐剂类脂质部分取代可电离脂质后能够实现更高的转染，增强先天免疫力、改善细胞和体液反应。此外，具有环胺结构的可电离脂质能够激活 STING 通路诱导 APC 成熟，提高疫苗的免疫原性。聚乙二醇修饰的脂质纳米载体具有良好的稳定性和血浆半衰期。然而，PEG 抗体常通过识别 PEG 化的纳米颗粒，诱导超敏反应并加速血液清除，导致补体系统激活。PEG 抗体触发的补体激活会损害脂质体双层或表面的完整性，导致核酸内容物暴露于血清蛋白，同时诱导补体片段沉积到聚乙二醇化脂质纳米颗粒的表面，促进液相补体激活产物的释放。不同形式的 PEG（如未结合的 PEG、脂质体中的 PEG- 脂质）会不同程度地激活嗜碱性粒细胞，进而引发与过敏反应相关的免疫效应。

2. 脂质纳米疫苗的物理化学性质

1）粒径。具有不同表面化学性质的纳米颗粒进入复杂的内环境后会发生团聚或聚集，形成的聚集体或较大尺寸的纳米颗粒（1~5μm）会被不同器官的吞噬细胞识别并吞噬，低于 200nm 的纳米颗粒则优先通过其他途径内化。脂质纳米颗粒的尺寸还影响其所诱导的免疫反应的类型。当脂质纳米颗粒的粒径 ≤ 225nm 时，倾向于诱导 Th1 反应，促进淋巴结细胞产生 IFN-γ，增加血浆中 IgG2a 的滴度；当脂质纳米颗粒的粒径 ≤ 155nm 时，则诱导 Th2 反应，促进淋巴分泌 IL-5，无 IgG2a 的分泌。聚乙二醇和与颗粒尺寸共同影响脂质纳米颗粒的免疫性质，高聚乙二醇化的小单层脂质体能够增强局部淋巴结的引流和清除，提高引流淋巴结的抗原水平。

2）表面电荷。脂质纳米颗粒表面电荷是影响其刺激免疫系统能力的重要因素之一，涉及抗原载量、抗原的释放和维持颗粒稳定性等方面。表面电荷参与纳米载体与各种生物成分、免疫细胞甚至细胞内细胞器的静电相互作用。与阴离子脂质和两性离子脂质相比，阳离子脂质表现出更显著的疫苗佐剂效应，能够与抗原呈递细胞表面带负电荷部分发生静电相互作用，促进纳米载体的融合与细胞内化，实现有效的抗原释放。已有多种阳离子脂质载体被发现有免疫刺激作用，如二辛基癸基二甲基铵和 1，2- 二油酰基 -3- 三甲基铵 - 丙烷（DOTAP）。

3）膜流动性。脂质纳米颗粒的膜流动性对脂质纳米载体的佐剂作用活性有至关重要的影响。膜流动性取决于组成脂质的饱和度和疏水尾长度，磷脂双分子层的物理状态会影响颗粒的体内过程，如细胞摄取、细胞内转运以及疫苗成分功能，最终影响免疫反应。当脂质达到相变温度（T_m）时，脂质性质会发生一定变化，通过减少烃链的长度或通过插入碳碳双键降低 T_m 能够有效增加脂质纳米疫苗的免疫刺激活性。胆固醇通常用于调节脂质体的膜流动性，用于提高脂质体的稳定性。研究证明，胆固醇加入脂质体会具有一定的免疫刺激作用，当脂质体中胆固醇含量增加时，细胞内胆固醇的积累会激活炎症小体，脂质体的体液免疫原性增加。

3. 给药途径

脂质纳米疫苗主要通过以下四种方式给药：口服、注射途径（肌内、静脉注射、皮下注射、皮内注射和腹膜注射）、吸入和局部给药（如黏膜和皮肤给药）。不同的给药途径能够有效穿过不同的物理屏障，并通过不同的免疫途径激发机体的免疫效应。肌内注射和皮下注射依赖于抗原呈递后 APC 的淋巴引流，从而增强免疫反应并形成记忆免疫。皮下注射和肌内注射的抗原在注射部位持续时间较长，有利于有效地将抗原引流到淋巴系统。肌内注射疫苗诱导血清 IgG 的产生，引起免疫效应。鼻腔疫苗接种能够引起血清和呼吸道液中 IgA 水平升高，诱导黏膜驻留的 B 细胞和 T 细胞在原发感染部位发生免疫反应，进一步激发全身免疫效应，有效治疗急性感染和控制传播，提供持久保护。

6.2.5　小结

本章从分类概述和技术合成方面对脂质纳米颗粒进行了详细讲述。对脂质纳米颗粒结构组成与合成技术分别进行了分类与总结，并且从组分组成、脂质纳米颗粒自身物理化学性质和给药途径等多方面因素阐述了对疫苗免疫效果的影响，同时也针对脂质纳米颗粒在疫苗方面的应用进行了介绍。随着 LNP 技术递送的疫苗在抗击 COVID-19 疫情中取得突破性的成功，不仅证明了其在疫苗领域的可行性，也为其未来的发展开辟了广阔前景。首先，研究者们正致力于将其应用于其他疾病的预防，如流感、艾滋病、肿瘤以及其他慢性疾病等，通过定制 mRNA 编码不同的抗原以应对不同病原体或异常细胞。其次，脂质纳米疫苗可以进行精确设计，并且可根据个体遗传特征和疾病状态实现个性化定制。为了提高脂质纳米疫苗的免疫效果，可以将免疫刺激剂、佐剂和其他治疗分子整合进纳米载体中，增强疫苗的免疫原性，同时减少副作用，提高整体疗效。除此之外，开发口服、透皮给药、黏膜给药和吸入给药等非注射式的纳米疫苗递送途径，可以改善患者接受度和扩大疫苗的应用范围。随着已有脂质纳米疫苗（如 mRNA 新冠疫苗）在全球范围内的成功应用和良好的安全有效性记录，监管机构对于类似技术的认可度会逐步提高，有利于新产品的注册和市场准入。总之，脂质纳米疫苗拥有显著的技术优势和广泛的应用潜力，预计未来将在预防和治疗众多疾病中发挥重要的作用，尤其是在传染病防控和癌症免疫治疗领域会有更多的突破和发展。

6.3　聚合物纳米疫苗

6.3.1　聚合物纳米疫苗概述

聚合物纳米疫苗是一种利用纳米尺寸的聚合物载体来递送疫苗成分（如抗原和佐剂）的疫苗技术。与其他纳米疫苗不同的是，聚合物纳米疫苗载体是天然聚合物（如葡聚糖、壳聚糖、环糊精等）或合成聚合物（如聚 L- 赖氨酸（PLL）、聚乙烯亚胺（PEI）、聚乙二胺（PAMAM）、聚乳酸 - 羟基乙酸共聚物（PLGA）等）。聚合物纳米疫苗载体是最有前景的纳米疫苗载体材料之一，主要是由于其合成和功能化修饰简单，具有结构多功能性、合成可扩展性和良好的生物相容性。

聚合物纳米疫苗作为一种新型疫苗，其特点和优势在于多方面。首先，聚合物纳米疫苗载体的制备原料简单、来源丰富。无论是天然聚合物载体还是合成聚合物载体，其制备所需的原料都比较容易获取，天然聚合物载体的制备原料主要来源于自然界的各种生物及产物，通过生物提取或者微生物发酵的方式获得，制备合成聚合物载体所需的聚合物单体也很容易在试剂厂家购买得到；其次，聚合物纳米疫苗载体具有良好的生物相容性和生物可降解性，能够在体内降解和清除，减少了对人体的不良影响和副作用，从而提高了疫苗的安全性和可接受度；此外，聚合物载体可以提高纳米疫苗的稳定性和生物利用度，使其在储存和运输过程中更稳定，同时也减少了对冷链设备的依赖，有助于扩大疫苗的接种覆盖范围，尤其在一些资源匮乏地区具有显著优势；最后，聚合物纳米疫苗具有良好的可调控性和多功能性，可通过调整聚合物相对分子质量与单体的比例和疫苗抗原与佐剂的配方，来实现对不同疾病的预防和治疗。这种灵活性使得聚合物纳米疫苗可以针对不同的疾病和不同的人群进行定制，满足不同需求的疫苗接种计划。

6.3.2　聚合物纳米结构的类别及制备技术

基于聚合物纳米结构的可定制性、生物相容性和生物降解性，其已被开发用于针对新发传染病的颗粒疫苗。此外，利用大量可用材料合成不同的聚合物纳米结构，从颗粒、纳米凝胶和胶束到聚合物囊泡和核壳颗粒等（图 6-3）。总之，通过合成不同的聚合物纳米结构，可以调控其形貌、粒径和表面性质，以满足不同应用需求。

1. 聚合物纳米颗粒（Polymer nanoparticles）

聚合物纳米颗粒是由合成或半合成聚合物组成的亚纳米胶体结构，其粒径在 100nm 以内。超小尺寸的聚合物纳米颗粒具有更大的比表面积，因此可以封装在核心内和通过吸附在表面装载更多药物。其独特的尺寸范围可以延长循环时间，从而延长药物释放时间，药物被包裹在聚合物纳米颗粒中可以防止化学降解，并改善其药代动力学特性，从而实现长期控释。在疫苗递送方面，PLGA 纳米颗粒的释放动力学优于脂质体和聚合物胶束，PLGA 纳米颗粒的缺点主要是蛋白质对聚合物的不可逆吸附（称为蛋白冠）。聚乙二醇（PEG）、聚乙烯醇（PVA）和人血清白蛋白（HSA）等稳定剂修饰的 PLGA 纳米颗粒可降低蛋白质的非特异性吸附，进而显著增强其血液长循环能力。聚合物纳米颗粒制备技术主要有微乳液法、界面聚合法和纳米沉淀法等。

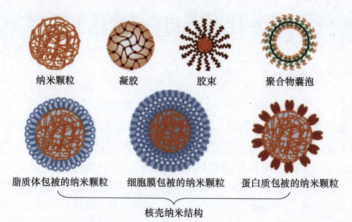

图 6-3　聚合物的不同纳米结构特征

2. 聚合物胶束（Polymer micelles）

由两亲性嵌段共聚物制成的聚合物胶束可以在合适的浓度与温度下自组装成通用的球形结构。在水溶液中分散时，其亲水性"头部"位于表面，疏水性"尾部"位于内核。聚合物胶束纳米疫苗因可以提供较大的孔隙空间而具有高载荷能力，可以包裹多种疫苗成分，包括抗原、免疫佐剂和递送载体等，从而增强疫苗的稳定性和免疫效果。聚合物胶束制备技术主要有薄膜分散法、透析法、乳化 - 溶剂挥发法、微相分离法和超临界流体蒸发法等。

3. 纳米凝胶

纳米凝胶是具有三维结构的交联聚合物纳米颗粒，通常具有高水含量、高比表面积以及良好的生物相容性，在药物递送方面展现出大小可控、易于构建多价界面、便于功能性生物修饰、在血液循环中结构稳定及可生物降解等优势。纳米凝胶具有可负载生物分子的网状结构，可负载核酸或者蛋白质，是理想的疫苗载体。纳米凝胶制备方法主要有自由基聚合法和沉淀聚合法。

4. 聚合物囊泡

聚合物囊泡是一种利用聚合物材料封装疫苗的新型疫苗技术，由聚合物双层或复杂的叉指膜结构包裹的水性核心组成。为了增强有效内体逃逸介导的抗原呈递和佐剂刺激，刺激响应聚合物囊泡已被开发为用于抗原和分子佐剂双重递送的纳米载体。聚合物囊泡通过将 Ag85B/p25 抗原封装在水性核心中并在聚合物层中掺入分子佐剂 CL075（TLR8 激动剂）用作结核分枝杆菌疫苗。基于肿瘤特殊的微环境，研究者基于 PDCP 接枝二异丙基乙二胺

（DPA）和 PEG 设计了具有 pH 响应性的聚合物囊泡，用于抗肿瘤疫苗的开发。聚合物囊泡制备方法主要有溶剂转换法、聚合诱导自组装法、沉淀诱导自组装法和微流控法等。

5. 核 - 壳聚合物颗粒

核 - 壳聚合物颗粒是由形成核的聚合物微粒和脂质、细胞膜或蛋白质形成的壳组成。这种分层结构协同地将聚合物核的优点（物理稳定性、抗原封装空间、分子佐剂的有效负载和控释特性）与壳赋予的细菌或病毒表面的仿生特征结合起来，有望增强抗原特异性免疫反应。脂质包裹的 PLGA 纳米颗粒已被开发用于引发有效的全身和胃肠道免疫反应，具有用于预防胃肠道感染的疫苗接种的潜力。为了制造抗中东呼吸综合征冠状病毒（MERSCoV）的病毒仿制疫苗，研究者合成了直径为 100nm 的脂质包裹的中空 PLGA 纳米颗粒。与固态纳米壳相比，PLGA 纳米壳容易被酸水解，这利于将环状二鸟苷酸（cdGMP）卸载到酸性内体区，从而使 cdGMP 能够对定位于内质网的 STING 起作用。该种核 - 壳聚合物颗粒的制备方法涉及多个步骤，包括水包油乳液（单乳液）或水包油包水乳液（双乳液）均质化，然后溶剂蒸发。

受细胞生物界面能力的启发，细胞能够执行复杂的生物功能，聚合物纳米颗粒（主要是 PLGA）已直接涂有细胞膜（例如红细胞 RBC、巨噬细胞或癌细胞），有望复制源细胞的特性。涂有红细胞膜的 PLGA 纳米颗粒被开发成一种安全的"纳米类毒素"疫苗。此外，由于其与细菌的广泛相互作用，巨噬细胞膜也被用来包裹 PLGA 纳米颗粒，作为针对革兰氏阴性菌铜绿假单胞菌感染的多价纳米类毒素疫苗。癌细胞膜包裹的 PLGA 纳米颗粒通常用作个性化抗癌疫苗。细胞膜包覆聚合物纳米颗粒主要是将预制固体聚合物纳米粒子与从红细胞、巨噬细胞或癌细胞纯化的细胞膜的混合物进行挤压或超声处理。

目前，研究者着力开发一种能够展示蛋白质抗原的聚合物微粒，利用微粒具有可控和重复的结构特性，模仿病毒或细菌的表面特征。微粒可根据聚合物在体外溶液或在体内工程细菌中自组装进行合成。细菌生物聚合物聚（3- 羟基丁酸）（PHB）是一种用于合成颗粒疫苗的新兴材料。目前，该材料已经应用于结核病疫苗和肺炎链球菌疫苗等的研发。蛋白质包裹纳米颗粒的制备方法主要包括：利用蛋白质与聚合物之间的非共价相互作用，如氢键、疏水作用、静电吸附等固定蛋白质，以及乳液界面聚合、原位聚合法和层层自组装。此外，利用生物矿化原理让蛋白质引导无机纳米颗粒生长，然后在无机核外包裹聚合物，这样可以在无机核外面形成一层富含蛋白质的聚合物外壳。实际应用中，设计蛋白质包裹的聚合物纳米颗粒时需考虑蛋白质的结构完整性、生物活性保护、纳米颗粒的稳定性和靶向性等因素，以满足特定的临床需求或生物技术应用。

商业制备聚合物纳米载体一般使用纳米乳液制备法和纳米粒子共沉淀法。纳米乳液制备法是在高剪切力下，将聚合物和药物（抗原）与表面活性剂一起加入水相中，然后通过高压均质机或超声处理获得稳定的纳米乳液，Abraxane® 就是一种通过纳米乳液技术制备的含紫杉醇的抗癌药物；纳米粒子共沉淀法则是通过控制反应条件（如温度、pH 值等），在溶液中形成纳米颗粒，再经过分离、洗涤和干燥等步骤得到纳米载体，Doxil® 采用了纳米粒子共沉淀法制备。

6.3.3　聚合物纳米疫苗的影响因素

聚合物的类型、聚合物颗粒的物理化学性质（包括粒径、形状和表面电荷）、体内降解性能以及给药途径等都会影响聚合物纳米疫苗的效果。各种因素之间相辅相成，共同影响着聚合物纳米疫苗的作用效果。总体来说，影响聚合物纳米疫苗作用效果的因素是多方面的，需综合考虑多种因素，从而实现疫苗的高效性和安全性。

1. 聚合物类型选择

选择适当的聚合物对于聚合物纳米疫苗的性能至关重要。聚合物的生物相容性、分散性、稳定性、降解性和溶解性等都会影响疫苗的有效性和稳定性。常见的聚合物主要有蛋白质聚合物、糖聚合物、有机聚合物和脂质聚合物等。

1）蛋白质聚合物。蛋白质聚合物是由多个蛋白质单体通过化学键连接而形成的高分子复合物。蛋白质聚合物在聚合物疫苗中发挥着多方面作用。首先，蛋白质聚合物可提供多个抗原表位，增加与免疫系统相互作用的机会，从而增强免疫应答的效果。其次，通过形成聚合物结构，蛋白质聚合物可以增加抗原的稳定性和抗原表位的可访问性，提高疫苗的免疫原性。此外，蛋白质聚合物还可以调节免疫系统的反应。蛋白质聚合物的大小、形状和组成都可以影响其与免疫细胞的相互作用，从而调控免疫细胞的活化和免疫应答的类型。综上所述，蛋白质聚合物在聚合物疫苗中可以增强抗原表位的可访问性，提高免疫原性，并调节免疫系统的反应。这使得蛋白质聚合物成为疫苗研究和开发中重要的组成部分。

2）糖聚合物。糖聚合物是一种多糖结构，具有稳定性和生物相容性等特性，并且可以被免疫系统识别。将疫苗抗原与糖聚合物结合，可以形成稳定的纳米颗粒，有效提高了疫苗的稳定性和免疫原性。糖聚合物纳米疫苗在设计和构建上具有许多优势。首先，糖类抗原在疾病识别和免疫系统激活中具有重要作用，因此将其结合到聚合物载体上可以提高疫苗的作用效果。其次，糖类聚合物可提供大量可调节的表面功能团以增强免疫原性。此外，糖类聚合物可以模拟细胞表面的糖基团，从而更好地模拟真实病原体的抗原，提高疫苗的免疫原性。

3）有机聚合物。有机聚合物纳米疫苗主要通过两种方式激发免疫反应。一种是通过包裹在聚合物颗粒内的抗原抵达免疫细胞，激活免疫系统。另一种是通过引发聚合物本身的特殊生物活性，例如炎症或肿瘤的局部治疗，从而诱导免疫反应。有机聚合物纳米疫苗具有许多优点。首先，它们可以提供稳定的抗原保护，并延长抗原在体内的存在时间。其次，有机聚合物可通过调整大小、形状和表面功能化来优化免疫效果。有机聚合物纳米疫苗的研究目前仍处于实验室阶段，但已经显示出潜在的应用前景，尤其是在癌症治疗和传染性疾病预防方面。然而，要实现有机聚合物纳米疫苗的商业化应用，还需要进一步的研发和临床试验验证其安全性和有效性。

4）脂质聚合物。脂质聚合物是一种由脂质和聚合物组成的复合材料，在疫苗制备中作为载体。脂质聚合物纳米疫苗具有多种优点。首先，纳米颗粒的尺寸可以提高疫苗的稳定性，并能被免疫细胞有效摄取。其次，脂质聚合物的组成可以模拟病原体的膜结构，提高免疫原性。此外，脂质聚合物纳米疫苗还可以提供控制释放的特性，使疫苗能够持续释放抗原，增强免疫效果。

2. 聚合物纳米疫苗的物理化学性质

1）粒径。颗粒疫苗的大小决定了外周注射后抗原向淋巴结（LN）的转运途径。直径小于10nm的颗粒直接通过毛细血管进入血液循环，而尺寸为10~200nm的颗粒进入淋巴毛细血管。其他大颗粒（>200nm）被外周树突状细胞（DC）吞噬并转运至LN。但这样的一般规律并不能代表所有聚合物纳米疫苗的情况，还需要对具体的聚合物疫苗进行试验以确定作用方式。此外，不同的纳米材料也可能具有不同的淋巴结输送最优尺寸。除抗原转运途径，聚合物纳米颗粒的粒径还对 DC 细胞的成熟以及内体逃逸过程有影响。因此，聚合物纳米颗粒的粒径对于疫苗发挥效果具有重要作用。

2）刚性和形状。聚合物颗粒的刚性和形状也会影响其免疫效果，通常，刚性颗粒更容易被抗原呈递细胞吸收，而柔性颗粒吸收往往会消耗更多能量，导致吸收较慢。形状方面，棒状聚合物竖直方向和细胞膜接触时产生的阻力最小，易被吞噬，而横向接触细胞膜时，产生的阻力较大。总体上，在细胞摄取性能方面棒状聚合物颗粒，比球形颗粒更有效。因此，对纳米疫苗形状的合理设计，能够帮助疫苗更好地发挥功能。

3）表面电荷。聚合物颗粒的表面电荷情况也会影响疫苗在体内的蛋白吸附和细胞内化的情况。正电荷是用于基因传递的聚合物载体的基本特质，与具有负电荷或中性电荷的那些相比，阳离子聚合物能够更好地被抗原呈递细胞内化，诱导机体发生更强烈的免疫反应。此外，阳离子聚合物还会通过"质子海绵"效应促进内体 - 溶酶体逃逸，提高疫苗效果。相比阴离子疫苗，阳离子疫苗能够更好地驱动 DC 活化，诱导的 Th1 免疫反应更明显，这也为对抗癌症或细胞内感染提供了潜在价值，但带正电荷的疫苗纳米颗粒在体内也可能吸附糖胺聚糖以及蛋白质等，无法较好地进入淋巴结，因此影响疫苗免疫效果。因此，合理设计疫苗表面的电荷情况，能帮助疫苗纳米颗粒更好地到达指定部位发挥功能。

4）体内降解性能。体内降解性能也是纳米疫苗的重要参数之一，影响着疫苗的有效性和安全性。聚合物生物降解的前提是具有能够发生水解的化学键，例如酯键等。不同聚合物在体内具有不同的降解机制，下面简单介绍几种常见聚合物在体内的降解机理。PLA 是通过链段中酯键的随机断裂（水解作用）实现降解，初级降解产物乳酸是人体正常代谢的副产物，通过柠檬酸循环，乳酸可进一步降解为二氧化碳和水；PLGA 通过整体侵蚀降解，即表面和内部同时降解，所以很难达到零级释放的效果；PGA 能够降解成甘氨酸，甘氨酸可通过尿液直接排出体外或代谢成二氧化碳和水。在疫苗中，聚合物往往作为内部抗原的递送载体，较快的降解速度会使抗原过早暴露，导致疫苗效果下降，而过慢的降解速度则存在生物安全性问题。因此，控制聚合物降解速率也是疫苗设计中重要的一环。对于各有优缺的聚合物，也有疫苗设计使用多种聚合物的共聚物来扬长避短。

3. 给药途径

作为新型疫苗平台，聚合物纳米疫苗设计灵活且具有良好的生物相容性和可调控性，可搭载抗原、佐剂等多种活性成分。聚合物纳米疫苗可通过多种给药途径实现免疫激活。疫苗接种的主要途径有透皮给药（皮内给药和皮下给药）、肌肉疫苗注射、静脉注射、黏膜给药和淋巴结注射。免疫反应的激活取决于 APC 的疫苗摄取和抗原呈递，而 APC 会受给药部位的影响。选择合适的给药途径对于确定诱导免疫应答的类型和程度至关重要。此外，接种方式也对患者依从性有影响，例如对于儿童，避免针刺的接种可能更具有优势。

6.3.4　小结

聚合物是药物纳米技术和纳米医学中常见的药物递送载体，具有多功能性、可调节空间大等优势，在提供疫苗和预防、治疗各种疾病（感染、癌症、自身免疫等）方面有巨大的潜力。聚合物疫苗具有许多优势，例如引发强烈的细胞免疫应答，提高细胞因子水平，抗体和抗原特异性抗体（即 IgA、IgG 等）水平升高等。目前，已有少量聚合物纳米疫苗经过测试并投入使用，更多的聚合物疫苗还停留在实验室阶段。此外，窄分子量范围的聚合物原材料制备也是限制聚合物在疫苗领域应用的重要因素。

随着基因测序和生物信息学技术的进步，未来聚合物纳米疫苗可能会根据个体的遗传特征定制，开发出针对性更强、效果更佳的个性化疫苗。聚合物纳米疫苗可以利用自身优点进一步整合多种功能，如刺激免疫系统的信号分子、热敏或 pH 值敏感的释放机制、靶向特定细胞或组织的能力以及可追踪体内分布和效果的荧光或磁共振成像标签。未来研究应更加注重纳米载体的稳定性和生物降解性，确保疫苗在储存和传输过程中的有效性，并能在体内长时间维持抗原释放，从而诱发更长久的免疫保护。聚合物纳米疫苗与其他治疗方法（如免疫检查点抑制剂、CAR-T 细胞疗法等）相结合，可能创造出全新的治疗策略，提高疾病的综合治疗效果。总之，聚合物纳米疫苗的研究将继续深化和发展，克服现有疫苗技术的局限性，推动疫苗科学进步，服务人类健康事业。

6.4　无机纳米疫苗

疫苗的诞生，是人类历史上的一座丰碑，成功帮助我们抵御了无数次疾病大流行。然而，新型抗原在体内半衰期短、免疫原性不足等特点，使得传统疫苗的设计和开发模式难以满足当下的需求。因此，为了有效应对现存以及未来可能爆发的流行性疾病，我们亟须开发新型疫苗平台，以提供具备强效免疫力和高度生物安全性的新一代疫苗。

一个具备竞争力的新型疫苗平台，不仅需要合理设计的抗原，还需确保其辅助成分的安全性、制备便捷性、成本效益、生物降解性，同时能实现抗原的持续释放，从而激发预期的免疫反应。在众多疫苗技术中，无机纳米疫苗因其卓越的免疫调节潜力和生物安全性，使得研究人员的研究兴趣日益增加。

6.4.1　无机纳米疫苗概述及发展历史

1. 无机纳米疫苗的定义

无机纳米疫苗是一类具有纳米尺度、包含免疫原性物质和无机材料成分的新型疫苗。在更广泛的意义下，无机纳米疫苗是指抗原和无机材料共同构成的纳米颗粒，或包含无机纳米颗粒的疫苗体系。

早在 1926 年，科学家就发现在疫苗中加入铝盐可显著提升其免疫原性。这一发现为无机材料在疫苗效果提升中的作用揭开序幕。继铝盐之后，磷酸钙、氧化锰等无机材料也陆续被揭示具有刺激免疫反应的潜力。进一步研究显示，当这些无机成分被赋予纳米级别的结构时，它们的免疫刺激效应会进一步加强。无机纳米材料以其明确且可调控的结构和物理化学特性，为研究人员提供了便利：一方面，可根据疫苗的设计需求，精确调节配方中的无机成分；另一方面，有助于建立疫苗的构效关系，即疫苗的结构和免疫效力之间的联系。这种精确控制不仅促进了无机纳米疫苗的发展与优化，也为深入理解其在免疫激活过程中的作用机制铺平了道路。总之，无机纳米疫苗的开发，不仅是疫苗技术的一项创新，也可能为未来疫苗设计提供新的范式，特别是在提高疫苗效力和探索疫苗作用机制方面。

2. 无机纳米疫苗的组成

无机纳米疫苗主要包含无机纳米材料成分以及抗原成分等。在无机纳米疫苗的配方构建中，主要涵盖无机纳米佐剂、无机纳米载体以及必要的抗原组分。值得注意的是，部分无机纳米佐剂不仅发挥增强免疫反应的作用，还兼具作为疫苗递送系统的载体功能，实现了多功能融合。

（1）无机纳米佐剂　无机纳米佐剂是一类在疫苗中额外引入无机类免疫刺激剂，用于增强疫苗免疫激活效果或者调控疫苗的免疫激活类型，以满足不同免疫原的免疫需求。目前研究认为无机纳米佐剂通常具有以下优势：①作为抗原存储库，能在体内保护抗原免受降解，并延长抗原的循环时间；②促进抗原呈递细胞对抗原和佐剂的有效摄取，激发树突状细胞（DC）的成熟及向淋巴组织迁移；③便于通过调整纳米佐剂的化学组成和结构，精确诱导所需的免疫响应；④诱导产生交叉保护效应，对那些具有高抗原变异或不同菌株的病原体提供保护；⑤延长疫苗保护效果，增强 T 细胞记忆的形成，确保在长久时间内，再次遭遇同一抗原时能迅速作出免疫反应；⑥促进抗原的交叉呈递，从而激发抗原特异性 CD8$^+$T 细胞反应，增强免疫系统对病原体的识别和清除能力。综上所述，无机纳米佐剂应用不仅提升了疫苗的整体效能，还为疫苗设计提供了更高的灵活性和针对性，从而为应对各种感染性疾病挑战的策略设计与制定提供了有力支持。

1）铝盐佐剂及含铝复合佐剂。铝盐佐剂是目前使用最广的人用疫苗佐剂，在多种已批准上市的疫苗中展现出良好的安全性和有效性。目前，铝基佐剂包括氢氧化铝、磷酸铝以及结合其他成分组成的复合佐剂系统（如 AS04 佐剂系统）。尽管铝佐剂的确切作用机制未完全阐明，但现有研究成果表明，它们可能通过以下几种方式发挥作用：作为抗原储库以延长其存在时间、激活 NLRP3 炎性小体促进固有免疫反应、协助抗原递送、增强 Th2 偏向型的免疫应答、促使 B 细胞产生抗体以及激活补体系统等。

2）磷酸钙佐剂。除了传统的铝盐佐剂，基于内源性金属（钙、锌、锰等）的无机纳米佐剂由于具有免疫通路激活及可生物利用的特性，是现今无机纳米佐剂研究的主要对象。在现有研究中，磷酸钙纳米颗粒也展现了优异的免疫刺激效果。磷酸钙的作用机制与铝佐剂有诸多相似之处：也具有存储库效应，有助于抗原递送和稳定性维持；能激活 NLRP3 炎性小体，促进炎症因子释放；促进抗原呈递细胞熟化，增强其抗原呈递能力。与铝佐剂不同的是，磷酸钙还具备良好的黏膜黏附性，能有效激活生物体黏膜免疫反应，此外，磷酸钙和抗原组成核 - 壳结构时，能够有效诱导全身性的细胞免疫反应。

3）锰佐剂。研究发现，锰离子（Mn^{2+}）能够提高宿主细胞内的环磷酸鸟苷 - 腺苷合成酶（cGAS）对双链 DNA（dsDNA）的敏感度，并增强 cGAS 的酶活性，催化三磷酸腺苷（ATP）和三磷酸鸟苷（GTP）合成二级信使 2′3′-cyclic-GMP-AMP（cGAMP），从而高效激活 cGAS-STING 信号传导途径，增强生物体固有免疫反应。然而，免疫治疗中使用游离态的锰离子通常会导致激活效果减弱，并有潜在的神经毒性风险。为改善含锰佐剂的安全性，提高抗原递呈效率，提升实用性，多种锰基纳米颗粒已经开发用于传染病疫苗和抗肿瘤免疫治疗。2021 年，国家纳米科学中心陈春英院士课题组首次设计了一种新型的锰纳米佐剂（MnARK），该佐剂具有独特的淋巴结靶向能力。该配方中，MnARK 通过静电作用有效吸附新冠病毒刺突蛋白的受体结合域蛋白（RBD），将 RBD 抗原与锰纳米佐剂同时高效递送至淋巴结。这一策略不仅促进了抗原呈递细胞（APC）对抗原的摄取、加工和呈递，还激发了强烈的细胞和体液免疫双重应答。

（2）无机纳米载体　通常，在生理条件下，游离状态的蛋白、多肽或核酸类抗原易降解，在体内存活时间短，难以高效抵达目标免疫组织或细胞。为应对这一挑战，新型疫苗设计常考虑将抗原搭载至多种类型的载体上进行有效传递。无机纳米颗粒不仅具有刺激免疫反应的能力，还表现出作为抗原递送载体的出色特性。这些颗粒的化学稳定性佳且易于调控；通过精巧设计，可以获得较大的比表面积和表面能，有利于稳固吸附抗原；无机纳米颗粒的表面也容易改性，给抗原提供额外的稳定结合位点。因此，将抗原负载到无机纳米载体上，其在体内生理环境中的结构和功能稳定性会显著提升。研究表明，与游离抗原相比，载体化抗原更易被抗原呈递细胞摄取，从而激发特异性 T 细胞响应，大幅提高了抗原的有效利用。某些无机纳米载体，例如经过阳离子化处理的颗粒，能帮助抗原避免在胞内溶酶体中受限并促进其逃逸，从而促进交叉呈递过程，对激发后续特异性 CD8$^+$T 细胞反应极为有益。由此可见，选择合适的无机纳米颗粒作为疫苗递送载体，对于调控免疫响应强度和类型起至关重要的作用。

（3）抗原　无机纳米疫苗体系适用于广泛的抗原类型，包括蛋白、多肽以及核酸类抗原。得益于无机纳米颗粒形貌可控和表面易于功能化的特性，可通过多种机制搭载不同类型的抗原，例如，具有较大比表面积和比表面能的无机介孔纳米颗粒，能吸附各类蛋白、多肽抗原，甚至可以封装核酸抗原。此外，一些纳米颗粒可通过在表面修饰叠氮基团、N- 羟基琥珀酰亚胺基团等，利用点击化学反应或者共价交联反应，将多种类型的抗原固定在纳米颗粒表面，提升抗原的体内稳定性及递送效率。由此可见，经过合理设计的无机纳米颗粒，极有可能成为构建通用型纳米疫苗平台的理想佐剂或载体材料。

6.4.2　无机纳米疫苗的增效机制

1. 激活固有免疫通路

无机纳米颗粒因其成分和结构的独特性，能通过不同的信号通路激活生物体的免疫反应。在本小节中，我们将重点讨论三种经典的无机纳米疫苗激活固有免疫的路径。

（1）NLRP3 炎症小体相关通路　NOD 样受体蛋白 3（NLRP3）炎症小体是由 NLRP3 蛋白、凋亡相关斑点样蛋白（ASC）和半胱天冬酶 -1 前体（pro-caspase-1）组成的一种多蛋白复合体，在激活先天免疫响应中发挥着关键作用。研究表明，一些无机颗粒能够活化 NLRP3 炎症小体，进而促使半胱天冬酶 -1（caspase-1）生成，诱导 IL-1β 和 IL-18 等促炎细胞因子分泌，并引发 gasdermin D（GSDMD）介导的细胞炎性死亡。铝佐剂便是一个已知的可以激活抗原呈递细胞中 NLRP3 炎症小体相关信号通路的例子，通过产生促炎因子进一步激活 CD4$^+$T 细胞，并促使 Th2 型细胞因子释放。

（2）Toll 样受体相关通路　某些疫苗佐剂已经被证实能通过与抗原呈递细胞表面和内部的 Toll 样受体（TLR）结合，增强疫苗引发的免疫原性。不同类型的免疫刺激剂激活特定的 TLR 通路，进而引发特定的适应性免疫反应。如 TLR1、TLR2、TLR4、TLR5、TLR6 在细胞表面表达，这些受体通常识别微生物的脂质、脂蛋白和蛋白质等膜成分。而 TLR3、TLR7、TLR8 和 TLR9 则在细胞内的囊泡中表达，它们主要识别一些核酸结构。研究表明，一些无机纳米颗粒也具有 TLR 激活能力。例如，羟基磷灰石佐剂和线性组装的牛血清白蛋白锰纳米颗粒等，被证明可通过 TLR4 通路激活巨噬细胞产生肿瘤坏死因子 α（TNF-α），并且可重编程肿瘤相关巨噬细胞（TAM），以增强抗肿瘤免疫治疗的效果。

（3）cGAS-STING 通路　在经典的 cGAS-STING 信号转导过程中，细胞质中出现的异常 dsDNA 能够被 cGAS 识别，催化 GTP 和 ATP 形成二级信使 2′3′-cGAMP 结合并激活内质网膜蛋白干扰素刺激因子（STING），从而促进 I 型干扰素的分泌。研究表明，一些金属离子能通过不同于上述的经典途径激活 cGAS-STING 信号通路。例如，Mn^{2+} 能提高 cGAS 识别 dsDNA 时的灵敏度，也可以绕过 dsDNA 直接激活并提高 cGAS 酶的活性，加快 cGAMP 的合成。另外，Mn^{2+} 也被证实可以使 STING 对 cGAMP 的结合能力增强数百倍，是一种高效的 cGAS-STING 通路激动剂。此外，Zn^{2+} 也被证实可以在存在 dsDNA 的情况下，促进 cGAS-DNA 的相分离，从而增强 cGAS-STING 通路的激活。

2. 免疫应答的时空控制

为了进一步提高疫苗的有效性，应保证疫苗在适当的时间出现在正确的位置，以激发有效且持久的免疫反应。纳米颗粒疫苗在体内的旅程是复杂而精细的。如图 6-4 所示，免疫接种后，一部分纳米颗粒疫苗会在接种部位被诸如抗原呈递细胞等固有免疫细胞摄取和处理。这些细胞被激活后会释放细胞因子，将其他免疫细胞募集到接种部位，进一步增强局部免疫反应。同时，部分疫苗成分和被活化的固有免疫细胞会迁移至淋巴结，并激活淋巴结驻留的固有免疫细胞，并将抗原递呈给 T 细胞，有助于建立长久的全身性免疫防护屏障。

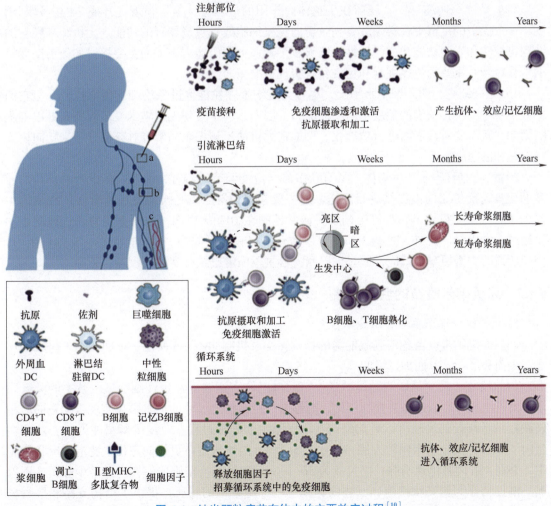

图 6-4　纳米颗粒疫苗在体内的主要效应过程[10]

（1）疫苗控制释放

1）持续性释放。通常而言，单独使用游离抗原往往难以在生物体内激起强烈且持久的免疫响应。一个重要原因是多数抗原容易迅速降解或在代谢过程中快速被清除。然而，一些无机纳米结构可以在注射部位形成一个相对稳定的抗原存储库，在募集免疫细胞的同时，实现抗原的缓慢释放，持续刺激免疫系统，既能够有效提高抗原利用率，还能显著延长疫苗的作用时间，增强单次接种疫苗后引发的免疫激活效果。

2）响应性释放。研究发现，在应用载体递送抗原的过程中，抗原与载体之间的相互作用强度对免疫反应水平有显著影响。若抗原与载体的结合力过弱，可能导致抗原在到达目标免疫细胞前发生脱落，进而降低免疫效率。反之，如果抗原和载体之间的作用力过强，可能会阻碍颗粒疫苗在到达免疫细胞时释放抗原，这同样也会降低抗原有效利用率和免疫激活效果。因此，为了平衡这一矛盾，常采用响应性释放载体，确保抗原在到达抗原呈递细胞前不脱落，并在到达后被完整地释放出来。许多无机纳米颗粒具备在酸性环境下降解的特性，例如可以将抗原封装在碳酸钙颗粒内，这些颗粒疫苗能够在到达抗原呈递细胞溶酶体时发生降解，不仅能释放抗原，同时生成的二氧化碳还能涨破溶酶体膜，实现抗原的溶酶体逃逸，优化免疫响应。

（2）精准靶向递送　从疫苗在生物体内作用的过程看，为了显著提升疫苗的生物利用度，一个优良的疫苗平台必须具备高效靶向免疫细胞或者免疫器官的功能。无机纳米颗粒的结构可控性和表面功能化的灵活性，能够赋予其多种靶向能力。下面主要探讨如何借助无机纳米颗粒针对主要的免疫细胞和免疫器官实现精准靶向。

1）免疫细胞靶向。细胞水平上，尽管无机纳米颗粒能促进免疫细胞摄取抗原，但它们多数本身并不具备精确的免疫细胞靶向能力。因而，为了实现无机纳米疫苗对特定淋巴细胞的靶向，就需要对其表面进行功能化，例如在无机纳米颗粒表面修饰甘露糖分子来靶向树突状细胞和巨噬细胞等。

2）免疫器官靶向。生物体内具有众多参与免疫调节的器官，而在疫苗设计时，我们通常期望疫苗能够靶向淋巴结进行递送。这主要是因为淋巴结是抗原呈递和激活 T 细胞的主要场所。一些无机纳米颗粒疫苗的粒径通常控制在 100nm 以内，以便更容易通过被动运输途径进入淋巴结。此外，某些无机纳米颗粒还可以在表面修饰一些功能蛋白，比如白蛋白，借助所谓的"搭便车"效应，通过淋巴回流自主返回淋巴结，实现免疫器官靶向。

6.4.3　无机纳米疫苗的调控策略

1. 无机纳米递送系统物理化学性质

调控无机纳米疫苗免疫刺激能力的物理化学及机制如图 6-5 所示，下面从纳米材料的尺寸、表面和形状三方面加以说明。

（1）尺寸　尺寸是影响无机纳米疫苗向淋巴器官运输以及免疫细胞摄取效率的关键因素。淋巴结具有类似过滤装置的结构，能够专门拦截特定尺寸的纳米颗粒实现被动靶向。精确调控纳米颗粒的尺寸可以影响疫苗在淋巴结中的处理过程。以皮内脚垫注射结合鸡卵白蛋白（OVA）的金纳米颗粒为例，尺寸为 5~15nm 的纳米疫苗更倾向定位于滤泡树突状细胞中，并在 48h 内被迅速清除；而尺寸为 50~100nm 的纳米疫苗则能够在淋巴结中驻留 5 周以上。淋巴结作为树突状细胞、巨噬细胞和淋巴细胞聚集的场所，提供了结构支持和接触场所，疫苗成分在其中积累时间的延长利于淋巴结内体液免疫和细胞免疫的激活。除了增加抗原在淋巴结部位的靶向驻留，促进抗原呈递细胞（APC）对于抗原的摄取也是激活免疫应答的重要条件之一。然而，有研究表明，增强细胞摄取的颗粒大小通常不利于淋巴结引流。例如，尺寸大于 100nm 会促进抗原呈递细胞的颗粒内化，但使它们难以进入淋巴毛细血管。因此，合理设计纳米疫苗的尺寸，以实现有效的淋巴引流和随后的内化过程对于调控免疫应答至关重要。

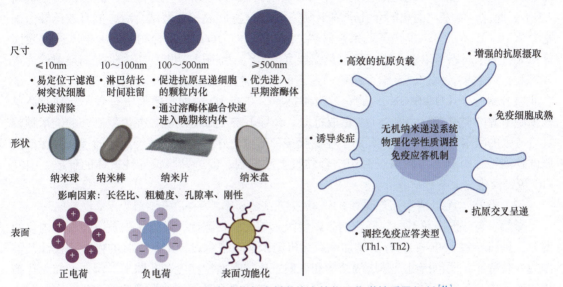

图 6-5　调控无机纳米疫苗免疫刺激能力的物理化学性质及机制[11]

调控无机纳米递送系统的尺寸可以影响诱导的免疫反应类型。 抗原呈递引发的免疫应答类型与其在细胞内的内吞体/溶酶体中的位置密切相关。粒径超过 500nm 的颗粒倾向于进入早期溶酶体并与主要组织相容性复合体Ⅱ（MHCII）结合，诱导 Th2 免疫反应，增强由抗体介导的体液免疫反应。而较小的颗粒（<200nm）则迅速通过溶酶体的融合作用进入晚期核内体并逃逸到细胞质中，被装载到主要组织相容性复合体Ⅰ（MHCI）上，促进 CD8+T 细胞的增殖和 Th1 偏向免疫反应。另外一项研究也表明，免疫信号通路的激活和炎症细胞因子的分泌也表现出对颗粒尺寸的依赖性。超小金纳米颗粒（<10nm）主要激活 NOD 样受体蛋白 3（NLRP3）炎症小体，产生白细胞介素-1β（IL-1β），而较大的纳米颗粒（>10nm）主要激活核因子-κB（NF-κB）通路，产生高水平促炎因子，如肿瘤坏死因子（TNF-α）和白细胞介素-6（IL-6）。免疫反应的强度和持续性在很大程度上取决于纳米颗粒与次级淋巴细胞之间的亲和力及其相互作用。由于较小的纳米颗粒具有较大的表面曲率，其表面配体排列较为松散，与受体结合不够紧密，这可能导致它们无法充分激活 T 细胞或 B 细胞的表位。相比之下，较大的颗粒则能够在细胞表面形成多价结合表位，从而更有效地激活免疫反应。

（2）表面　**无机纳米递送系统的表面性质，如表面电负性以及表面功能基团，对免疫细胞的摄取分布和免疫反应效应的操纵具有重要意义。** 带正电荷的纳米颗粒与负电荷细胞膜的高效结合能力，相较于带负电荷或中性的纳米颗粒更易引发活性氧（ROS）的产生，造成溶酶体和线粒体的损伤，这一现象与 Th1 型免疫应答和 CD8+T 细胞活化相关联。一项研究显示，带正电荷的金纳米颗粒能够激活细胞外信号调节激酶（ERK）和 c-Junn-末端激酶

（JNK）通路，产生促炎和抗炎因子。相比之下，带负电荷的纳米颗粒通过受体依赖或非受体依赖的途径被内化，仅通过 ERK 途径导致 TNF-α 释放。值得注意的是，带有阳离子表面电荷的纳米颗粒可能会被内源性电负性物质中和，导致由抗原和佐剂形成的纳米复合物聚集，进而影响其功效。

通过表面功能化配体的修饰，可提升纳米递送平台的药物负载能力。例如，与非功能化的介孔硅相比，氨基功能化的介孔硅在与带负电荷的 OVA 结合能力方面，能够提升至最高 2.5 倍。此外，氨基功能化的介孔硅纳米颗粒与 CpG 寡脱氧核苷酸结合后，能有效诱导白细胞介素 -6（IL-6）的产生，其效果是游离 CpG 和 CpG/DOTAP 复合物的 7~8 倍。通过表面修饰无机纳米材料可以获得靶向特定免疫器官、组织、细胞的功能，极大地提高疫苗的递送效率和作用效果。例如，金纳米颗粒通过表面修饰树突状细胞特异性细胞间黏附分子 -3- 结合非整合素分子（DC-SIGN），能有效吸附抗原，并在 3D 肺细胞模型中有效靶向和激活单核细胞来源的树突细胞，促进 DC 摄取抗原，介导下游 T 细胞响应。壳聚糖修饰的纳米颗粒具有较强的吸附和黏附功能，有助于在黏膜接种部位更好地附着，减缓液体的侵蚀并保持抗原的稳定性，有利于与阴离子密切结合黏膜上皮细胞，促进黏膜特异性抗体的释放，引发 Th1 免疫反应。

（3）形状　无机纳米递送系统的形状各向异性是影响免疫细胞摄取纳米疫苗的另一个重要参数。与球形微粒不同，杆状纳米颗粒因其较大的长宽比，具有优先被巨噬细胞内化的潜力，进而导致 TNF-α 的分泌增加。在无机纳米递送平台设计中，形状的概念不仅涉及整体的外观特征，还包括组成模块的结构和取向，比如表面粗糙度和孔隙率。例如，与无孔结构的纳米递送系统相比，介孔二氧化硅更易被树突状细胞吸收。纳米颗粒的内化效率与刚度正相关，这可能是因为柔性纳米颗粒在细胞内化过程中会发生形变，减少了纳米颗粒与细胞之间的接触时间和相互作用面积。

另外，不同形状的颗粒会产生不同的免疫反应。例如，相较于纳米片、纳米多面体和针状的明矾颗粒，长棒状 AlOOH 纳米颗粒能在 THP-1 细胞中诱导更高水平的 IL-1β 产生和氧化应激乏氧。此外，与短棒状 AlOOH 纳米颗粒和明矾颗粒相比，长棒状 AlOOH 纳米颗粒可诱导更高程度的小鼠骨髓源树突状细胞（BMDC）成熟（如 CD11c+ 细胞上 CD86/CD80 的表达增加）和细胞因子产生（IL-1β、IL-6）。在另一项研究中，棒状金纳米颗粒（尺寸为 40nm×10nm）的细胞摄取量高于球形（20nm 或 40nm）或立方状（40nm×40nm×40nm）纳米颗粒。然而，在另一项研究中，包裹 WNV 包膜（WNVE）蛋白的 40nm 球形金纳米颗粒，相比较于其他形状的颗粒，能诱导最高水平的 WNVE 特异性抗体产生。这表明，无机纳米疫苗引发的抗体应答效果与颗粒形状及其对纳米颗粒摄取效率的影响之间联系比较复杂，需要继续深入研究。

2. 无机纳米递送系统与抗原的相互作用

（1）静电吸附　目前已上市的疫苗大多数以铝盐为佐剂提升疫苗免疫原性。铝佐剂表面的羟基提供抗原吸附的基础，在抗原和佐剂具有相反电荷的情况下，静电吸附发挥重要作用。除了改善铝佐剂递送系统表面电荷外，改变抗原表面电荷以增强疫苗的免疫效力成为一种创新策略。科学家正在通过人工合成的方式，向抗原蛋白质中引入带电的氨基酸（例如天冬氨酸，简称 Asp），以精确控制抗原的表面电荷。这样的设计可以改变抗原与铝辅助剂之间的吸附力和方向，使得抗原能够更牢固地结合在辅助剂上，并优化其中和表位的展示，使其更加外露于复合物表面。这种方法不仅增强了抗原与铝佐剂的结合力，还能更高效地展示抗原的关键中和表位，从而显著提升疫苗激发免疫反应的能力。此外，该技术还有助于减少抗原与铝佐剂的使用剂量，提高疫苗的安全性与可及性，使其对公共卫生体系更加友好。

（2）配体交换　配体交换技术实现了抗原和佐剂之间比静电吸附更强的结合力。用由重复的磷酸化丝氨酸（pSer）残基组成的短肽免疫原，对人类免疫缺陷病毒（HIV）包膜抗原进行修饰，可通过配体交换促进抗原与氢氧化铝产生比抗原更强的结合，减缓体内免疫原的脱落，促进体液免疫应答水平。磷酸盐处理的勃姆石铝佐剂可减弱其与表面抗原（HBsAg）的配体交换，降低抗原吸附强度，诱导更强的免疫应答。Irvine 课题组则进一步探索了这一概念，在抗原上引入磷酸丝氨酸，调控抗原和氢氧化铝佐剂之间的相互作用，并有效暴露出免疫刺激关键表位，还成功诱导出针对新型冠状病毒的高滴度特异性体液免疫，为疫苗设计提供了新的思路。

（3）配位作用　近年来，金属离子作为无机免疫佐剂的开发日益受到关注，他们通过调控免疫通路以增强抗原免疫原性。通过金属离子和抗原配位基团相互作用，形成无机纳米疫苗平台。Mn^{2+} 的免疫调控功能和纳米颗粒结构功能相结合，不仅能刺激 cGAS-STING 信号通路而充当佐剂，还能与载体和蛋白抗原通过配位作用增大抗原的装载，提升疫苗的免疫效力。基于 Mn^{2+} 配位作用合成的纳米疫苗（G5-pBA/OVA@Mn）经内吞途径进入细胞内涵体后，在内涵体酸性环境下，Mn^{2+} 配位作用减弱，增强了载体破坏内涵体膜的能力，从而实现抗原和佐剂的内涵体逃逸和在胞质中的协同释放。另一项研究成果揭示 OVA 分子能与铜离子配位，借助 OVA、铜离子以及磷酸盐间的相互作用，形成花状纳米粒子（OVA-Cu-HVs）。这些纳米粒子能促进引流淋巴结树突状细胞的成熟，诱导强大的抗原特异性 T 淋巴细胞反应。这类研究为设计下一代高效疫苗提供了新的视角和策略。

6.4.4　小结

无机纳米材料应用于疫苗载体领域，不单是将抗原有效输送至免疫系统，更在于能够实现复杂的多功能设计。这种设计集成了免疫刺激剂、药物传递等功能，在同一纳米疫苗平台中发挥多重作用，不仅增强了疫苗引发的免疫响应，还实现了精准高效的免疫调节。此外，通过深入理解个体的免疫特性、病原体的特点及疾病状况，我们能够为每个人量身打造独特的免疫方案，从而提升接种效果，降低潜在风险。

疫苗引发的免疫反应涉及多种信号和细胞分化事件的精细协调，关键在于适时、适地地激活特定细胞或细胞群。理想的疫苗应能够最大限度地提高注射部位的抗原利用效率，确保完整的抗原以适宜的浓度高效到达淋巴结，激活抗原呈递细胞表达合适的细胞因子和表面蛋白，指导保护性适应性反应的形成，延长生发中心反应的持续时间，促进亲和力成熟，并诱导记忆细胞表型的分化，提供长期保护。通过调节无机纳米材料的大小、形状和表面性质，可以优化先天免疫细胞的激活，创造局部炎症环境，靶向淋巴结传输，并控制疫苗的释放时机，以增强免疫反应，激发持久的记忆免疫防护未来感染。

然而，新型无机纳米疫苗系统可能由于其纳米特性，在进入体内微环境与体内生物分子形成蛋白冠等，会产生与离子不同的作用途径，如器官靶向；又如，一些体内难以降解的纳米颗粒（如金颗粒），可能由于长期存在或蓄积导致可能有未知的安全隐患，这类疫苗在临床转化过程中面临诸多挑战，尤其是获得 FDA 等药品监管机构的批准。不同无机纳米成分可能会遇到不同程度的临床应用障碍。例如，明矾和磷酸钙已被监管机构批准多年用作人类疫苗佐剂，基于这些已批准物质的，如纳米明矾和磷酸钙疫苗可能会较顺利地实现临床转化。二氧化硅、氧化铁和金纳米材料也属于 FDA 批准用于人体临床应用或试验的类别，基于这些材料的无机纳米疫苗同样具备较大的临床转化潜力。因此，明确所提议无机纳米佐剂或传递载体的确切临床效益，将是加速其临床应用的关键因素。

6.5　蛋白载体纳米疫苗

6.5.1　蛋白载体纳米疫苗概述

蛋白载体纳米疫苗是一种创新的免疫技术，通过将抗原分子搭载于蛋白纳米颗粒载体（简称蛋白载体）上，实现对特定病原体或疾病的免疫反应。这种疫苗在体内能精准地将抗原送至目标部位，并在适当的条件下释放，从而激发免疫应答。与其他类型的纳米载体（如聚合物、脂质和无机纳米颗粒）相比，蛋白载体具备生物相容性高、具有生物功能性、在生物环境中精确的分子识别、丰富的可再生来源、最终能够生物降解为小分子氨基酸等显著优势。蛋白载体纳米疫苗的设计主要集成了三个关键功能：作为抗原展示的支架、有效递送抗原的载体和增强的免疫原性。通过这三个关键功能的集成，蛋白载体纳米疫苗成为一种创新且高效的疫苗平台，为预防和治疗多种疾病提供了新的可能。

1. 抗原支架

蛋白载体通常由蛋白质单体分子自组装而成，利用蛋白质的自组装 / 解聚作用，这些载体可以在特定生理条件下自发组装成纳米级结构或解聚为单体；搭载抗原分子后，有助于提高疫苗的生物化学稳定性和存储稳定性，并促进体内抗原等成分的释放。与单一成分的亚单位抗原分子疫苗不同，蛋白载体纳米疫苗通过将抗原附着在较大的支架上，与受体有效结合，改善抗原呈递细胞（APC）在淋巴滤泡内对抗原的摄取和滞留，从而提高免疫系统的识别和应答能力；通过抗原的重复排列，有利于实现多个 B 细胞受体有效结合和激活，进一步促进免疫反应的强化和持久性。

2. 递送载体

通过设计和改变蛋白质的结构以及结合其他靶向功能基团，再调控至合适的纳米级尺寸，使得这些蛋白载体纳米疫苗能够有效地被动靶向或主动靶向递送至免疫组织，进而被免疫细胞高效摄取。功能基团通常通过共价键或二硫键与含极性基团的氨基酸侧链结合，如赖氨酸（Lys）、谷氨酸（Glu）、天冬氨酸（Asp）、酪氨酸（Tyr）和半胱氨酸（Cys）。这些氨基酸非常容易与化学和生物基团建立联系，如药物、金属离子、多肽、脂肪酸、脂质、抗体和适配体等。这些官能团的结合可以通过化学修饰和基因工程两种方法来实现。此外，蛋白载体疫苗与其他载体疫苗的显著区别之一是其具备生物降解性。一旦完成药物传递或疫苗接种，蛋白质能够通过体内的天然降解途径逐渐降解为小分子代谢产物，最终被清除出体外，从而减少了潜在的毒性和长期积累风险。

3. 免疫增效

蛋白载体纳米疫苗具备在无需额外佐剂的情况下诱发强有力的适应性免疫反应的特性。这种特性通常应用于癌症疫苗的开发，能够使分散的抗原分子打破自身耐受性，引发增效的免疫反应。基于蛋白载体疫苗的生物特性，可调控疫苗表面抗原的密度和表位，实现针对免疫逃避性病原体的广谱高效的疫苗研发。有研究表明，抗原分子高密度连接到病毒样颗粒（VLP）可激活特异性 IgG 抗体反应，而低密度连接则未能实现这一效果。为了有效对抗抗体依赖性增强效应（ADE）介导的病毒感染，可采用表位聚焦技术设计抗原引导抗体至中和表位。从抗原中分离中和表位的技术在单独使用时免疫原性较差，但与纳米颗粒平台连接后可引发有针对性的体液免疫反应。引入 T 细胞表位可激活细胞介导的免疫反应，整合 CD4$^+$T 细胞表位可招募辅助 T 细胞建立体液反应，CD8$^+$T 细胞表位可激发针对特定病原体的杀伤 T 细胞。

6.5.2　蛋白载体疫苗中的抗原呈递

与传统的疫苗递送体系相比，某些蛋白载体得益于自身免疫器官靶向性或自组装成病毒样颗粒（VLP）结构等特性，在疫苗递送过程中展现出天然的空间优势。将抗原被负载到蛋白载体上时选用方法的不同，一定程度度决定了该疫苗能否充分发挥蛋白载体的优势。本小节将主要介绍目前四种常用于蛋白载体装载抗原的方法，包括化学偶联、基因融合、标签偶联系统以及静电吸附。

1. 化学偶联

化学偶联是利用化学反应将抗原负载到蛋白载体中。与传统选用的无机或有机载体不同，蛋白载体结构复杂且表面官能团组成多样化，因而进行化学修饰前需要对该蛋白载体的氨基酸序列和空间分布有深入的了解。经典的化学偶联方法主要关注蛋白上的赖氨酸（Lys）和半胱氨酸（Cys）的侧链，图 6-6 为几种常见的化学修饰反应。

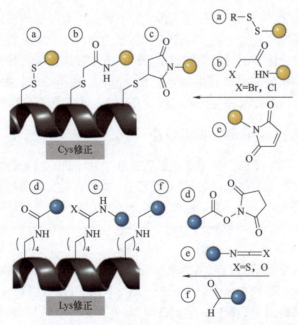

图 6-6　针对 Lys 和 Cys 侧链的经典蛋白化学修饰策略[12]

例如，针对 Cys，有硫醇交换反应、α- 卤代羰基亲电试剂的烷基化反应、马来酰亚胺交联反应；针对 Lys，有 N- 羟基琥珀酰亚胺交联反应、异硫氰酸酯或异氰酸酯反应、还原性胺化反应。此外，一些生物正交化学反应也适用于蛋白载体和抗原之间的偶联。尽管化学偶联方法相对成熟、操作简单、成功率高，但也存在一些问题，如引入有机溶剂或不同的酸碱度可能影响被修饰的蛋白载体或者抗原的生物活性和免疫原性，无法精确调控修饰位点，可能导致载体蛋白无法组装成型或抗原变构丧失免疫原性等严重问题。

2. 基因融合

基因融合是通过基因工程技术使抗原和载体蛋白进行融合表达，目的是获得既保留目标抗原的原始免疫原性又具有载体蛋白的组装能力或者靶向能力蛋白质单体。相较于传统的化学修饰方法，这种抗原负载模式更加可控，便于调控抗原和载体蛋白的相对空间位置。同时，一些研究结合基因工程和化学偶联技术，在蛋白特定的位点表达非天然氨基酸作为特异性的修饰位点，实现抗原/蛋白载体的定点修饰，从而既保留了基因工程负载抗原的空间优势，又避免了融合表达过程中可能引起的蛋白质/抗原失效。

3. 标签偶联系统

标签偶联系统类似于基因融合表达方式，通过位点特异性的抗原附着，提供更精准的抗原空间位置调控。常见的标签偶联系统包括：生物素-亲和素体系、Spytag-Spycatcher 等。例如生物素-亲和素体系，研究证明链霉亲和素和生物素有着高度特异性的非共价结合，其结合常数可以达到10~14。将载体蛋白特定位点和抗原分子分别偶联链霉亲和素和生物素，即可实现抗原分子在蛋白载体特定位点的定向结合。这种结合模式在生理环境下稳定，并广泛适用于多种多肽、核酸、蛋白抗原体系，突破了化学修饰、基因工程等方法对抗原和蛋白自身性质的要求，有利于进一步拓宽疫苗中蛋白载体平台的适用范围。

4. 静电吸附

静电吸附负载抗原是一种广泛应用且有效的一种抗原-载体组装模式，很少涉及化学修饰和基因重组，避免了这些过程中可能引起的载体蛋白和抗原失活，提升了功能蛋白的利用率。这种模式可通过对载体表面进行适度化学修饰，改变其表面电荷特性，例如，可以在蛋白载体外边面修饰更多的氨基，使其生理条件下显正电，从而可以负载多种酸性蛋白抗原。改变表面电荷特性，可以调控载体与抗原之间的作用力，调节抗原释放和免疫激活效果。

6.5.3 蛋白载体纳米疫苗平台及免疫效应

基于蛋白质的纳米颗粒疫苗平台主要包括病毒样颗粒疫苗、铁蛋白纳米颗粒疫苗、工程化蛋白纳米颗粒疫苗和其他新型蛋白纳米颗粒疫苗，本小节主要对现有平台和新型平台的组成、结构特征及其免疫效应、蛋白纳米颗粒载体设计的关键参数进行简明介绍。

1. 天然纳米颗粒平台：病毒样颗粒（VLP）

病毒样颗粒（Virus-likeparticle，VLP）是由病毒的外壳、核心或包膜蛋白自组装而成的颗粒。这些颗粒包括从多层病毒衍生出的单层颗粒，其直径为20~800nm。广义上，由非病毒或人造蛋白质形成的对称颗粒也可以被视为VLP。VLP可以自组装成与原始病毒在结构、大小和对称性方面相同或相似的颗粒，它们在形态、空间立体结构和成分上与真正的病毒粒子类似，能通过类似病毒感染的途径刺激人体免疫系统，高效诱导人体产生免疫保护反应。由于VLP没有病毒核酸，无法自主复制，因此不具有感染风险，可以在实验室中大规模进行基因工程设计和生产。

病毒通常分为包膜病毒和无包膜病毒。无包膜病毒主要由病毒基因组（RNA 或 DNA）

和包裹该基因组的病毒编码蛋白壳组成。而包膜病毒包含一个额外的脂质双层膜，上面覆盖着另外一个包围蛋白壳。VLP 的分类可以参照病毒分类，根据其结构复杂性，通常可以分为不同类型：

1）包膜 VLP。主要有单层包膜和双层包膜两种，其中单层包膜 VLP 是由一种、两种或三种糖蛋白的表达形成的单层颗粒，如流感病毒血凝素单独表达或血凝素和神经氨酸酶的共同表达；而双层包膜 VLP 是由其表面多种糖蛋白形成的双层纳米颗粒。

2）无包膜 VLP。单层无包膜 VLP 可以由单个或两个蛋白质组装而成；双层无包膜 VLP 可以由两种或三种以上的蛋白质组装而成；三层无包膜 VLP 由三种以上的蛋白质组装而成（图 6-7）。

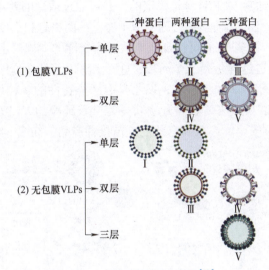

图 6-7　病毒样颗粒的分类[13]

VLP 是首个用于疫苗的纳米颗粒平台，其设计相对简单，并具有天然的高稳定性和自组装性能力。乙型肝炎病毒的结构蛋白主要是核心蛋白（HBc）和表面抗原（HBsAg），是在异源表达系统中表达的最早的 VLP 之一。1986 年，第一种利用表面抗原的 HBV 重组人疫苗被批准上市。2007 年，一种使用 L1 结构蛋白的人乳头瘤病毒（HPV）疫苗被批准上市，该疫苗能够预防宫颈癌。随后，一种针对戊型肝炎病毒（hepatitis E virus）的疫苗于 2011 年在中国获批上市。VLP 在临床试验和商业批准的疫苗中得到广泛应用，进一步验证了蛋白载体疫苗平台技术的可行性。

VLP 作为疫苗平台的优势包括：

1）安全性好。由于缺乏复制必需的病毒蛋白酶和核酸，VLP 无法复制。

2）结构对称性高。VLP 通常反映原始病毒的对称性。

3）自组装特性。衣壳或包膜蛋白在生理条件下能自组装形成 VLP，某型核心蛋白，如戊型肝炎病毒核心蛋白，也能自组装形成 VLP。

4）可逆的组装/拆卸过程。一些 VLP 可以自发地组装成可拆卸的多面体颗粒。例如，噬菌体 Qβ 在大肠杆菌中表达后自组装成粒径大约为 30nm 的二十面体颗粒。Qβ-VLP 可以拆卸，并在聚阴离子结构存在下自发重新组装。

5）可功能化的表面特性。对于 VLP 的内表面，可以利用其自组装特性封装一些药物、核酸、小分子或蛋白。对于 VLP 的外表面，可以使用不同的化学和基因融合技术，有效修饰 VLP 的表面。

6）独特的表面结构。VLP 的重复表面几何结构被认为是病原体相关结构模式（PASP），允许展示高密度的靶抗原，有效诱导抗体反应，具有自佐剂效应。

7）合适的尺寸。大小为 20~200nm 的颗粒能够从血液中被迅速引流到淋巴结（LN），并与抗原呈递细胞（APC）、B 细胞和 T 细胞等发生相互作用。

8）多样的表达系统。各种表达系统均可用于生成 VLP，包括细菌、酵母、哺乳动物细胞、昆虫细胞、植物等。

9）良好的稳定性。通常 VLP 自身是稳定的，并可通过适当的处理进一步提高其稳定性，如引入亚基间二硫键和在生产后阶段进行冻干或干燥，从而更有利于疫苗的生产和保存。

10）可规模化生产。许多 VLP 可实现成本效益和稳健的大规模生产。

基于 VLP 疫苗的制造过程包括三个阶段：①生产阶段。在适当的表达系统中克隆和表达病毒结构蛋白，并完成 VLP 的自组装，以不具有感染特性的颗粒形式收集 VLP。②纯化阶段。通过离子交换色谱和超速离心等方法获得完整且纯净的 VLP。③配方阶段。添加佐剂和其他成分，最终得到安全、高效和有效的疫苗接种产品，如图 6-8 所示。

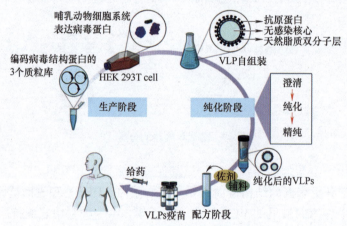

图 6-8　病毒样颗粒疫苗的制备流程[13]

VLP 已成为生物学、医学甚至工程学的关键工具。最初用于原子水平上病毒结构解析后，VLP 迅速用于开发抗病毒疫苗，并作为展示平台用于生产任何类型疫苗，包括针对病毒、慢性炎症、疼痛、过敏和癌症的治疗性疫苗。此外，VLP 还被用作纳米机器，将具有药物活性的产品输送到特定部位和体内特定细胞中。尽管 VLP 在改善体液免疫反应方面表现突出，但是在设计开发和生产方面仍面临诸多挑战，如产量低和表达系统中存在宿主细胞污染物，VLP 可能难以生产；或在体内组装的 VLP 可能会封装宿主 DNA 和其他宿主蛋白，因此，需要解决复杂的纯化、体外拆卸和重新组装等问题，以推动 VLP 平台的进一步应用。

2. 铁蛋白纳米颗粒疫苗平台

作为 VLP 的替代品，自组装的非病毒蛋白已被用于疫苗平台，其中包括铁蛋白平台、Lumazine 合酶（LS）平台和二氢硫辛酰基乙酰转移酶（E2p）平台等。在这里，重点介绍铁蛋白纳米颗粒疫苗平台。铁蛋白（ferritin）是一种参与细胞内铁储存的蛋白质，几乎存在于所有的生物体中。铁蛋白外径为 12nm，内径为 8nm，由 24 个亚基自组装而成，这些亚基形成 8 个具有八面体对称性的三聚体，类似于菱形十二面体，在四重和三重对称轴上形成小通道，这些通道允许铁和其他离子或小分子通过。其 N 末端是溶剂可及的，紧密接近三重轴，允许抗原附着，而 C 末端被掩埋，无法用于抗原呈递。

为了减轻副反应和避免污染，哺乳动物表达系统一直是基于铁蛋白的疫苗开发的标准。幽门螺杆菌铁蛋白因其与人类铁蛋白的序列差异而常用于疫苗设计。在 2013 年的一项研究中，研究人员将流感病毒血凝素在基因上与幽门螺杆菌铁蛋白融合，血凝素融入相邻亚基的界面处，使其自发组装并在表面产生八个三聚体病毒尖峰。使用这种流感纳米颗粒疫苗进行免疫接种后，血凝抑制抗体滴度比获得许可的灭活疫苗高十倍以上，并引发了针对两种高度保守的血凝素结构（头部和茎部）的中和抗体，如图 6-9 所示。

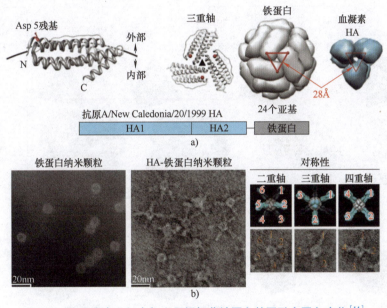

图 6-9　流感病毒血凝素与幽门螺杆菌铁蛋白基因融合蛋白疫苗[14]

随后，研究人员利用自组装铁蛋白纳米颗粒疫苗平台进一步以规定的比例在体外进行组装来精确控制多种不同的血凝素蛋白的共同展示。纳米颗粒免疫原共同展示许可的四价流感疫苗的四种血凝素，在几种动物模型中引发了针对疫苗匹配菌株的抗体反应，这些菌株的抗体反应与商业四价流感疫苗相当或更好，同时通过靶向保守的血凝素茎诱导对异源病毒的广泛保护性抗体反应。铁蛋白是一个强大且成熟的疫苗平台，为 VLP 提供了天然的替代品。

3. 工程化蛋白纳米颗粒疫苗平台

通过合理计算和设计，一些蛋白质二聚体、三聚体、四聚体或五聚体已被设计成更大、高度聚合的复合物，以便更好地控制抗原化学计量、间距和粒径，这些工程化蛋白纳米颗粒为疫苗提供了更多的平台。设计用作平台的自组装蛋白质有几个关键的设计参数：首先，纳米颗粒的几何对称性和形状由所用构建块的类型决定。其次，必须融合两个不同的构建块或在构建块之间设计接口来促进自组装。最后，至少应暴露一个末端并提供可触及的抗原附着位点。

工程化蛋白纳米颗粒疫苗平台的结构设计如图 6-10 所示，具体为：

1）**四面体蛋白质设计**。四面体蛋白质支架是最早被探索的支架之一，生产四面体平台需要四个三聚体构建单元的寡聚化。实现这种寡聚化的一种方法是在两个三聚体单体之间设计二聚体相互作用，四个三聚体充当四面体的顶点，而二聚体相互作用则用于连接顶点。这种寡聚化是通过三聚体的单体与二聚体的单体之间的遗传融合来实现的，融合允许三聚体构建单元通过使用互连二聚体进行自组装。

2）八面体蛋白质设计。对于八面体设计，自组装通过连接具有二聚体相互作用的 8 个三聚体构建块来实现。

3）二十面体蛋白设计。为了生成二十面体自组装，必须将 20 个三聚体顶点或 12 个五聚体顶点连接在一起。

这些工程化蛋白纳米颗粒作为疫苗平台，能够实现更多数量和确定空间位置的抗原附着，有利于提升疫苗的免疫原性和抗体滴度。

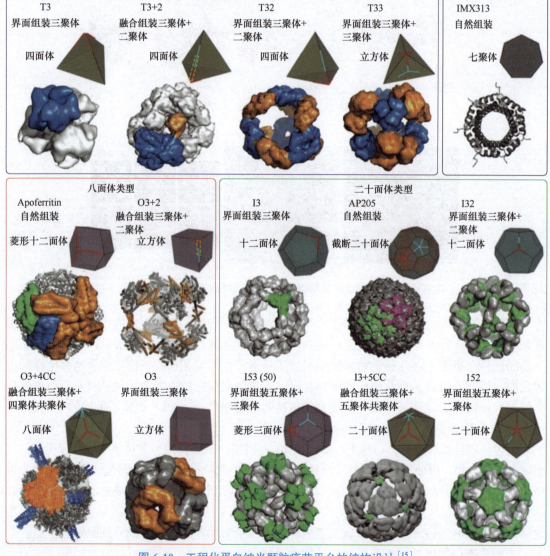

图 6-10　工程化蛋白纳米颗粒疫苗平台的结构设计[15]

4. 其他新型蛋白纳米颗粒疫苗平台

上述病毒样颗粒、铁蛋白等生物合成的蛋白纳米疫苗通过利用工程化的细菌或哺乳动物细胞来实现蛋白质的合成，不仅具有生产时间短、成本低等优点，还具有更高的生物相容性和安全性，但仍存在抗原装载率低和偶联效率低的问题。研究人员开发了一些新型蛋白纳米颗粒疫苗平台，如 Nano-B5 平台，可用于生物体内一步合成完全基于蛋白质的、自组装的、稳定的纳米疫苗。该平台由细菌 AB5 毒素和非天然三聚体肽融合表达后自组装而成，采用蛋白融合或糖基化修饰策略，可以在普通大肠杆菌菌株和减毒病原菌株中生产负载多肽、多糖等不同类型抗原的纳米疫苗。这些纳米疫苗不仅具有高效的抗原负载能力，其蛋白骨架本身也具有免疫刺激剂作用，能够引发高效的免疫应答，在传染病预防以及肿瘤治疗中发挥积极作用。此外，研究人员还报道了一种用于新型冠状病毒的淋巴结自导航的新型锰纳米疫苗（MnARK）：以白蛋白为生物模板，在温和的条件下制备了超小尺寸的锰纳米粒子，静电吸附 RBD 抗原，从而实现了 RBD 抗原和锰佐剂向淋巴结的有效递送，并有效激活了适应性和先天免疫反应。总之，新型蛋白纳米颗粒平台的开发在疫苗领域拥有广阔的前景，有望进一步提高疫苗的安全性和有效性。

5. 蛋白纳米颗粒载体设计的关键参数

在蛋白载体疫苗开发中，蛋白纳米颗粒载体的成功应用受尺寸、抗原密度和表面特性等多个因素的影响。下面对这些关键参数进行简要描述：

1）尺寸。蛋白纳米颗粒的尺寸对于其在淋巴系统中的行为有着重要影响。有效的细胞摄取、淋巴滤泡保留和进入淋巴结是提升疫苗免疫原性和保护性的关键。研究表明，20~200nm 的蛋白纳米颗粒载体更易被引流至淋巴结，且较小的颗粒能更快地到达淋巴结。但是较大的颗粒在淋巴滤泡保留时间更长，更容易出现在滤泡树突状细胞表面，从而促进更多的抗原递送至 B 细胞，和更高水平的 B 细胞成熟。因此，理想的纳米颗粒大小可能为 20~50nm，既能在淋巴滤泡中有效摄取和保留，又能顺利进入淋巴结。

2）结构。蛋白载体疫苗平台的结构对于抗原展示的空间位置、间距、取向和表位的暴露都有影响，这些因素进一步影响疫苗的免疫效力。例如，将抗原在 VLP 平台上展示，重复的抗原阵列能使多个 B 细胞受体有效激活。一些非中和抗体能够结合并促进免疫细胞感染，从而发生 ADE 效应，而直接从抗原中分离出的中和表位通常有较差的免疫原性。将抗原的中和表位附着在纳米颗粒平台上，能够增加抗原呈递并针对中和表位产生强烈的体液反应，在平台内部引入的 T 细胞表位还可用于激活细胞介导的免疫反应。

3）抗原间距。B 细胞的活化程度与抗原的化学计量和间距息息相关。研究表明，接种 60 聚体蛋白疫苗的小鼠表现出更强的 B 细胞活化、增殖和定位，以及提升的 T 细胞募集和 IgG 滴度，而低价抗原（4 聚体和 8 聚体）的蛋白疫苗则未观察到这种效果。此外，两种抗原之间的抗原间距和空间位置也对疫苗效力有显著影响。

4）表面电荷。带正电的颗粒能够静电吸引负电荷的细胞膜，从而促进巨噬细胞和树突细胞的摄取和内吞，从而促进抗原呈递，增强免疫反应。通过合理的设计来精确调控抗原的表面电荷，从而改变蛋白载体与抗原间的吸附强度和方向，促使抗原强烈吸附于蛋白载体表面，并将其中和表位定向展示于抗原 - 蛋白载体复合物的外侧，也是蛋白载体疫苗显著提升免疫效力的策略之一。通过改变蛋白载体平台的表面电荷，也可以改善抗原和平台间的相互作用。利用基因融合的方式将 VLPs 的内表面阳离子化，能够增加其内部携带药物或免疫激动剂的载量和效率。

　　5）亲疏水性。疏水性蛋白载体可通过增强细胞膜相互作用，促进树突细胞摄取和招募。然而，抗原的结合可能会改变这些表面特性，因此需通过进一步的研究来全面了解表面电荷和疏水性如何影响运输和免疫反应。

6.5.4　小结

　　利用蛋白纳米颗粒载体能够提升疫苗免疫原性，在其表面呈重复的抗原阵列，并通过增加亲和力和控制粒径来改善抗原呈递细胞摄取、淋巴结运输和 B 细胞活化。随着抗原附着方法的发展以及自组装技术的进步，基于蛋白质纳米颗粒的疫苗已经广泛研究用于多种疾病，包括 COVID-19、疟疾、艾滋病、慢性病、过敏、癌症和阿尔茨海默病等。设计能够有效呈递抗原并引发所需免疫反应的最优纳米颗粒是一个活跃的研究领域。计算机辅助设计研究平台可能对此有所助力。深入理解蛋白质载体的结构解析、界面相互作用与融合策略将有助于我们更好地设计蛋白纳米颗粒疫苗载体，从而提升疫苗效力。此外，对于蛋白载体纳米疫苗技术方法的标准化和规范化有望为改进疫苗和减轻全球疾病负担作出重大贡献。

6.6　仿生生物膜疫苗

6.6.1　仿生生物膜疫苗概述及发展历史

　　传统疫苗通常无法有效克服某些病原体的变异性和复杂的免疫逃逸机制。这些病原体不断变异，使得传统疫苗的抗原不再完全匹配，降低了疫苗的预防效果。传统疫苗通常使用病原体的蛋白质或多糖等成分，但这些成分在免疫系统中的识别和激活可能不够高效，导致免疫应答减弱。这些问题给疫苗设计和疾病预防带来了挑战，促使科学家们寻求新的技术和方法来提高疫苗的效力和覆盖范围。由于合成载体往往难以克服临床转化的监管障碍，仿生细胞衍生的载体因其更好的生物相容性和较低的毒性而引起广泛关注。此外，由于生物仿生细胞衍生的纳米载体宿主特性的优势，可能实现不同的特定生物效应，仿生细胞衍生的纳米载体的持续开发将促进其临床应用，仿生生物膜疫苗作为一种新型疫苗技术应运而生，具有革命性的潜力和重要性。

　　仿生生物膜疫苗是一种利用仿生学原理构建的疫苗，它模拟了病原体的细胞膜结构，并通过这种仿生结构来激活免疫系统，提高免疫应答的效率和强度。仿生生物膜发展简史如图 6-11 所示，仿生生物膜疫苗的概念最早可以追溯到 20 世纪 80 年代，当时科学家们开始探索利用仿生生物膜技术来改进疫苗制备和传递方式。随着生物材料和纳米技术的发展，仿生生物膜疫苗的研究逐渐得到加强。在过去几十年中，科学家们不断改进仿生生物膜的材料和制备工艺，使其具有更好的稳定性和免疫增强效果。同时，针对不同疾病的仿生生物膜疫苗也相继问世，包括流感、肝炎、艾滋病等多种疫苗。随着生物技术和医学科学的不断进步，仿生生物膜疫苗已成为疫苗研究领域的一个热点。其在提高疫苗免疫效果、减少疫苗副作用、改善疫苗保存条件等方面具有巨大潜力。未来，随着对仿生生物膜疫苗技术的进一步优化和实用化，将给人类的疾病预防和控制带来新的突破和希望。

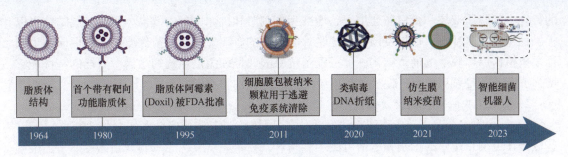

图 6-11　仿生生物膜发展简史

　　仿生生物膜疫苗通过将抗原包裹或展示在仿生生物膜，可以提供更加稳定和保护的环境，减少抗原变异性对疫苗效果的影响，从而增强疫苗的有效性和持久性。仿生生物膜疫苗的设计可以精确控制抗原的释放速率和方式，使得免疫系统能够更充分地识别和响应，提高免疫应答的效率和强度。同时，仿生生物膜还可以模拟病原体的细胞膜结构，进一步激活免疫系统，增强对病原体的识别和清除能力。

　　与传统疫苗相比，仿生生物膜疫苗具备以下特点和优势：

　　1）**稳定性强**。仿生生物膜疫苗借助仿生生物膜技术，将疫苗抗原包裹在仿生生物膜中，形成稳定的结构。这种包裹可保护疫苗抗原免受外界环境影响，延长疫苗保质期，提高疫苗在储存和运输过程中的稳定性。

　　2）**生物相容性好**。仿生生物膜通常采用天然或合成的生物材料构建，具有良好的生物相容性，不易引起免疫反应或过敏反应。这种优势使得仿生生物膜疫苗广泛应用于不同人群，降低了使用过程中的风险。

　　3）**增强免疫效果**。仿生生物膜疫苗能够模拟病原体的天然结构，提高免疫系统对抗原的识别和激活效率，从而增强免疫应答。这种特点有助于提高疫苗的免疫效果和保护力，有效预防疾病的发生和传播。

　　4）**精准控释**。仿生生物膜疫苗设计独特，可以精确控制疫苗抗原在体内的释放速率和方式。通过调节仿生生物膜的结构和成分，可以逐步释放抗原，提供持续的免疫刺激，激发持久的免疫记忆，增强保护效果。

　　5）**多功能性**。仿生生物膜疫苗不仅可以用于预防传染病，还可以用于个性化疫苗和疾病治疗。其多功能性使得仿生生物膜疫苗在不同疫苗领域具有广泛的应用前景，为疫苗研究和临床治疗带来了新的可能。

6.6.2　仿生生物膜疫苗的基本原理

1. 仿生生物膜疫苗关键原理

　　1）**模拟病原体膜表面的结构**。仿生生物膜疫苗通过模拟病原体膜表面的结构，使其更容易被免疫系统识别。病原体膜表面通常具有特定的结构、组分和排列方式，这些特征对免疫系统起着重要作用。仿生生物膜疫苗利用生物材料和纳米技术，可以精确构建与病原体膜类似的结构，包括脂质双层、蛋白质通道等。这样的结构能够模拟病原体膜表面的形态和特性，提高疫苗的免疫原性，使其更容易被免疫系统识别和响应。

　　2）**利用膜结构的特性，增强免疫刺激和抗原递呈的效果**。仿生生物膜疫苗利用膜结构的特性，如脂质双层和蛋白质通道等，增强免疫刺激和抗原递呈的效果。脂质双层结构可以提供稳定的包裹环境，保护疫苗抗原免受外界环境的影响，延长疫苗保质期。蛋白质通道则可以模拟病原体膜上的通道结构，促进疫苗抗原的递呈和免疫系统的激活。这样的特性能够增强疫苗的免疫刺激效果，促进免疫系统对抗原的识别和响应。

2. 仿生生物膜疫苗与传统疫苗的比较

1）效果和免疫效应。传统疫苗通常使用病原体的蛋白质或多糖等成分作为抗原，但这些成分在免疫系统中的识别和激活可能不够高效，导致免疫应答的减弱。相比之下，仿生生物膜疫苗能够模拟病原体膜表面的结构，提高免疫系统对抗原的识别和激活效率，增强免疫应答。因此，仿生生物膜疫苗可能具有更优异的免疫效果，提供更持久的保护。

2）生产成本和制备过程。传统疫苗的制备过程通常涉及病原体培养、灭活或减毒、提取纯化等繁琐步骤，生产成本较高，制备周期也较长。相比之下，仿生生物膜疫苗的制备过程更精细和可控，通常采用合成生物材料和纳米技术，生产过程更高效，成本相对较低，且具有较快的制备速度。这使得仿生生物膜疫苗在大规模生产和推广应用时更具竞争力。

3）安全性和稳定性。传统疫苗可能存在一定的安全隐患，例如由于病原体培养和处理过程中的潜在风险，或者疫苗中的某些成分可能引发过敏反应。另外，部分传统疫苗在长时间储存过程中可能失去活性，降低了疫苗的有效性。相比之下，仿生生物膜疫苗通常采用生物相容性良好的材料构建，具有较高的生物安全性，减少了不良反应的风险。同时，仿生生物膜疫苗的结构设计能够提高疫苗的稳定性，延长疫苗的保质期，保证疫苗的有效性和持久性。

6.6.3　仿生生物膜疫苗的类别及其制备技术

1. 仿生生物膜疫苗的分类

仿生生物膜疫苗根据膜的来源可分为天然来源仿生生物膜疫苗和合成仿生生物膜疫苗。

天然来源仿生生物膜（图6-12）的来源主要有肿瘤细胞膜、病毒衣壳、白细胞膜、细胞外囊泡（外泌体、细菌外膜囊泡）等，天然来源的仿生生物膜提取可通过密度梯度离心、超速离心、亲和层析、尺寸排阻色谱等方法获取。

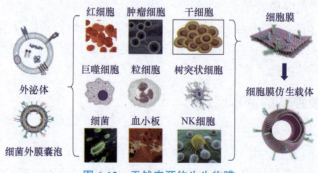

图6-12　天然来源仿生生物膜

合成仿生生物膜疫苗根据材料类型可分为脂质体基仿生膜、蛋白基仿生膜和多肽基仿生膜。

（1）脂质体基仿生膜　脂质体是一种由磷脂质组成的微小囊泡，具有与细胞膜相似的结构和功能。其构建方法主要有以下三种：

1）膜融合。利用脂质体与目标膜（例如细胞膜）之间的相互作用，将脂质体与目标膜融合在一起。可通过将脂质体与目标膜一起暴露在一定条件下，例如特定的温度、pH 值和离子浓度等，来促进融合过程。膜融合方法可以有效地将脂质体与目标膜融合在一起，形成具有目标膜性质的仿生膜。

2）脱水再水合。该方法首先将脂质体与目标膜一起暴露在无水环境中，使脂质体内部的水分脱失。然后，将脱水的脂质体与水接触，使其重新吸收水分，从而形成仿生膜。可通过控制脱水和水合的条件来调控仿生膜的性质，如脱水时间、脱水剂的种类和浓度等。

3）脂质体的自组装。自组装是指脂质分子在适当条件下自发组装成微观结构，例如脂质体。在这种方法中，脂质体的构建是通过将脂质分子溶解在适当的溶剂中，通过加热、超声或机械剪切等方式来促进脂质体的形成。自组装方法可以方便地构建脂质体基仿生膜，并且可以调控脂质体的大小、形状和组成，以满足不同应用的需求。

（2）蛋白基仿生膜　蛋白基仿生膜是一种模仿生物细胞膜结构和功能的人工膜，在药物递送、生物传感、分离纯化等领域具有广阔的应用前景，构建蛋白基仿生膜的方法多种多样，可根据具体需求选择合适的方法。

1）脂质双层模板。首先将脂质双层覆盖在固体表面，然后将蛋白质溶液加到脂质双层上，使蛋白质与脂质相互作用并形成仿生膜（例如糖磷脂酰肌醇［glycophosphatidylinositol，GPI］技术）。这种方法构建的仿生膜具有较好的生物相容性和生物相似性，适用于模拟生物细胞膜的研究。

2）蛋白质自组装。选择具有自组装能力的蛋白质，调节溶液条件或外界环境来诱导蛋白质的自组装形成仿生膜结构（病毒衣壳蛋白的组装）。这种方法构建的仿生膜具有较高的结构稳定性和可控性，适用于需要精确控制膜结构和性能的应用领域。

3）生物技术手段。利用基因工程技术设计并表达具有特定结构和功能的蛋白质，然后通过合适的方法将这些蛋白质组装成膜状结构，构建蛋白基仿生膜。这种方法可以实现对膜材料的精准设计和调控，为定制化仿生膜的制备提供了重要途径。

在蛋白基仿生膜的构建过程中，还需考虑膜的稳定性、通透性和生物相容性等因素，选择合适的方法进行构建，并针对具体应用需求进行相应调控。

（3）多肽基仿生膜

1）自组装技术。通过合成具有特定氨基酸序列的多肽并控制其在溶液中的浓度和条件，可以使多肽自组装形成薄膜结构。这种方法不仅能实现薄膜的自组装和结构调控，还能够将不同功能的多肽组装到同一薄膜中，实现多功能性的薄膜设计。

2）表面修饰。将合成的多肽通过化学修饰或生物修饰的方式连接到材料表面，形成具有特定功能的多肽修饰薄膜。这种方法可以实现对薄膜表面性质的精确调控，例如表面亲疏水性、生物相容性和生物识别性等，从而满足特定的应用要求。

3）生物印迹技术。该方法利用特定多肽与生物大分子的特异性识别和结合作用，通过预先固定多肽在材料表面形成印迹，从而实现对生物大分子的高选择性识别和检测。这种方法在生物传感器和药物释放等领域具有广泛的应用前景。

2. 仿生生物膜疫苗的制备技术

纳米技术在仿生生物膜疫苗的应用涉及合成、抗原递送、免疫刺激效果和体内过程监测等多个方面，为疫苗研发和应用带来了前所未有的可能性。

在仿生生物膜疫苗的合成方面，纳米技术的应用可以实现对疫苗载体结构和性质的精确控制。通过纳米级材料的设计和合成，可以调控疫苗颗粒的大小、形状、表面性质等参数，从而实现疫苗的定制化制备。这种定制化的仿生生物膜疫苗具有更好的生物相容性，可以减少免疫排斥反应，提高疫苗在人体内的稳定性和持久性。

在抗原递送方面，纳米技术可以帮助克服传统疫苗在递送过程中的种种限制。由于纳米颗粒具有较高的比表面积和特殊的表面性质，它们可以有效地提高疫苗抗原的载荷量，并且通过调控其表面功能基团，实现对抗原的靶向递送和缓释释放。这为疫苗的递送和有效吸收提供了新的思路和手段。

在免疫刺激效果方面，纳米技术可以通过调控疫苗载体的物理化学性质和结构特征，提高疫苗的免疫刺激效果。纳米颗粒载体可以模拟病原体的大小和形状，激活机体免疫系统，引发更强的免疫刺激效果，从而提高疫苗的免疫保护效果。

纳米技术还可以实现疫苗在体内的示踪和监测。通过将示踪剂或纳米探针与疫苗载体结合，可以实现对疫苗在体内分布、代谢和清除过程的实时监测，为疫苗的临床应用和疗效评估提供重要的信息支持。

6.6.4　仿生生物膜疫苗设计原则

仿生生物膜疫苗是一种新型的疫苗设计策略，它通过模拟生物膜的结构和功能，利用工程学、生物学和医学等学科的交叉知识，设计出具有优良免疫原性和良好安全性的疫苗。

1）**结构模拟：**仿生生物膜疫苗的设计首先需要进行生物膜结构的模拟。生物膜的主要成分是脂质双层、蛋白质和糖脂等，因此在仿生生物膜疫苗设计中，需要考虑这些成分的结构和在生物膜中的组合方式。在结构模拟时，需要考虑生物膜的物理性质、形态和功能等方面，以设计出与生物膜类似的疫苗结构。

2）**抗原的选择与优化：**仿生生物膜疫苗的抗原选择应当具有代表性和免疫原性。在选择抗原时，需要考虑其在诱导免疫反应中的作用、免疫原性和抗原特异性等因素，并选择具有高度抗原特异性的抗原进行疫苗设计。此外，对于某些抗原，如病毒等，需要考虑它们的变异性，并进行相应的优化，以提高疫苗的免疫原性和保护效果。

3）**免疫的选择与应用：**在仿生生物膜疫苗的设计中，需要考虑不同类型免疫的选择和应用。例如，需要选择适当的免疫刺激剂，如免疫佐剂、低聚核苷酸等，以提高疫苗的免疫原性和免疫效果。此外，需要选择合适的免疫途径，如皮下注射、肌肉注射、黏膜免疫等，以实现最佳的免疫效果。

4）**抗原递呈：**仿生生物膜疫苗的设计需要考虑抗原递呈的方式。抗原递呈是指将抗原刺激传递给免疫系统的过程，因此不仅需要选择合适的递呈方式，如细胞递呈、脂质体递呈等。还需要考虑递呈效率、递呈速度和递呈稳定性等因素，以提高疫苗的免疫效果。

5）**免疫记忆：**仿生生物膜疫苗的设计需要考虑免疫记忆的建立。免疫记忆是指免疫系统对特定抗原保持长期记忆并在再次接触到该抗原时产生更快和更有效的免疫应答的能力。因此，在疫苗设计中，需要选择合适的抗原和免疫途径，以建立有效的免疫记忆，并提高疫苗的保护效果。

6）**安全性和稳定性：**仿生生物膜疫苗的设计需要考虑安全性和稳定性。安全性是指疫苗使用过程中或使用后没有不良反应或副作用，稳定性是指疫苗在储存和运输过程中能够保持稳定。在疫苗设计中，需要选择低毒、低致敏性和低变异性的抗原，并选择合适的载体和保护剂，以提高疫苗的安全性和稳定性。

7）多组分组合：仿生生物膜疫苗设计可以采用多组分组合的方法，以提高疫苗的免疫原性和保护效果。多组分组合可以将不同类型的抗原、递呈方式和免疫刺激剂等组合在一起，以实现最佳的免疫效果。在组合时，需要考虑各组分之间的相互作用和配比，以便提高疫苗的免疫原性和保护效果。

6.6.5　小结

仿生生物膜，如生物来源的细胞膜、细菌外膜囊泡、外泌体等，以及合成生物膜，在疫苗开发中展现了极高的潜力。这类疫苗利用了生物膜的独特结构和生物学特性，能够模仿病原体与宿主细胞的相互作用，从而更有效地激发免疫系统的响应。通过精确模拟病原体的入侵路径，这些疫苗可以提高免疫应答的特异性和持久性，减少传统疫苗可能引起的非特异性免疫反应。仿生生物膜疫苗技术预示着一场可能的医疗革命。随着纳米技术、细胞生物学以及合成生物学的不断进步，有望设计出更加精准和个性化的疫苗解决方案。这些疫苗将更加安全、有效，并且能够应对传统疫苗难以解决的复杂病原体。此外，仿生生物膜疫苗的研发还将推动相关跨学科技术的融合与创新，例如在生物材料、药物递送系统和免疫调控领域。

仿生生物膜疫苗不仅提供了一个极具前景的科研方向，也为公共卫生保护提供了新的策略。随着进一步研究和开发，这种疫苗有可能在预防和治疗多种疾病中扮演关键角色，从而极大地提高全球健康水平。

参 考 文 献

［1］ SAXENA M，VAN DER BURG S H，MELIEF C J M，et al. Therapeutic cancer vaccines［J］. Nature Reviews Cancer，21（2021）：360-378.

［2］ LIU J，FU M，WANG M. et al. Cancer vaccines as promising immuno-therapeutics：platforms and current progress［J］. Journal of Hematology and Oncology，15（1）：28.

［3］ LIN M J，SVENSSON-ARVELUND J，LUBITZ G S，et al. Cancer vaccines：the next immunotherapy frontier［J］. Nature Cancer，2022，3：911-926.

［4］ PEEK L J，MIDDAUGH C R，BERKLAND C. Nanotechnology in vaccine delivery［J］. Advanced Drug Delivery Reviews，2008，60（8）：915-928.

［5］ ALLISON A G，GREGORIADIS G. Liposomes as immunological adjuvants［J］. Nature，1974，252（5480）：252.

［6］ ZHUO S H，WU J J，ZHAO L，et al. A chitosan-mediated inhalable nanovaccine against SARS-CoV-2［J］. Nano Research，2022，15（5）：4191-4200.

［7］ SHAE D，BECKER K W. Endosomolytic polymersomes increase the activity of cyclic dinucleotide STING agonists to enhance cancer immunotherapy［J］. Nature Nanotechnology，2019，14（3）：269-278.

［8］ GAO M，PENG Y，JIANG L，et al. Effective intracellular delivery and Th1 immune response induced by ovalbumin loaded in pH-responsive polyphosphazene polymersomes［J］. Nanomedicine：Nanotechnology，Biology and Medicine，2018，14（5）：1609-1618.

［9］ MORADALI M F，REHM B H A. Bacterial biopolymers：from pathogenesis to advanced materials

　　　［J］. Nature Reviews Microbiology，2020，18（4）：195-210.

［10］　Gillie A Roth，Vittoria C T M Picece，Ben S Ou. Designing spatial and temporal control of vaccine responses［J］，Nature Reviews Materials，2022，7（3）：174-195.

［11］　X Li，X Wang，A Ito. Tailoring inorganic nanoadjuvants towards next-generation vaccines［J］，Chemical Society Reviews，2018，47：4954-4980.

［12］　E A Hoyt，P M S D Cal，B L Oliveira，G J L Bernardes. Contemporary approaches to site-selective protein modification［J］，Nature Reviews Chemistry，2019，3（3）：147-171.

［13］　S NOORAEI，H BAHRULOLUM，Z S HOSEINI，et al. Virus-like particles：preparation，immunogenicity and their roles as nanovaccines and drug nanocarriers［J］，Journal of Nanobiotechnology，2021，19：59.

［14］　M KANEKIYO，C WEI，H M YASSINE，et al. Self-assembling influenza nanoparticle vaccines elicit broadly neutralizing H1N1 antibodies［J］，Nature 2013，499：102-106.

［15］　B NGUYEN，N H TOLIA. Protein-based antigen presentation platforms for nanoparticle vaccines［J］，Npj Vaccines，2021，6：70.

第7章

生物医用纳米材料的非临床安全性评价体系

纳米材料自身作为活性成分，因其独特的光、声、磁、热效应及化学反应活性，能为疾病诊断和治疗提供全新手段；纳米材料在功能化改性方面具有巨大的操作空间，可作为有活性成分或无活性成分的载体，改进已有分子药物／医疗器械的有效性和安全性。将纳米材料以药物、佐剂、活性成分等形式引入医药产品中，产品性能得到较大提升的同时，也会带来与纳米材料相关的安全风险，需要专门的安全性评价体系对其风险点进行研究。本章将从目前的科学研究、监管现状等方面综合阐述生物医用纳米材料的安全性评价体系，为开发具有潜在医用价值的纳米材料提供指导。

7.1　概　　述

非临床研究又被称为药物／医疗器械的安全性评价，是通过实验系统对治疗药物／医疗器械开展的安全性评估手段，是新药品／医疗器械进入人体临床试验和最终批准前的必要程序和重要步骤。生物医用纳米材料的安全性评价几乎涉及现代毒理学的所有分支，特别是纳米毒理学，主要内容包括安全药理学、单次给药毒性、重复给药毒性、遗传毒性、生殖毒性、致癌性、依赖性、免疫原性、与局部给药相关的特殊毒性等。纳米材料的安全风险与常规材料不同，主要取决于纳米材料的化学成分、物理化学性质、纳米特性、纳米结构与形貌、与组织相互作用方式、暴露途径与水平等。

相比于常规材料，纳米材料在安全性评价程序上有一些特殊考虑点，如，在样品制备时会有溶解性和分散性的区别，需考虑纳米材料在样品制备时的特殊性；由于纳米颗粒具有穿越所有生物屏障的潜力，包括血脑屏障和胎盘屏障等，因此可能需考虑纳米材料的全身毒性，特别是中枢神经系统毒性和生殖／发育毒性；有些纳米材料具有类佐剂特性，可能会对免疫系统产生影响，需关注免疫毒性；纳米材料被单核吞噬细胞系统清除、在特定组织器官分布、形成"纳米蛋白冠"等，可能改变其代谢动力学特征。因此，为了生成有效的毒理学数据，用于生物医用纳米材料的安全性评价，兼顾常规生物医用材料评价内容的基础上，宜重点考虑与纳米材料有关的其他问题。

对医用纳米材料进行安全性评价在于充分识别其在应用过程中产生的危害，对临床风险和收益进行科学评估，充分发挥纳米医用材料的潜力。在实际应用过程中，安全性评价本质上来说是在法规框架和科学研究的基础上，根据材料研发应用不同阶段的需求而形成的一系列评价方法和组合评估策略，最终目的是实现对临床应用的支持，具体包括以下几个方面：

1）识别潜在的安全风险。生物医用纳米材料由于其独特的物理、化学和生物特性，应用过程中已发现其存在安全风险。通过安全性评价，可以识别出这些安全风险，为后续的风险管理和预防措施提供依据。

2）优化产品设计和工艺。通过安全性评价，可以发现生物医用纳米材料在设计和制造过程中存在的问题，从而有针对性地进行优化，提高产品的质量和可靠性，为患者提供更加安全、有效的治疗方案。

3）为监管部门提供法规依据。安全性评价是应用医用纳米材料的药品、器械注册和市场准入的重要依据。在许多国家和地区，对应用纳米材料的产品获得上市许可均提出了特殊的评价要求，同时，随着对纳米材料安全性研究的进一步深入和临床数据的持续追踪、收集和分析，新的长期应用的安全风险被发现和关注，安全性评价工作也需要在上市后持续进行，为政府监管部门制定相关法规提供重要依据。

7.2　纳米材料的物理化学表征

纳米材料种类繁多，一是因为成分不同，二是因为类似纳米材料具有不同的形状、尺寸、表面化学、团聚程度等。通过纳米材料的物理化学表征，可以解答关于纳米材料的三个基本问题：从物理参数描述它看起来像什么？从化学组成描述它由什么构成？从外部性质描述它如何与周围的环境／介质发生作用？

（1）纳米材料物理化学表征关注点　基于安全性评价的需求，生物医用纳米材料的物理化学表征可分为三个层次：纳米原材料、产品中的纳米材料、生物组织样本中纳米材料的物理化学表征。

在原料层面，物理化学表征通常包括形态学、尺寸、团聚／聚集状态、晶体结构、比表面积、化学组成与纯度、表面化学、表面电荷、溶解度、分散度等性质，并在可行的情况下检测杂质并识别其许可浓度。

在产品层面，由于生物医用纳米材料通常利用纳米材料特殊的性能来影响体内微环境发挥其功能和有效性，故需额外考虑与有效性相关的物理化学参数的表征。由于生物介质与纳米材料相互作用可以对产品有效性产生深远影响，故需要考虑在生物学介质中进行纳米材料表征，以覆盖产品测试和使用的不同阶段的状态。

在生物组织层面，要获取生物样品中纳米材料的蓄积量、实际存在形式、结构等信息，以便对毒理学机理进行科学解释。

（2）纳米材料物理化学表征技术方法　当前大多数纳米材料的物理化学表征方法是针对科研或工业中应用的纳米材料制订的，采用此类方法表征纳米医药材料时需进行验证、优化和改进。目前几乎没有统一的生物医用纳米材料物理化学表征方法，而一个特定的物理化学参数可能要用多种方法表征以获取有效的评价，应在考虑纳米材料的类型和形式以及预期用途的基础上，选择合适的表征方法。例如，对于纳米物体尺寸，在几种指南性文件中均提出至少使用一种电子显微镜技术，见表 7-1。

表 7-1　纳米材料物理化学性质表征参数及方法

表征参数	参数描述	测量方法
形态学	纳米材料的形貌以及颗粒形态	扫描电子显微镜法（SEM）、透射电子显微镜法（TEM）、原子力显微镜法（AFM）
		单颗粒电感耦合等离子体质谱法（spICP-MS）
粒度和粒度分布	粒度： 颗粒的线性尺寸，如等效球形直径、颗粒的一个或几个维度的尺寸 粒度分布： 颗粒的分布与粒度之间的函数关系，可表示为累积分布或分布密度，方式为直方图、统计参数值，例如平均值、中值、众数	光散射方法
		扫描电子显微镜法（SEM）、透射电子显微镜法（TEM）、原子力显微镜法（AFM）
		小角 X 射线散射法（SAXS）
		单颗粒电感耦合等离子体质谱法（spICP-MS）
		颗粒跟踪分析法（PTA）
		液体离心沉降法（CLS）
		激光衍射法
		拉曼光谱法
		其他光学方法
		微分迁移分析法（DMA）、尺寸排阻色谱法（SEC）、激光诱导白炽光（LII）法
团聚 / 聚集状态	源颗粒弱束缚 / 强束缚在一起而构成的次级颗粒的数量和分布	扫描电子显微镜法（SEM）、透射电子显微镜法（TEM）、原子力显微镜法（AFM）、光散射方法、小角 X 射线散射法（SAXS）、颗粒跟踪分析法（PTA）、液体离心沉降法（CLS）、激光衍射法
表面积	比表面积：单位体积或单位质量材料的表面积	BET 法
化学成分和纯度	目标元素或分子以及非预期成分（杂质）的种类和含量	扫描电子显微镜法（SEM）/透射电子显微镜法（TEM）+ X 射线光电子能谱（XPS）法 / 能量色散 X 射线光谱（EDS）法 / 电子能量损失谱（EELS）法
		热重分析法（TG）
		电感耦合等离子体质谱法（ICP-MS）
		X 射线光电子能谱法（XPS）、俄歇电子能谱法（AES）
		紫外 / 紫外 - 可见 / 红外光谱法（UV/UV-Vis/IR）
		发射光谱法
		X 射线荧光光谱法（XRF）
		拉曼和其他分子光谱法
		核磁共振（NMR）技术
表面纳米结构	表面结构尺寸和几何形态学特征	原子力显微镜法（AFM）、扫描隧道显微镜法（STM）、接触式轮廓描记法、非接触式轮廓描记法

（续）

表征参数	参数描述	测量方法
表面化学	表面元素浓度、表面化学基团种类和数量 表面的化学反应活性	X 射线光电子能谱法（XPS）、俄歇电子能谱法（AES）
		能量色散 X 射线光谱法（EDS） 电子能量损失谱法（EELS）
		拉曼和其他分子光谱法
		二次离子质谱法（SIMS）
		三维原子探针断层摄影术法、低能离子能谱法
表面电荷	单位颗粒表面上累积的电荷数（表面电荷密度）、Zeta 电位	等电点法、电泳光散射法、电泳法、电渗法、电声振幅法、胶体振动电流法
溶解性	在特定（或标准）的温度或压力下，单位质量/体积的溶剂中溶解物的最大质量或浓度	没有用于评价纳米物体溶解性的具体方法。可根据平衡渗透等原理，分离/过滤纳米材料，然后进行适当的检测，如 ICP-MS
分散度	在特定（或标准）的温度或压力下，单位质量/体积的溶剂中分散相的最大质量或浓度。颗粒在介质中的分散程度（单分散、团聚/聚集状态）	用于评价纳米物体分散度的方法需基于粒度/粒度分布和聚集/团聚状态（见上文粒度部分）

7.3 纳米医用生物材料代谢动力学和安全性评价

7.3.1 毒理学试验中的样品制备

纳米材料与溶解的化学物质不同，通常为不溶或部分溶解的纳米颗粒以混悬/分散和/或更大的团聚和聚集状态存在。试验介质/制剂（及其成分）可能影响纳米材料的特性和性能，给试验结果带来不确定性。制备过高浓度的样品可能会改变纳米材料的物理化学特性（如形成团聚体等次级粒子），导致吸收、毒性降低，甚至获得与材料固有毒性无关的结果。故应考虑对所制备样品的纳米特性和分散稳定性等进行测定和量化，以评估对制备样品进行安全性评价的可行性。

1. 纳米药物的样品制备

纳米药物的研究应关注其在不同浓度、溶媒、体外细胞培养液或者其他体外试验体系下的纳米特性稳定性、活性药物的稳定性、均一性和药物释放率等特征是否发生改变，以及在储存、配制和临床使用过程中的稳定性及其影响因素。

2. 纳米医疗器械的样品制备

样品制备是对医疗器械最终产品及原材料进行表征和/或生物学试验时一个关键的多步骤过程，包括对器械代表性取样、浸提液制备、储存和稳定性检测等。样品制备的分散条件应尽可能与生理条件一致，应关注：①试验材料的鉴定、储存和稳定性，包括批与批之间的差异性；②浸提介质的化学组成；③合适的剂量单位选择；④原料分散剂制备的样品在给予实验系统之前的表征。

7.3.2　代谢动力学研究

1. 纳米材料脱落或释放研究

药物的溶出或释放是纳米药物重要的质量属性，可在一定程度上反映纳米药物的体内行为。开展纳米药物的体外溶出和释放测定时，通常重点关注游离药物与纳米药物的分离过程。而在医疗器械中，纳米材料的释放潜力与器械本身设计相关，纳米材料的预期释放、本身含有游离纳米材料的器械均被认为具有较大的释放潜力，例如用于热疗的氧化铁纳米颗粒、用于伤口敷料的纳米银和骨填充材料中的纳米颗粒等。

纳米材料医疗器械的释放途径主要包括：①脱落，如医疗器械纳米涂层脱落；②降解释放，含有或者不含纳米材料的医疗器械，通过水解反应、催化反应或磨损等降解方式，可能会引起纳米材料释放；③磨损释放，使用导致磨损产生纳米结构成分释放；④原位处理释放，如在牙科处理时（例如抛光、研磨）产生纳米材料。应在类似预期用途的生理条件下对可能释放的纳米材料进行全面鉴定和表征，对纳米材料的释放动力学、数量、迁移和生物蓄积性进行评估。

2. 体外代谢动力学研究

体外代谢动力学研究常用于药物研究、体内生物转运和生物转化的预测性分析。针对纳米药物开展的体外代谢动力学试验包括但不限于以下内容：①血浆中稳定性研究。主要为载体类纳米药物在合适的动物种属和人的全血或血浆、其他生理体液、生物组织匀浆中的体外稳定性研究，观察指标包括载体类纳米药物泄漏或释放情况、载体材料降解、载药纳米粒的分散程度等。②血浆蛋白吸附。对于具有长循环效应的纳米药物，其在体内（尤其是全血或血浆中）滞留时间是决定纳米药物靶向分布的关键因素之一，而通过血浆调理素（如免疫球蛋白、补体蛋白等）吸附及其介导的吞噬作用则是体内长时间循环的最主要限制因素。因此，对于经各种途径进入体循环的纳米药物，通常在体外进行血浆蛋白吸附试验，以评价血浆蛋白对纳米药物的调理作用。③蛋白冠研究。体内环境下，蛋白可能附着于载体类纳米药物表面形成蛋白冠，影响纳米药物的血液循环时间、靶向性、生物分布、免疫反应和毒性等。因此，考虑采用动物和人血浆在模拟体内条件下对蛋白冠的组成及其变化进行定性和 / 或定量分析。④细胞摄取与转运。细胞对纳米药物的摄取与转运可能与普通药物存在差异。因此，应在充分考虑纳米药物体内处置过程的基础上，选择适当的细胞系进行细胞摄取以及胞内转运过程和转运机制的研究。

3. 体内代谢动力学研究

（1）纳米药物　载体类纳米药物进入体内后，存在载药粒子、游离型药物、载体材料及代谢产物等多种形态成分。"载药粒子 - 游离型药物 - 载体材料"始终处于一个动态变化过程中。体内代谢动力学研究包括下述内容：①吸收。与常规药物相比，纳米药物的吸收研究包括测定体循环中的活性药物浓度、血液中游离型药物的浓度和负载型药物的浓度。②分布。开展不同组织中总药物分布的研究，重点关注靶器官和潜在毒性器官中的游离型药物和负载型药物。③代谢。载药粒子易被 MPS 吞噬，进而被溶酶体降解或代谢，可能对药物和

载体材料代谢 / 降解产物的种类和数量产生影响。因此，通常对活性药物和载体材料的主要代谢 / 降解途径展开研究，并对其代谢 / 降解产物进行分析。④排泄。载体类纳米药物中的活性药物和载体材料可能通过肾小球滤过和肾小管分泌的进入尿液而排泄，或通过肝脏以胆汁分泌的形式随粪便排泄。载药粒子自身需解聚成载体材料或载体材料降解后主要经肾脏排泄。因此，应确定给药后活性药物的排泄途径、排泄速率及物质平衡，对载体纳米材料开展排泄研究。

（2）纳米医疗器械　根据纳米医疗器械临床应用方式开展脱落和释放动力学研究，考察纳米材料在组织或血液中的分布、蓄积以及消除特征，尤其是在典型的摄取器官、靶器官中的分布情况，如肝、脾、肺、植入部位等。另外，多次接触或长期植入器械存在纳米材料在一些组织器官中蓄积和长期保留的风险，为识别纳米材料在靶组织中的分布、蓄积和消除的潜力，可开展单次和多次接触的毒代动力学研究，并合理延长样本采集时间点。

7.3.3　血液相容性

血液相容性试验用来评价材料接触血液后与血液相互作用的情况，适用于直接或间接接触血液的生物医用纳米材料及相关产品，一般包括血液学、血栓形成、凝血、血小板活化和补体系统激活等试验。

一般血液相容性试验的试验系统分为体外、半体内和体内三种形式，当体外试验不足以评价纳米材料的血液相容性时，可考虑采用半体内或体内试验进行进一步探索，这类试验接触方式可通过合适的模型（如材料的原位接触）进行模拟暴露，或通过静脉注射纳米颗粒溶液进行系统暴露，再检测与血液相容性相关的血液学、血生化相关指标、凝血、血栓形成和补体激活等指标变化来综合评价纳米材料的血液相容性。

生物医用纳米材料因其表面效应，可产生扩散、沉降、团聚和与血液蛋白质相互作用等效应，从而改变材料与血小板、凝血因子和血管内皮细胞的相互作用，引发促炎、促凝等不良反应。因此，除一般检测项目，还需对纳米材料对吞噬细胞的相互作用、内皮细胞和 / 或单核细胞激活（如细胞黏附分子标志物、促炎因子、促凝因子等）潜能进行评估。

7.3.4　遗传毒性

遗传毒性是指材料对遗传物质的潜在伤害，一般通过对致突变性和诱裂性两种主要损害进行评估。遗传物质的损伤一般发生在体细胞或生殖细胞中，是癌症发生和发展的重要诱导因素之一，已经证实具有致癌性的物质中，大部分同样具有致突变性。

纳米材料引起遗传毒性的机理分为直接和间接两种。直接作用下，纳米颗粒可穿透细胞膜，进入细胞核并直接与遗传物质（DNA 或染色体）发生相互作用；间接作用下，纳米材料可通过氧化应激或炎症等作用机制诱发染色体或 DNA 断裂。

1. 体外遗传毒性

由于纳米颗粒不能被细菌摄取，故传统的细菌回复突变试验（Ames）不是评价纳米材料基因突变的首选方法。小鼠淋巴瘤基因（TK 基因）突变试验涵盖基因突变和染色体断裂两个检测终点，可作为纳米材料潜在致突变性的首选体外检测方法。

体外微核试验或体外染色体畸变试验以染色体结构突变作为检测终点，通常选择其中一项作为第二个体外遗传毒性评价方法。结果判定时，需综合考虑试验条件下细胞对纳米材料摄取能力、纳米材料溶解性以及纳米材料对试验体系的干扰。

2. 体内遗传毒性

体内遗传毒性应基于体外遗传毒性研究结果开展，需考虑材料在靶组织的暴露量以确定体内遗传毒性的评价策略，比如为了研究证实纳米颗粒不进入骨髓，则不宜选择骨髓进行染色体畸变试验。

7.3.5　局部毒性

1. 细胞毒性

纳米颗粒容易被细胞摄取，进入细胞内与生物组分相互作用扰乱细胞功能。细胞毒性常采用的检测指标有：细胞摄取、细胞裂解、细胞生长抑制、细胞集落形成、代谢活性、形态学影响、膜损伤等。尽管目前有匹配的方法应用于上述毒性指征的评估，但仍要根据纳米材料特性、预期暴露部位、细胞敏感性、特定受体和反应机制等因素对细胞系选择、试验体系的相容性、剂量的表征等因素进行综合考虑。

在细胞系的选择上，应考虑使用常规细胞和吞噬、非吞噬细胞进行细胞毒性试验。常规细胞有 L929 成纤维细胞、NIH 3T3 小鼠胚胎成纤维细胞、V79 仓鼠肺细胞等；吞噬细胞有RAW264.7 小鼠巨噬细胞、THP-1 人源已分化巨噬细胞。当常规细胞不足以代表纳米材料在靶器官、接触部位细胞、免疫细胞的摄取及生物效应时，应考虑使用其他合适的细胞进行试验，如当肝、肾为潜在靶器官时，可选择 HepG2 人源肝癌细胞、LLC-PK1 猪肾近曲小管细胞和人源 THP 衍生巨噬细胞。

2. 刺激性试验

刺激性试验通过材料与相应局部组织（如皮肤、黏膜、皮内组织、眼）接触，对材料引起局部组织的刺激性进行评价。目前常用的刺激性试验包括：眼刺激、皮肤刺激、阴道 / 直肠 / 口腔黏膜刺激、阴茎刺激、肌肉刺激、血管刺激和皮内反应，上述试验方法同样适用于生物医用纳米材料。

目前国内的刺激性研究主要是通过动物试验进行。虽然一些体外替代方法在化妆品领域大量应用，如用于评价纳米材料刺激性的大鼠经皮电阻试验、重建人表皮（RHE）试验、牛角膜混浊通透性试验等，但上述体外评价方法在医疗器械和药品领域的适用性仍需进一步证实。

3. 致敏试验

传统致敏试验通过材料与动物 / 体外试验的完整皮肤接触来评价材料的致敏潜能。但由于皮肤的屏障功能，纳米材料到达致敏的靶细胞和器官、皮肤树突状细胞和引流淋巴结的途径可能受限，如果材料预期应用范围不是完整皮肤，则得出的阴性结果不能认为是非致敏材料。大部分传统致敏试验方法已不适用于纳米材料的评价，如豚鼠封闭敷贴试验（Buehler, BT）、豚鼠最大剂量试验（GPMT）、小鼠局部淋巴结试验（LLNA）、人体斑帖试验（HPT）等，相关试验方法有待开发。

7.3.6　系统性毒性

1. 全身毒性试验

纳米材料被认为具有穿越所有生理屏障的潜力，若生物医用纳米材料存在全身暴露风险时，需进行全身毒性试验。全身毒性试验基于临床使用情况、纳米材料特性、暴露时间和毒代动力学研究等开展的，合理选择预期用于组织病理学分析的组织／器官，特别注意单核巨噬细胞系统（特别是肝、脾、淋巴结）、肾、脑、骨髓等对纳米材料的摄取情况。另外，材料的溶解度、剂量单位、剂量大小、接触频率和接触时间也可能会影响全身毒性试验结果。对于全身毒性试验需考虑的关键点为：

（1）溶解度　溶解度是纳米材料全身毒性评价的关键参数。水溶性纳米材料可能表现出与常规材料相似的毒性反应，但难溶的纳米材料可能使机体的清除能力和防御机制很快耗尽，从而导致体内蓄积和全身毒性反应。

（2）试验系统选择　试验系统选择通常基于受试物的药效学、药代动力学研究等相关文献资料提供的信息及试验系统的药效学反应差异，如敏感性、特异性和重现性，试验动物的种属（敏感度、与人类最相似度、开展研究的可行性）、品系、性别和年龄等因素。

（3）受试物／试验样品　受试物选择原则为能充分代表临床拟用的样品，考虑临床预期用途／适用范围、终产品状态、暴露特征等因素模拟人体暴露情况。受试物根据临床使用方法，可直接使用或经过配制／处理后用于试验，使用前应获取生产过程、关键质量特征、制剂等方面信息，配制后应考虑在不同浓度下溶媒的稳定性和均一性、药物释放率等特征是否发生改变。

（4）给药／接触途径

①经皮给药，关注不同皮肤状态（如完整、破损、患病）对纳米材料透皮的影响，材料与光照相互作用；②皮下给药，皮下给药后纳米药物进入角质层下，具有更高的致敏潜力，也可能增强对其他过敏原的敏感性；③鼻腔给药，纳米药物可能通过嗅神经通路和黏膜上皮通路等透过血脑屏障进入脑组织；④吸入给药，由于纳米颗粒可广泛分布于肺泡表面，并透过肺泡进入血液循环；⑤静脉给药，纳米材料静脉途径接触后其活性成分可能具有不同的组织分布和半衰期，可能会引起血液相容性变化；⑥口服给药，如果口服药物中含有不溶性纳米成分，应对其可能蓄积的组织进行评估；⑦原位接触，使用终产品或终产品替代材料，模拟临床预期用途／适用范围进行原位接触。

（5）检测时间和频率　根据纳米药物在不同组织器官中的蓄积情况、纳米器械代谢降解情况或组织恢复稳态情况，合理设置毒性指标的检测时间点和检测频率，必要时可考虑适当延长恢复期的时间和／或设置多个恢复期观察时间点。

（6）结果分析和风险分析　应重点关注与纳米材料相关的神经系统、生殖系统、呼吸系统、心血管系统毒性、遗传毒性、致癌性、免疫原性、免疫毒性（免疫激活、免疫抑制）、单核吞噬细胞系统功能、内分泌介导效应等，对组织靶向性、毒性特征和作用机制进行综合分析和评估。

2. 毒代动力学

（1）纳米药物　纳米药物受尺度、表面性质和形状等物理化学性质影响，药物的转运模式发生变化，其体内吸收、分布、代谢、排泄等药代动力学行为均可能发生明显变化。与常规药物不同，纳米药物可能在组织中存留时间较长，导致组织暴露量高于系统暴露量，这种蓄积作用在纳米药物多次给药后，可能产生明显的毒性反应。因此，毒代动力学有利于纳米药物在全身和／或局部组织的暴露量、组织分布和清除（必要时）以及潜在的蓄积风险的研究，为纳米药物毒性特征的阐释提供支持性数据。

（2）纳米医疗器械　应用纳米材料与纳米技术的医疗器械（简称纳米医疗器械）的毒代

动力学研究首先是基于对纳米材料暴露可能性的评价，如存在暴露，则可在其他试验中增加卫星组进行伴随毒代动力学研究或单独开展毒代动力学研究，考察纳米材料在主要组织器官中的分布、蓄积和清除特性，当存在相关发现时进行进一步研究，如伴随生殖 / 发育毒性试验开展毒代动力学研究，对胎盘、乳汁中的纳米材料进行定性和定量分析。

7.3.7　免疫原性和免疫毒性

纳米材料进入体内后主要经单核吞噬细胞系统（Mononuclear phagocytic system，MPS）的吞噬细胞清除，容易聚集到肝脏、脾脏和淋巴组织等 MPS 系统的组织器官中。此外，纳米颗粒容易与体液的不同成分相互作用形成生物分子冠层（如蛋白冠），进而被免疫细胞识别、捕获吞噬或者蓄积于 MPS 系统，引起免疫系统的免疫刺激（抗原性、佐剂特性）、炎症反应、免疫抑制、补体活化、过敏反应、细胞因子释放等，产生免疫原性和免疫毒性。生物医用纳米材料的免疫原性和免疫毒性研究一般是基于安全风险逐步开展。

首先，通常在常规全身毒性试验中通过考察血液学和血清生化、免疫器官的重量、脏器系数及组织学伴随检测免疫原性，包括 ADA 的筛选试验、确认试验、滴度试验以及中和活性试验，考察纳米材料对免疫系统的作用。

其次，若出现免疫学改变，将开展附加的免疫毒性研究，包括 T 细胞依赖性抗体反应（TDAR）、免疫表型分析、自然杀伤细胞（NK）活性检测、宿主抵抗力研究、巨噬细胞 / 中性粒细胞功能、细胞免疫试验等。

最后，根据研究需要对纳米材料诱导免疫原性和免疫毒性机制进行研究，以辅助与免疫系统相关风险评估。可通过体外模型评估生物医用纳米材料对免疫细胞的吞噬功能、趋化性、炎性因子、一氧化氮产生和信号通路等指标的影响。

7.3.8　神经系统毒性

纳米材料由于其小尺寸和高表面活性可透过血脑屏障进入大脑，还有报道发现纳米材料可通过嗅球 - 嗅神经通路到达大脑。此外，神经细胞清除纳米材料的速度非常缓慢。因此，纳米材料表现出比常规材料更大的在中枢神经系统蓄积的潜力。

生物医用纳米材料的神经系统毒性评价一般是基于安全风险逐步进行研究。首先，应关注其透过血脑屏障的情况（如血脑浓度比值），并在常规毒性试验中考察血液学和血清生化、动物行为学观察、神经系统组织病理学改变、安全药理学试验中功能性观察组合试验（FOB）等综合评价神经毒性风险，决定是否需要开展进一步研究。对具有潜在神经毒性风险的纳米材料，需进一步开展体外研究和体内动物试验。体内动物试验主要包括神经系统的安全药理学试验以及结合重复给药毒性试验开展的神经系统评价，例如神经系统组织病理学检查、神经元及胶质细胞毒性评价（特异性免疫染色）和动物中枢神经系统功能的改变等。必要时可追加进行神经递质、神经元结构及炎症因子、神经行为学等指标试验和使用成像技术追踪纳米材料及载体在神经系统内的迁移、分布和吸收等。

7.3.9　生殖毒性

纳米材料可通过血生精小管屏障，破坏支持细胞、间质细胞和生殖细胞，导致生殖器官功能障碍，对精子的质量、数量、形态和活力产生不利影响；通过胎盘屏障对胚胎早期发育产生不良影响，导致胎儿畸形；通过血乳屏障对子代的成长和神经发育等造成不良影响。同时，纳米材料进入母体内，可能对雌激素或孕酮等激素水平造成影响，从而引起生殖发育毒性。

生物医用纳米材料的生殖和发育毒性通过动物完整的生殖和发育周期进行评价，一般涵盖从亲代受孕到子代受孕的周期。这些周期可分为 A～F 六阶段（ICH S5R3），其中，A 为交配前到受孕；B 为受孕到着床；C 为着床到硬腭闭合；D 为硬腭闭合到妊娠结束；E 为从出生到离乳；F 为从离乳至性成熟。

生殖和发育毒性试验内容主要包括：受试纳米材料对性腺功能、发情周期、交配行为、受孕、妊娠过程、分娩、哺乳以及幼仔离乳后生长发育可能产生的影响。根据重复毒性试验得到的毒性结果和暴露情况，综合考虑是否需要开展和如何开展生殖和发育毒性试验。在缺乏证据可以排除生殖或发育风险的情况下，应考虑生殖和发育毒性试验，并结合生殖系统发育、神经系统发育和行为学研究、免疫系统发育、内分泌研究等数个毒性终点，同时在以上试验内容的基础上还应尽可能开展伴随毒代动力学研究，考察纳米材料分布和蓄积等特征的影响。

纳米材料的生殖毒性试验也可以考虑使用体外细胞模型进行初步筛选，如使用胚胎干细胞试验、微团胚胎毒性试验和整个大鼠胚胎培养的体外试验。

7.3.10　致癌性

纳米材料的致癌性可能与诱导氧自由基的产生、DNA 损伤和基因突变等原因有关。生物医用纳米材料致癌性试验开展前应充分收集前期相关资料。只有获得生物医用纳米材料的特性、可能的暴露途径和暴露方式、暴露时间、遗传毒性结果、拟用患者人群、临床用药方案、动物和人体药效学等关键信息，才能论证开展致癌性试验的必要性和合理性，可参考 ICH S1、OECD 451、OECD 453 等指导原则。

检测潜在致癌性的试验方案一般包括一项长期啮齿类动物致癌性试验和一种短期或中期啮齿类动物体致癌性试验或第二种啮齿类动物长期试验。在动物种属选择上，通常结合药理学、重复给药毒性试验、给药途径、毒代动力学等结果综合考虑。长期致癌性试验一般选择大鼠，短期致癌性试验可以考虑转基因小鼠模型，如 p53+/– 缺失模型、TgAC 模型、TgHras2 模型、XPA 缺失模型等。当首选物种出现可疑结果或者特定发现，或需要专门研究所观察到的毒性或者致癌性的作用机制时，则需进行第二个物种的致癌性研究。也可采用一些合适体外细胞模型对纳米材料的致癌性进行筛选，如 OECD 214 中给出的叙利亚仓鼠胚胎（SHE）细胞转化试验和 BALB/c-3T3 或 C3H/10T1/2 细胞转化试验。

致癌性试验的剂量选择是致癌性试验开展的关键点之一。其高剂量选择的标准考虑最大耐受剂量（MTD）、吸收饱和、最大可行剂量及限制剂量、25 倍 AUC 比值（啮齿类动物：人）等，其中 MTD、最大可行剂量通常认为是比较合适的终点。中、低剂量组的选择可考虑人体暴露量和治疗剂量、啮齿类动物正常生理学的改变、作用机制信息和潜在阈值效应等。

7.3.11　热原

热原是指进入机体后引起体温异常升高的物质。纳米材料引起热原反应的风险来源于激活机体免疫系统（如炎症）释放内源性致热原，以及其生产制备过程中吸附的微生物及其内毒素（LPS）等致热原。

目前对于材料引起致热原的研究有三种路径：①对材料细菌内毒素含量进行检测；②研究材料对单核细胞的激活能力；③通过家兔体内接触材料浸提液，检测动物体温升高的幅度。

细菌内毒素是材料安全性评价最常用的检测指标，但由于纳米材料的特性（如光学特性）会对试验中的试剂产生干扰导致假阳性或假阴性，故应根据具体情况选择适宜的方法。单核细胞激活试验（Monocyte-activation test，MAT）是检测材料在体外试验系统中引起 IL-1β、TNF-α 等致热因子升高的水平，用于检测纳米材料及其他生物热原相关的内毒素引起的致热反应。家兔热原检测法（Rabbit pyrogen test，RBT）是目前热原检查的金标准，该方法仅能评价材料经血液接触动物来评价致热原，接触方式限制了其应用。

7.4　生物医用纳米材料安全性评价新方法

根据前述的安全性评价法规、评价原则，生物医用纳米材料安全性评价的主要流程包括纳米材料物理化学性质表征（纳米原材料、产品中的纳米材料、生物组织样本中纳米材料的物理化学表征）和生物效应评价（毒性特性分析、代谢动力学表征等）两大部分。其中，毒性特性分析指出了在细胞、器官、个体水平的评价要点，都有较明确的评价指标和标准评价方法；而物理化学性质表征、代谢动力学表征，需关注纳米材料的物理化学性质及纳米材料在生物体的定量、定性、物理与化学状态是安全性评价的基础。由于纳米材料与生物体作用的复杂性，其安全性评价的方法学存在挑战，包括：①如何表征生物体内纳米材料的物理化学性质；②如何定量或定性分析与成像观察生物体内的纳米材料；③如何评价生物体内纳米材料的稳定性和化学存在形式；④如何评价代谢动力学过程与生物累积。针对这些挑战，下文介绍几类安全性评价新方法与新策略。

7.4.1　生物医用纳米材料的定量与半定量分析方法

药代动力学是生物医用纳米材料安全性评价的重要指标，研究生物体对纳米材料处置规律的科学，特别是血药浓度经时间变化的规律，包括机体的吸收、分布、代谢及排泄等过程，通过定量和半定量分析得到纳米材料在机体内的动力学参数。因此，建立和发展针对生物体系纳米材料的高灵敏定量检测方法，是推动纳米材料安全性评价研究的关键[1]。通常用于纳米材料定量分析的方法有无机质谱法、同位素标记法、色谱 - 质谱联用等。建立合适的分析方法后，应按要求进行特异性、准确度、精确度、灵敏度等的研究。定量分析方法应建立测定的标准曲线并确定其定量限、检测限和线性范围。

1. 无机质谱法

无机质谱法常采用电感耦合高频放电或其他方式使被测物质离子化分析，是测量无机物质的原子（或分子）组分、含量和分布的质谱分析法，主要用于无机元素微量分析和同位素分析等方面。首先将样品在离子源内离子化，形成离子束，通过质量分析器使离子束按质荷比分离并通过质谱记录，根据分离的位置或时间来确定离子质量以检定物质的组分，基于质谱强度测定各组分的含量，并通过测量、成像等技术以了解其分布，从而实现样品表面、微区（1~2μm）、单颗粒与整体的分析[2]。无机质谱法具有分析速度快、样品消耗量少、测试元素范围宽（从 H 到 U 全部元素）等优势。

电感耦合等离子体质谱（Inductively coupled plasma mass spectrometry，ICP-MS）是一种常规无机质谱分析方法，将电感耦合等离子体的高温电离特性与质谱仪的灵敏快速扫描的优点相结合而形成的一种高灵敏度的分析技术[3]。ICP-MS 可定量分析元素周期表中大多数元素，实现痕量和超痕量元素分析，具有检出限好（低至 ppt 量级）、线性范围广（可达 9 个数量级）、分析速度快（几分钟到几十分钟）等优点。针对生物样品中的纳米材料，常通过对样品预处理，实现纳米材料的溶液雾化，进而进行定量分析。由于 ICP-MS 具有高灵敏、定量的检测能力，可以在组织脏器水平测定纳米材料含量，也可在单细胞水平检测元素含量和摄入量、在单颗粒水平检测纳米材料的代谢与降解行为。

其中，单细胞电感耦合等离子体质谱（Single cell-ICP-MS，SC-ICP-MS）分析可用于快速检测单个细胞内纳米材料的含量[4]。该技术通过改进商品化的四级杆 ICP-MS 的数据采集方式和样品引入方式，将单个细胞收集到微流体管道或微采样器，通过等离子体化和质谱检测，实现单细胞水平的元素灵敏测量。在时间分辨模式下，SC-ICP-MS 通过质谱图的信号数量反映被检测细胞数量，其信号强度正比于每个细胞内元素含量。SC-ICP-MS 具有高灵敏度（低至 ppt，10^{-12} 浓度级别）、多元素检测、高通量等优点，可测量单个细胞纳米材料的含量，也可通过检测元素直接测量纳米材料及降解产物，具有快速灵敏检测的优势；因此，适合于研究细胞摄取、蓄积与外排等过程。此外，将激光烧蚀（Laser ablation，LA）作为 ICP-MS 的固体进样系统，结合微加工制备用于捕获细胞的微孔整列，并采用网格方式剥蚀阵列的单细胞，可实现 SC-ICP-MS 的单细胞高分析通量[5]。与溶液进样方式相比，LA-ICP-MS 具有原位、微区（低至 5μm）、快速等优点。此外，单颗粒 ICP-MS 是纳米材料检测新技术，使用飞行时间质量分析仪可测量纳米颗粒的尺寸分布、元素组成与质量、颗粒数量浓度等信息；然后根据纳米颗粒的密度和形状，结合质谱仪记录的质量，计算单个颗粒大小；通过测定生物样品中单颗粒纳米材料的粒径分布与元素相对含量，判断纳米材料化学稳定性和降解情况，从而用于代谢与降解过程研究[6]。

2. 同位素分析技术

同位素标记分析方法是不可替代、高灵敏度的定量分析方法，它能够区分样品中内源性和外源性的元素组成，常通过放射性同位素和稳定性同位素两种标记方法对纳米材料标记并进行体内示踪和定量研究[8]。例如，通过放射性同位素 ^{14}C 和 ^{125}I 标记碳纳米管（CNTs）、富勒烯、纳米金刚石、石墨烯等碳纳米材料，适用于在碳元素丰富的生物背景中研究碳纳米材料行为，可本征、快速、准确、高灵敏地定量分析生物体内的纳米材料。放射性同位素标记的局限在于标记和操作条件严苛，会产生放射性废物，需要有针对性处理[7]。而稳定同位素标记技术无放射性，对生物体无害，但是分离与纯化困难，价格昂贵，样品测试仪器昂贵。

以碳纳米材料为例，无论是放射性同位素还是稳定同位素，同位素标记碳纳米材料目前主要采用骨架标记、吸附或包覆（非共价）和侧壁标记（包括共价修饰等）三种方法。放射性同位素标记是应用广泛的纳米材料体内定量方法，常采用 ^3H、^{14}C、^{18}F、^{125}I、^{131}I、^{64}Cu、^{67}Ga、^{86}Y、^{99m}Tc、^{111}In 和 ^{166}Ho 等放射性同位素进行标记。骨架标记常采用 ^{14}C 标记碳骨架，标记的稳定性高，能本征反映纳米材料的性质；侧壁标记是将 ^{14}C 骨架标记的分子作为官能团通过共价修饰连接到纳米材料，但标记的稳定性略低，不能本征反映碳纳米材料的性质。此外，也可通过络合剂连接、直接连接和包封标记将放射性金属元素连接到碳纳米材料。经过放射同位素标记后，碳纳米材料可直接用于生物定量分析以及基于 PET、SPECT 的成像研究。而稳定同位素标记采用稳定同位素 ^{13}C 进行碳纳米材料的骨架标记，可用于研究碳纳米材料的结构和形成，定量表征生物体内分布、代谢和排泄的过程[9]。

纳米材料经同位素标记后，通过同位素比值质谱仪（IMS）、伽马计数、液体闪烁计数等方法进行定量分析，进一步检测纳米材料 / 纳米颗粒（如碳纳米材料、聚合物纳米材料、金纳米颗粒、量子点、银纳米颗粒、氧化锌纳米颗粒和 CeO_2 纳米颗粒等）在体内的分布、代谢、排泄和毒理学特征。对于稳定同位素标记的纳米材料，使用 IMS 进行定量测定，通过测定样品同位素比值来确定纳米材料的含量。对于放射性同位素标记的纳米材料，伽马计数、液体闪烁计数既可定量分析，也可通过放射成像定性观察体内纳米材料蓄积和转运过程。

7.4.2　生物医用纳米材料在生物体的化学状态评价方法

当纳米材料吸收进入生物体，在组织器官和细胞内发生分布和蓄积。生物体存在的复杂微环境如含有多种生物酶、氧化还原环境，细胞内涵体与溶酶体等酸性微环境，导致化学活性的纳米材料易发生氧化还原、催化与化学转化等反应，影响其代谢、降解、外排、纳米毒性。因此，生物医用纳米材料的安全性评价需要表征生物体的化学状态。

同步辐射光源具有频谱宽、亮度高、相干性和准直性好等特点。基于同步辐射的 X 射线吸收精细结构谱（X-Ray absorption fine structure，XAFS）是利用 X 射线入射样品前后的信号变化来分析样品的元素组成与电子结构的信息，是一种强有力的结构探测手段，包括扩展 X 射线吸收精细结构（EXAFS）和 X 射线吸收近边结构（XANES）。前者是指吸收边后 50~1000eV 范围内的震荡结构，后者是指吸收边附近 -30~50eV 范围内的结构；XAFS 能够获得如元素类型、键长、键角、化学价态、配位数、无序度等多种参数信息。同步辐射 XAFS 检测灵敏度高，能实现复杂样品、多元素背景、固体或液体环境的样品中纳米材料的检测[10]。

在生物体内的纳米材料，处于含水的环境，含量低，对检测灵敏度、空间分辨率、液体环境、快速表征等方面要求较高。XAFS 应用往高灵敏、高分辨、原位、动态、表面结构分析方面发展，能揭示纳米材料的化学变化过程和规律。通过固体多元探测器，能显著提高 XAFS 的分析灵敏度，检测元素质量分数低达百万分之几（ppm 级）；将 XAFS 与 X 射线显微成像结合可发展原位化学分析，研究材料的微区结构和动态变化过程；通过时间分辨的能量散射 XAFS 研究反应的动力学过程；通过电子产额探测技术检测表界面的电子结构。同时，新发展的 XAFS 技术，如原位 XAFS 和时间分辨 XAFS，可动态表征纳米材料在模拟体液（溶酶体模拟液、肠道模拟液）等生理环境的元素化学形态，揭示降解和代谢的化学机制。通过同步辐射原位化学分析，基于元素指纹信息进行高分辨成像与化学形态分析，检测生物体、组织脏器及单细胞纳米材料的空间分布与化学状态等信息，揭示纳米安全性效应的化学机制。

7.4.3　生物医用纳米材料的生物体成像方法

1. 活体成像

小动物活体成像是利用影像学技术，监测生物活体的生理病理状态，并基于纳米材料的物理特性，在光学、超声、射线、磁场等物理场下，检测生物体纳米材料的输送过程、精准定位和分布，提供体内蓄积的定量/半定量信息。小动物活体成像技术包括可见光成像（荧光成像、生物发光成像）与红外二区成像、核素成像、核磁共振成像、计算机断层扫描和超声成像等类型，为纳米安全性评价提供代谢动力学数据，通常具有非侵入性、高灵敏度、全身成像、实时成像等优势。

2. 非活体成像

（1）质谱成像　质谱成像技术可将元素定量分析与高分辨成像有机结合，为纳米材料的元素定量和空间分布的研究提供了关键信息。激光烧蚀剥离-电感耦合等离子体质谱（LA-ICP-MS）是一种代表性的质谱成像技术，使用纳秒脉冲激光作用于样品表面，导致样品加热、蒸发和电离；然后，将产生的颗粒和离子流通过恒定气流输送到ICP-MS，随后经过电感耦合等离子体电离并以离子形式传输，根据其随时间推移的质荷比进行分离和分析；同时，通过移动样品台逐点剥蚀样品，获得整个样品元素分布和定量信息。LA-ICP-MS的检测限低至十亿分之一（ppb级），具有微米级的空间分辨率，通过检测生物样品薄切片的主要和痕量元素组成分析，获得纳米材料在生物体空间分布和定位、蓄积等信息[11]。例如，通过LA-ICP-MS成像，研究金属纳米颗粒经静脉注射后在小鼠肾脏、肝脏和脾脏及亚器官的分布情况，比较纳米颗粒特性，如尺寸、电荷、表面修饰对组织器官分布、蓄积的影响，揭示转运、代谢和排泄的过程。为了解纳米材料在器官分布的细胞类型，常使用金属元素标记的生物分子或抗体作为金属标签以识别细胞表面蛋白，特异地标记组织脏器切片的不同细胞类型；通过LA-ICP-MS成像获得纳米材料与金属标签元素的分布与共定位信息，从而表征纳米材料在组织脏器的分布及其定位的细胞。目前，通过微透镜光纤的激光采样技术与ICP-MS结合，可将成像分辨率提高至400nm，从而在组织脏器甚至单细胞水平实现纳米材料高空间分辨成像[12]。

次级离子质谱（Secondary ion mass spectroscopy，SIMS）成像技术是基于离子束轰击被测样品的质谱成像技术，具有纳米级空间分辨率，用于单细胞水平的成像分析。在此基础上发展的飞行时间（TOF）-SIMS技术，定量研究Fe_3O_4纳米颗粒或SiO_2纳米颗粒在哺乳动物细胞的蓄积和空间分布；傅里叶变换离子回旋共振（FTICR）-SIMS技术观察纳米颗粒在大鼠大脑的分布；纳米SIMS则采用高能量一次离子束轰击样品表面，以低于100nm的高分辨率实现单细胞纳米材料成像。

（2）同步辐射成像　除了质谱成像技术，也可结合同步辐射技术与其他分析技术，基于元素指纹信息实现体内、组织脏器及单细胞水平极低含量纳米材料的检测与高分辨成像。

1）X射线荧光（XRF）成像。X射线荧光（XRF）成像是一种检测样品发出的具有特定元素特征能量的二次光子或荧光的技术，XRF光谱可作为指纹信息，适用于元素鉴定和半定量分析，具有高灵敏度和特异性，并通过逐步扫描实现样品的多元素分布成像。XRF分析不损失样品，通过测定待测元素的特征X射线谱线波长和强度，对纳米材料进行定性和定量分析，适合对组织脏器二维切片、单细胞内多元素空间分布成像与半定量研究。通过调整入射 X 射线光斑大小，实现微米（μ-XRF）和纳米（Nano-XRF）分辨的成像，达到几微米或亚微米、几十纳米分辨率，进而满足生物体纳米材料的高分辨化学成像需求。由于 X 射线成像非破坏性特点，在元素成像的基础上，可进一步针对感兴趣的样品区域，采用微束 X 射线近边吸收谱（μ-XANES）原位获得元素化学形态；综合样品元素成像和化学形态分析原位地研究纳米银颗粒、铜基纳米材料等空间分布与化学形式，研究其分布、降解与转化、代谢和排泄过程与毒性的机制[13]。

2）扫描透射 X 射线显微成像。扫描透射 X 射线显微成像（Scanning Transmission X-ray Microscopy，STXM）是一种先进的 X 射线谱学成像技术，结合高空间分辨的探针成像与高能量分辨的 X 射线谱学，常规方法包括元素二维与三维成像、透射 NEXAFS（谱学）、化学成分成像（堆栈分析）等。由于软 X 射线波长短（2~5nm），将软 X 射线探针聚焦为几十纳米（20~50nm）的焦点直径，在计算机控制下对样品逐步扫描，并在样品后面探测透过样品的 X 射线信号实现纳米分辨的二维成像。与此同时，X 射线吸收近边结构可作为元素指纹谱，在吸收边前、吸收边不同能量处的扫描成像，根据 X 射线的吸收衬度差异进行双能作图，便可获得特定元素及化学组分的分布成像。结合 STXM 的元素扫描成像与堆栈分析，可以原位表征元素不同化学组分的空间分布及各组分的比例。STXM 谱学成像具有高的空间分辨率（~30nm）、无损、非标记、元素特异的化学成像等特点，可观察元素不同化学组分的分布；灵敏度高、可对干燥细胞、液体环境或冷冻细胞或组织样品的成像；结合双能成像与三维重构，可观察纳米材料元素的三维空间分布信息。

STXM 作为化学成像和原位化学形态的分析方法，已应用于纳米材料与生物体相互作用研究。STXM 高分辨成像观察纳米材料与细胞作用[14]，如研究纳米材料的细胞受体识别、摄入与蓄积过程，可通过 XAFS 谱学成像和堆栈分析，表征纳米材料元素及不同化学成分的空间分布和比例，有助于研究纳米材料的细胞蓄积、氧化、降解和转化等作用过程与机制。

3）全场透射 X 射线显微成像。全场透射 X 射线显微成像（Full-field Transmission X-ray Microscopes，TXM）是通过一次 X 射线曝光即可获得样品完整二维投影信息；经过样品旋转，在不同投影角度下采集图像并进行计算机重建可获得样品三维成像信息，由于其具有高空间分辨能力，成为探索物质微观结构的"眼睛"，可表征纳米材料在组织器官或单细胞中的空间分布。同步辐射纳米分辨全场成像和 X 射线光谱学相结合可实现纳米分辨谱学成像，获取样品中元素及价态三维分布信息。谱学成像使用不同能量 X 射线扫描样品，既能获取样品形貌，也可根据样品不同化学成分对 X 射线吸收系数差异来提取化学成分信息，得到一系列具有空间分辨 X 射线吸收谱或能量分辨的 X 射线透射图像[15, 16]。

在软 X 射线"水窗"能量段（284~534eV），生物样品富含碳元素的生物分子和细胞器对 X 射线吸收系数强于氧元素，可实现吸收衬度成像。在低温冷冻装置下，无需染色和化学固定，直接通过 TXM 成像观察富含碳、氮的细胞器或亚细胞结构，即有天然衬度，就能得到含水细胞三维成像信息；并在单细胞水平获得细胞形貌、膜完整性、细胞器、脂滴等结构与数目以及纳米材料空间分布等信息。相对于软 X 射线，硬 X 射线穿透能力更强，适合更大尺寸细胞样品和器官的高分辨成像。由于生物样品富含的碳、氢、氧等轻元素与纳米材料的金属元素对硬 X 射线吸收系数不同，可通过 X 射线全场成像及三维重构获得脏器与细胞内纳米材料的空间分布、蓄积和外排等信息[17]。

样品对不同能量 X 射线的吸收效率不同，体现为成像灰度差异。根据纳米材料元素对吸收边前、吸收边的不同能量 X 射线吸收衬度的差异，采用吸收衬度成像表征纳米材料空间分布[16, 18]。进一步对 TXM 图像像素点灰度（吸收强度）扣除，获得该像素点的吸收谱曲线。结合 TXM 成像和 X 射线吸收谱分析，可实现纳米分辨三维谱学成像，获取样品中纳米材料的元素特异成像及价态的分布信息。该方法适合研究作用过程和原位化学信息，表征生物样品中纳米材料及其代谢物的空间分布、元素化学价态、降解与转化。

X 射线透射全场成像具有诸多优势，适合干燥样品和含水样品成像，在单细胞水平能达到 30nm 高空间分辨率，在组织器官水平能达到亚微米至微米的空间分辨率；并可实现元素及化学组分成像。此外，样品制备简单，无需荧光或金属染料标记，无需包埋切片，即可获得完整样品中纳米材料及化学组分空间分布成像的无损信息，用于研究细胞内吞、降解、外排等过程，以及纳米材料在组织脏器中的分布、蓄积、降解和清除过程。

7.4.4 生物医用纳米材料与生物分子表界面作用的分析方法

1. 蛋白冠组分与结构分析

蛋白冠的形成是一个复杂的动态过程，在纳米材料表面多种蛋白发生吸附与动态交换，由于亲和力的不同而形成软、硬蛋白冠。蛋白冠影响着纳米材料的代谢动力学与安全性，因此，蛋白冠分析是安全性评价的重要内容。目前，已有多种分析手段用于表征蛋白冠，如用电子显微镜、原子力显微镜和动态光散射技术表征蛋白冠的吸附厚度与形貌；SDS-PAGE 电泳、高速离心与密度梯度离心、尺寸排阻色谱等分离方法与液相色谱 / 质谱（LC-MS）相结合实现蛋白冠组分鉴定；石英微天平（Quartz Crystal Microbalance，QCM）、等温热滴定（Isothermal Titration Calorimetry，ITC）、微量热泳动仪（Microscale Thermophoresis，MST）、表面等离子共振仪（Surface Plasma Resonance，SPR）、生物层干涉技术（Biolayer Interferometry，BLI）用于表征纳米材料与蛋白质作用的解离常数、吸附计量比等热力学与动力学参数；圆二色谱、红外光谱、表面增强拉曼、核磁共振等可以用于表征蛋白冠构象。上述分析方法虽能获得蛋白冠的组成与结构信息，但仍然面临分析难题，如难以获得软 / 硬蛋白冠组分，难以原位表征其动态形成和演化过程，难以表征蛋白冠的结合界面结构。近年来，在蛋白冠组分原位分离与鉴定、结构分析、纳米 - 蛋白冠结合界面结构解析等方面发展的新方法，有助于开展蛋白冠研究。

（1）纳米材料与蛋白质作用结构的原位表征　冷冻电镜（Cryo-electron microscopy，Cryo-TEM）采用液氮冷却的液态乙烷，将样品以玻璃态形式快速冷冻以确保样品更接近原始状态，通过冷冻电镜表征高分辨的形貌结构。通过冷冻电镜研究蛋白质冠的结构与组成，使用蛋白质标签和位点特异性标记技术确定蛋白质在蛋白冠中的结构和方向，有助于识别构象变化。

同步辐射小角 X 射线散射（Small angle X-ray scattering，SAXS）与小角中子散射（Small angle neutron scattering，SANS）能够原位表征纳米材料与蛋白质作用的结构。SAXS 对电子更敏感，中子散射对氢元素敏感，可以原位表征在液体介质中纳米材料表面吸附的蛋白质厚度与吸附计量比。SAXS 通过高准直的单色 X 射线束照射纳米颗粒、纳米颗粒 - 蛋白复合物，由检测器记录各自散射图像信息，散射图案可以被径向平均，得到纳米颗粒 - 蛋白冠复合物的形状、尺寸分布，蛋白冠厚度，吸附计量比，蛋白质延伸性或柔韧性变化等信息。结合 SAXS、Cryo-TEM、能量过滤透射电子显微术（Energy filtered transmission electron microscopy，EFTEM），原位表征纳米材料与蛋白质作用：用 SAXS 表征在液体中纳米材料与蛋白作用的蛋白吸附层厚度；用 EFTEM 成像观察纳米颗粒 Si 元素表面的 C 元素层即蛋白冠形成；通过冷冻电镜样品三维重构，获得纳米颗粒与蛋白冠复合物的三维成像[19]。

SANS 是分析长波长中子（0.2~2nm）在 2° 以下小角度范围内的散射强度，测量尺寸处于几纳米到几百纳米范围内的物质结构。利用 SANS 获得纳米材料表面蛋白冠吸附厚度、空间位置、吸附蛋白的数目及蛋白构象等信息。同时，SANS 可区分氢同位素，从而调控中子散射长度密度的对比度；根据对比度的差异表征纳米材料各组分空间分布及吸附分子结构。用氘代可电离阳离子脂质（Cationic ionizable lipid，CIL）、氘代胆固醇制备脂质纳米颗粒（Lipid nanoparticles，LNP），基于 LNP 各组分散射对比度差异，通过 SANS 表征其磷脂组分、胆固醇、CIL、聚乙二醇修饰脂质各组分比例和空间分布；基于同位素散射长度密度，观察到在 LNP 表面胆固醇的分布密度是内部的 2~4 倍，CIL 在内部的分布密度是表面的 2 倍，还发现 LNP 与载脂蛋白作用会使表面和内部的脂质重新分布，改变 LNP 的结构。

（2）蛋白冠组分原位动态分析　为了研究蛋白冠组分，需要将纳米材料 - 蛋白冠复合物与游离的蛋白质、纳米材料进行分离，洗涤纯化并酶解，进而通过生物质谱鉴定蛋白质的种类和含量。常规的分离方法包括密度梯度离心、磁性分离、非对称流场流分馏法、水动力色谱以及尺寸排阻色谱法（Size exclusion chromatography，SEC）、凝胶电泳、毛细管电泳等。然而，大多数分离方法存在局限，因为分离过程打破了吸附和游离蛋白质的平衡，并且低溶解度蛋白可能会沉淀，从而被误认为是蛋白冠的一部分，因此，需通过差速离心分离、SEC、磁分离、微孔过滤等方法排除假阳性。此外，在每一个洗涤步骤中，纳米材料表面松散结合的蛋白质会被除去，使软蛋白冠的分析十分困难。针对软蛋白冠的分析难题，可结合生物层干涉技术（Bio-layer interferometry，BLI）与高分辨质谱实现蛋白冠的原位分离和分析（图 7-1）[20]。首先，在 BLI 的生物传感器表面，通过物理或化学吸附的方式锚定纳米颗粒；然后，将传感器浸入到生物体液或蛋白溶液，通过传感器实时监控纳米颗粒表面的蛋白吸附过程至平衡；接着，采用不同洗脱液，从蛋白冠外层到内层逐层洗脱，依次得到软、硬蛋白冠；经过酶解、生物质谱检测，获得软、硬蛋白冠的蛋白成分及相对丰度。该方法也适合研究蛋白冠的形成与演化过程，通过监控蛋白的吸附和解吸附过程，获得软、硬蛋白冠组分的动态变化情况及各组分定量信息。

（3）纳米材料与蛋白作用界面结构解析　X 射线吸收谱学技术（XAFS）作为一种结构表征手段，获得化学相互作用的指纹和化学吸附信息，可表征金属纳米材料与蛋白质的结合界面结构。由于蛋白质通过金属 - 硫键吸附到金属纳米材料表面，XAFS 能定量表征在金属纳米材料表面蛋白质吸附后硫的化学形态，利用吸附前后硫化学形态的变化并结合理论模拟，揭示结合的氨基酸位点及结合面等界面结构信息。通过该方法研究牛血清白蛋白 BSA 与金纳米棒的作用，结果表明，两者作用后，硫由二硫键转变为金 - 硫键，并且在金表面每个 BSA 形成 12 个金 - 硫键。根据这些定量信息与理论模拟，揭示两者作用的氨基酸位点与结合界面[21]。为了研究其他类型纳米材料与蛋白作用的界面，将蛋白质化学标记与生物质谱有机结合，通过两步同位素标记赖氨酸反应性的质谱分析，研究蛋白质与常规纳米材料作用的界面结构。该方法利用稳定同位素对蛋白质进行二甲基化标记，在纳米材料与蛋白作用前后，二甲基标记效率存在差异，经过蛋白酶解和质谱解析，获得标记效率显著降低的片段或结构域，即纳米材料结合的蛋白结构区域[22]。

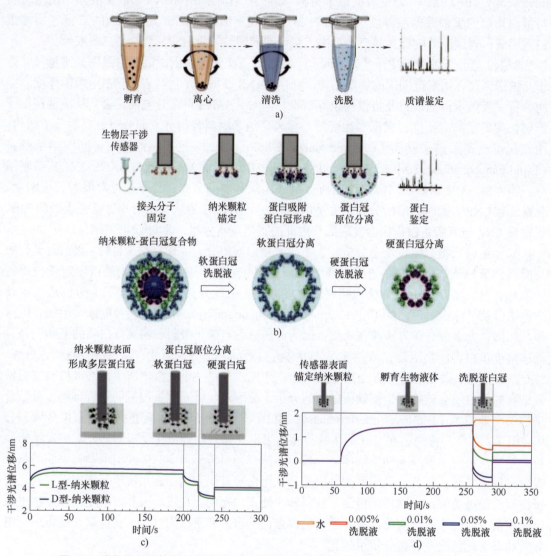

a)

b)

c)

d)

图 7-1　常规蛋白冠的离心分离法及基于垂钓的蛋白冠原位分析方法的原理示意图[20]

2. 纳米材料与脂质作用分析

　　纳米材料与脂质作用对其体内命运、生物安全性有着重要影响。目前，多种方法可用于研究纳米材料与脂质作用，脂类组分常通过脂质组学鉴定，显微成像、荧光分析、光谱学和电化学等可研究纳米材料与生物膜表面作用的形貌与定位，但难以在湿环境下获得超高分辨率的精细结构；而基于同步辐射 X 射线液体界面散射技术、表面增强红外谱、同步辐射与中子散射等技术可在液体环境中表征两者作用的界面结构。

　　（1）脂质组学分析纳米材料结合脂类　通过液相色谱与质谱联用（LC-MS）等脂质组学（Lipidomics）技术，鉴定和定量分析纳米材料表面吸附的脂质成分，首先将样品中的脂质分离，再进行质谱分析，以确定其相对分子质量、分子式等基本信息，同时检测出脂质组成和含量，具有高效、灵敏、准确、高分辨等优点。脂质组 LC-MS 检测应根据不同样品中脂质组成和含量的差异性，对不同样品进行分析、优化和调整，进行单独样品的分析。

（2）纳米材料与磷脂作用界面结构解析　研究纳米材料与脂质作用，需要在近真实环境的液体界面表征纳米 - 脂质作用界面精细结构，同步辐射小角 X 射线散射（SAXS）和液体界面散射等技术为研究纳米材料与脂质分子相互作用提供了先进分析手段。X 射线液体表面散射技术（LSXS）无需标记，适合液体环境的原位表征，具有高空间分辨率、高检测灵敏度特点，可获得在单位面积的磷脂表面吸附的纳米材料个数或密度、结合界面的高分辨结构、磷脂分子层结构、吸附方向等液体界面结构等信息。其中，同步辐射 X 射线反射（X-ray reflectivity，XRR）和掠入射 X 射线非镜面散射（Grazing incidence X-ray off specular scattering，GIXOS）是表面敏感的分析技术，可用于研究 Langmuir 磷脂单层的物理性质、结构和有序性，以及在空气 / 水界面上自组装的纳米颗粒薄膜结构。LSXS 可提供垂直和平行于液体表面方向的结构信息；基于磷脂单层气 - 液界面的电子密度分布可进一步测量膜厚度、磷脂表面吸附纳米颗粒的数量、吸附方向等信息，从而在亚纳米尺度原位研究纳米材料与自组装脂质分子膜作用的结构信息，揭示不同物理化学特性纳米材料与生物膜作用的构 - 效关系。例如，通过 XRR 与 GIXOS 技术与分子动力学模拟相结合，研究不同表面修饰的金纳米棒与磷脂作用的界面结构（图 7-2a），由于纳米材料表面活性剂配体比聚电解质配体的稳定性有很大差异，表面活性剂配体修饰的金纳米棒会导致磷脂层结构显著变化，如变薄、结构紊乱；而聚电解质配体修饰的金纳米棒对磷脂层结构无显著改变（图 7-2），揭示了表面配体影响磷脂结构和生物膜通透性[23]。

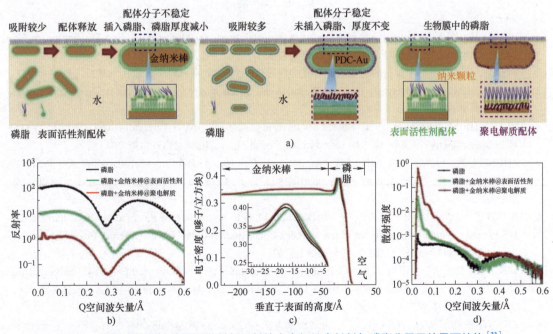

图 7-2　用同步辐射液体界面散射与反射技术表征纳米材料与磷脂分子层的界面结构[23]

SAXS 也可研究纳米材料与磷脂作用的界面结构，将磷脂分子组装的脂质体作为模型磷脂，原位研究在液相环境下纳米材料与脂质体的作用及其对生物膜结构与功能的影响。该方法根据纳米材料与脂质体作用前后，脂质体与纳米材料复合物的电子密度和散射强度等信息，获得脂质体尺寸分布、脂质双层厚度及结构、纳米材料与脂质体结合的计量比等信息；并与广角 X 射线散射联用，得到烷基链间距等信息，从而实现对凝胶、脂质和波纹相的准确测定。

表面增强红外吸收（SEIRA）也是一种表征纳米材料与脂质界面作用的高灵敏方法[24]。该方法基于纳米材料的金属表面等离子共振所产生的局部电磁场增强分子的红外振动吸收，通过光学近场效应消除溶剂分子的干扰，获得红外吸收强度的 10^5 倍数量级变化[24]。根据 SEIRA 的表面选择性和高灵敏、在中红外区水分子的强吸收等特点，可以检测到磷脂层表面的微小吸收变化。通过在固体载体上制备脂质双层膜，经电化学测试确定双层膜结构的完整性；然后通过 SEIRA 监测纳米材料诱导的界面水变化和磷脂膜差谱变化，表征纳米材料与磷脂膜作用力，包括磷酸基团静电斥力、氢键以及胆碱基团的静电和疏水相互作用。

7.4.5 体外替代方法

基于实验动物替代、减少和优化（3R）原则，在一些领域正开发替代的试验方法，如体外替代测试和计算机模拟研究。在选择体外替代测试和计算机模拟研究时，可根据国内法规要求，选择相应的替代方法对纳米材料进行毒理学测试，必要时可进行研究、验证、优化和调整。此外，快速发展的成像技术以及多种毒理组学技术（如基因组学、蛋白质组学和代谢组学等）可考虑作为毒性评价的补充研究。

参 考 文 献

[1] WANG L, YAN L, LIU J, et al. Quantification of Nanomaterial/Nanomedicine Trafficking in vivo [J]. Analytical Chemistry, 2018, 90: 589-614.

[2] 陈春英，等. 医用纳米材料的生物效应与安全性评价 [M]. 北京：科学出版社，2022.

[3] BEAUCHEMIN D. Inductively Coupled Plasma Mass Spectrometry [J]. Analytical Chemistry, 2010, 82: 4786-4810.

[4] YU X, HE M, CHEN B, et al. Recent advances in Single-cell Analysis by Inductively Coupled Plasma-Mass Spectrometry: A Review [J]. Analytica Chimica Acta, 2020, 1137: 191-207.

[5] ZHENG L N, FENG L X, SHI J WC, et al. Single-Cell Isotope Dilution Analysis with LA-ICP-MS: A New Approach for Quantification of Nanoparticles in Single Cells [J]. Analytical Chemistry, 2020, 92: 14339-14345.

[6] BUSTOS A R M, MURPHY K E, WINCHESTER M R. Evaluation of the Potential of Single Particle ICP-MS for the Accurate Measurement of the Number Concentration of AuNPs of Different Sizes and Coatings [J]. Analytical Chemistry, 2022, 94: 3091-3102.

[7] YIN Y G, TAN Z Q, HU L G, et al. Isotope Tracers to Study the Environmental Fate and Bioaccumulation of Metal-Containing Engineered Nanoparticles: Techniques and Applications [J]. Chemical Reviews, 2017, 117, 4462-4487.

[8] ZHANG P, MISRA S, GUO Z L, et al. Stable Isotope Labeling of Metal/Metal Oxide Nanomaterials for Environmental and Biological Tracing [J]. Nature Protocols, 2019, 14: 2878-2899.

［9］ CHANG X L, CHEN L Y, LIU B N, et al. Stable Isotope Labeling of Nanomaterials for Biosafety Evaluation and Drug Development［J］. Chinese Chemical Letters, 2022, 33: 3303-3314.

［10］ SUN Z H, LIU Q H, YAO T, et al. X-ray Absorption Fine Structure Spectroscopy in Nanomaterials ［J］. Science China Materials, 2015, 58, 313-341.

［11］ JANTARAT T, LAUTERBACH J D, DOUNGCHAWEE J, et al. Quantitative Imaging of The Sub-Organ Distributions of Nanomaterials in Biological Tissues Laser Ablation Inductively Coupled Plasma Mass Spectrometry［J］. Analyst, 2023, 148: 4479-4488.

［12］ MENG Y F, HANG W, ZARE R N. Microlensed Fiber Allows Subcellular Imaging by Laser-Based Mass Spectrometry［J］. Nature Protocols, 2023, 18: 2558-2578.

［13］ CHEN C, LI Y F, QU Y, CHAI Z, et al. Advanced Nuclear Analytical and Related Techniques for the Growing Challenges in Nanotoxicology［J］. Chemical Society Reviews, 2013, 42: 8266-8303.

［14］ WANG J, LIU J, LIU Y, et al. Gd-Hybridized Plasmonic Au-Nanocomposites Enhanced Tumor-Interior Drug Permeability in Multimodal Imaging-Guided Therapy［J］. Advanced Materials, 2016, 28: 8950-8958.

［15］ GUO Z L, ZHANG P, CHAKRABORTY S, et al. Biotransformation Modulates the Penetration of Metallic Nanomaterials Across an Artificial Blood-Brain Barrier Model［J］. Proceedings of the National Academy of Sciences of the United States of America, 2021, 118: 2105245118.

［16］ DING J, GUAN Y, CONG Y, et al. Single-Particle Analysis for Structure and Iron Chemistry of Atmospheric Particulate Matter［J］. Analytical Chemistry, 2020, 92: 975-982.

［17］ CAO M, WANG Y, WANG L, et al. In Situ Label-Free X-Ray Imaging for Visualizing the Localization of Nanomedicines and Subcellular Architecture in Intact Single Cells［J］. Nature Protocols, 2024, 19: 30-59.

［18］ WANG L M, ZHANG T L, LI P Y, et al. Use of Synchrotron Radiation-Analytical Techniques to Reveal Chemical Origin of Silver-Nanoparticle Cytotoxicity［J］. ACS Nano, 2015, 9: 6532-6547.

［19］ GALDINO F E, PICCO A S, CAPELETTI L B, et al. Inside the Protein Corona: From Binding Parameters to Unstained Hard and Soft Coronas Visualization［J］. Nano Letters, 2021, 21: 8250-8257.

［20］ BAIMANOV D, WANG J, ZHANG J., et al. In Situ Analysis of Nanoparticle Soft Corona and Dynamic Evolution［J］. Nature Communications, 2022, 13: 5389.

［21］ WANG L M, LI J Y, PAN J, et al. Revealing the Binding Structure of the Protein Corona on Gold Nanorods Using Synchrotron Radiation-Based Techniques: Understanding the Reduced Damage in Cell Membranes［J］. Journal of American Chemical Society, 2013, 135: 17359-17368.

［22］ LIU Z, YANG S, ZHOU L, et al. Structural Characterization of Protein-Material Interfacial Interactions Using Lysine Reactivity Profiling-Mass Spectrometry［J］. Nature Protocols, 2023, 18（8）: 2600-2623.

［23］ WANG L, QUAN P, CHEN S H, et al. Stability of Ligands on Nanoparticles Regulating the Integrity of Biological Membranes at the Nano-Lipid Interface［J］. ACS Nano, 2019, 13: 8680-8693.

［24］ WU L, JIANG X E. Recent Developments in Methodology Employed to Study the Interactions Between Nanomaterials and Model Lipid Membranes［J］. Analytical and Bioanalytical Chemistry, 2016, 408: 2743-2758.

应用纳米材料的医疗器械和纳米药物的监管科学

纳米材料和纳米技术的快速发展，为药品和医疗器械的发展提供了技术基础。纳米技术作为一项新兴技术，发展速度比监管环境和框架进展更快。在过去几十年中，监管部门和科研机构为解决这些问题付出了很多努力。监管科学是开发新的工具、标准、途径、（方法、技术和知识）来评价监管产品全生命周期的安全、有效、质量和性能的科学。本章总结了纳米材料和纳米技术在医疗器械和药品中的应用、纳米材料相关医疗产品的监管格局以及标准化工作现状。

8.1　纳米材料和纳米技术在医疗器械和药品中的应用

8.1.1　纳米材料和纳米技术在医疗器械中的应用

在过去 20 年中，纳米材料、纳米技术在疾病诊疗中的应用研发获得迅猛发展，为疾病的诊断和治疗提供了新的动力，纳米医学的快速发展也推动了生物医学工程、再生医学和医疗装备的进步。纳米材料和纳米技术的快速发展，为医疗器械的突破性发展提供了技术基础。最新研制的柔性纳米电子材料具有柔软、可拉伸变形、形状贴合人体曲线及佩戴舒适等特点，适用于新一代可穿戴设备，可连续监测人体在健康态指标长时期内逐渐发生的微小变化，开启体外可穿戴电子产品及体内植入电子设备的新应用[1]。在脑机接口领域，国家纳米科学中心方英研究员课题组研发的新型柔性纳米材料，在大鼠脑组织中植入后，获得了优异的生物相容性，有望作为脑机接口得到应用[2]。

随着纳米技术在医学领域应用的快速发展，国际上已有一些纳米生物材料类医疗器械产品获批上市。我国在 2004 年左右开始有相关纳米材料医疗器械产品上市，主要包括纳米银抗菌产品等。目前，在国家药监局网站以"纳米"或"Nano"作为关键词对国产和进口医疗器械进行检索，发现采用纳米材料的医疗器械有效注册证中最多的是含有纳米银的敷料类产品。此外，"远红外纳米级陶瓷粉"的纳米穴位敷贴，含有"纳米羟基磷灰石"的医用纳米羟基磷灰石／聚酰胺 66 复合骨充填材料，含有"NANOFILLED"填充材料的光固化树脂封闭剂，以及采用"Nano Hybrid"填充材料的通用树脂，包含"纳米填充材料"的自酸蚀黏结剂，包含"Nano-coated"的一次性使用钝头闭合切割手术器械等也在有效注册一列。

在体外诊断试剂方面，获批产品有"碳纳米管胶体金复合物"的人绒毛膜促性腺激素（HCG）快速检测试剂盒，基于胶体金法的乙型肝炎病毒表面抗体检测试剂、丙型肝炎病毒抗体检测试剂盒以及戊型肝炎病毒 IgM 抗体检测试剂盒，基于胶体金法的吗啡 / 甲基安非他明 / 氯胺酮 / 亚甲二氧基甲基安非他明 / 四氢大麻酚酸 / 可卡因联合检测试剂盒，基于纳米顺磁颗粒与化学发光结合的免疫分析技术新型冠状病毒（2019-nCoV）抗体检测试剂盒，基于胶体金法的新型冠状病毒（2019-nCoV）抗体检测试剂盒等。

8.1.2　纳米材料和纳米技术在药品中的应用

在过去几十年里，纳米药物已成功进入临床试验，也有部分产品获批上市。纳米药物市场由脂质体、纳米晶体、纳米乳液、聚合物 - 蛋白质偶联物和纳米复合物组成[3, 4]。越来越多的药物采用纳米材料或纳米技术以提高疗效，降低副作用，纳米材料和纳米技术在治疗肿瘤、心血管疾病、炎症、感染和神经退行性疾病方面具有广阔的应用前景。

1. 脂质体和脂质纳米粒（LNPs）

自 1985 年第一批脂质体进入临床试验，已有多种脂质体和 LNP 获准上市。脂质体是第一个被转化为临床用途的纳米药物。脂质体药物的成功进一步刺激了对脂质相关纳米粒的广泛临床研究。截至 2021 年 12 月 31 日，FDA、EMA 和 NMPA 已批准 20 多个脂质体和 LNP 产品上市。

纳米药物具有高效、低毒的性质，已广泛用于抗肿瘤的治疗。第一个上市的多柔比星脂质体是美国 Sequus 公司开发的 Doxil®，主要用于治疗复发性卵巢癌和人类免疫缺陷病毒（HIV）诱导的卡波西肉瘤（KS）。其他小分子抗肿瘤脂质体也受到广泛关注，如长春新碱脂质体 Marqibo®，用于急性淋巴细胞白血病（ALL）的治疗；阿糖胞苷脂质体 Depcyte® 用于肿瘤性脑膜炎（NM）的治疗；伊立替康脂质体 Onivyde™用于晚期胰腺癌的治疗。此外，市场上还有多款包裹大分子药物的抗肿瘤脂质体。如米法莫肽（MFT）多层脂质体 Mepact®，用于骨肉瘤的孤儿药。

脂质体常用于传染病的预防和治疗。早在 1990 年，EMA 便批准了治疗利什曼病的两性霉素 B 脂质体 AmBisome®。美国于同年批准了脂质体吸入制剂 Arikayce®，该举措代表着脂质体超复合制剂的一大进步。随着脂质体技术的不断进步，多款传染病预防疫苗相继推出，如用于抗疟疾的疫苗 Mosquirix®、mRNA 新冠疫苗（LNP）Comirnaty® 等。

脂质体也被用于其他治疗领域，包括疼痛治疗和光动力疗法（PDT）等。如用于临床镇痛的脂质体，吗啡脂质体 DepoDur™和丁呱质体 Exparel®；用于治疗老年性黄斑变性（AMD）和脉络膜新生血管（CNV）的脂质体的 PDT 组合制剂 Visudyne®；用于预防带状疱疹的脂质体疫苗 Shigrix® 及用于鸟分枝杆菌复杂性肺病的阿米卡星脂质体 Arikayce Kit®。

2. 药物纳米晶体（NCS）

截至 2021 年 12 月 31 日，已有超过 15 个 NCS 被批准用于临床。NCS 通过多种给药途径提供疏水药物，并在许多领域表现出色，如高载药量、长期稳定性、增强释放、屏障穿透和易于扩展的技术[4]。

1）NCS 用于心血管疾病治疗。第一个获批用于预防动脉粥样硬化和动脉内壁斑块导致中风和心脏病发作的 NCS 产品是非诺贝特 NCS——Tricor®，于 2004 年 11 月 5 日获批上市。

与微粉化的非诺贝特相比，它的口服生物利用度提高了 9%。另一种先进的非诺贝特 NCS 产品 TriGlide® 于 2005 年 5 月 7 日获批上市，在低脂饮食条件下，160mg 片剂纳米晶制剂的吸收率比 200mg 微粉化非诺贝特胶囊要高 32%。

2）NCS 用于抗感染治疗。第一个获得 FDA 批准用于治疗真菌感染的纳米晶产品是口服 Gris PEG，该产品由 Recro Gainesville LLC 于 1998 年生产，并被批准用于口服抗真菌药物治疗癣菌感染。2021 年，两种商品名分别为 Cabenuva® 和 Apreude® 的控释 / 缓释注射纳米晶产品获得 FDA 批准，用于治疗 I 型艾滋病毒（HIV-1）感染。前者是一种新型长效注射制剂（每月一次），可延长药物的释放时间。后者是一种暴露前预防用药，用于高危患者或体重超过 35kg 青少年的艾滋病毒治疗，以降低感染 HIV-1 的风险。

3）NCS 用于精神病和其他疾病的治疗。免疫抑制剂西罗莫司纳米晶被证明可预防 13 岁及以上肾移植患者的器官排斥反应。抗精神病药物（帕利培酮棕榈酸酯）的三种纳米晶产品 Invea Sustenna®（2009）、Invea Trinza®（2015）和 InVega Hafyera®（2021），分别可延长药物释放 1 个月、3 个月和 6 个月，已被批准用于治疗精神分裂症和分裂情感障碍，以及作为成年人的情绪稳定剂或抗抑郁药。

3. 聚合物纳米粒

聚合物纳米药物通常是指载有活性化合物的纳米颗粒，通常包裹在聚合物核中或吸附在聚合物核的表面。除了基于脂质的纳米药物和纳米晶，聚合物纳米药物可分为聚合物胶束、聚合物纳米粒和基于树枝状聚合物纳米粒。

聚合物纳米粒和胶束用于抗肿瘤治疗。常用的疏水性聚合物有聚乳酸（PLA）、聚乳酸乙交酯酸（PLGA）和多胺酸（PAA），而常用的亲水性聚合物有聚乙二醇、壳聚糖、透明质酸（HA）和 PVP。市场上常用的三种聚合物胶束纳米药物分别为 Genexol®PM、Nanoxel®M 和 Paclical®。Genexol® PM 是 2007 年在韩国、菲律宾、印度和越南被批准的紫杉醇聚合物纳米药物，其适应症包括转移性乳腺癌（MBC）、非小细胞肺癌（NSCLC）和卵巢癌。Nanoxel®M 是一种用于肿瘤治疗的多西他赛聚合物胶束制剂，于 2012 年获批使用。Paclical® 于 2015 年在俄罗斯获批用于卵巢癌治疗。此外，许多新型聚合物胶束的纳米药物正处于临床试验阶段。其他常用抗肿瘤聚合物纳米粒和胶束还包括白蛋白结合型紫杉醇 Abraxane®、多西他赛聚合物胶束 Nanoxel®M 等。

树枝状聚合物纳米粒用于抗感染治疗。到目前为止，只有 SPL7013 凝胶 Viva-Gel® 这一种树枝状聚合物纳米药物上市，其于 2006 年被批准用于预防 HIV 和单纯疱疹病毒（HSV）适应症。

4. 其他纳米粒

随着先进的合成或天然生物材料制备及药物传递系统的快速发展，各种新型纳米药物被开发成抗体 - 药物偶联物、细胞衍生载体、病毒载体、无机纳米颗粒、蛋白质纳米颗粒。这些纳米药物已广泛应用于治疗和诊断各种疾病，包括肿瘤、传染病、炎症、血液疾病、免疫学疾病、心血管疾病、神经系统疾病、精神疾病、内分泌和代谢疾病等。Ontak® 是第一个通过基因构建的融合蛋白，被认为是一种结合靶向机制和细胞杀伤部分的重组分子，可用于霍奇金病、类风湿性关节炎、银屑病、B 细胞非霍奇金淋巴瘤、皮肤 T 细胞淋巴瘤（CTCL）和 HIV 感染的治疗。而 Restasis® 是一种环孢菌素纳米乳剂，用于眼干燥症的治疗。与此同时，许多用于不同适应症的新型纳米药物仍处于临床试验阶段。

8.2　纳米材料医疗产品的监管格局

为应对纳米技术等新兴技术对医药行业监管的挑战，各国监管机构纷纷开展监管科学研究。监管科学的定义是：开发新的工具、标准、途径、方法和技术来评价监管产品全生命周期的安全、有效、质量和性能的科学[5]。当前，国际学术界关于纳米材料安全性还未达成共识，但各国监管机构均认为在含有纳米材料的药品和医疗器械进入市场前，对其中纳米材料的安全性进行评估研究是必要的，特别是对医用纳米植入物和药物的长期监测研究必不可少。全球监管机构都在努力制定战略，以规范其管辖范围内含有纳米材料的药品和医疗器械。尽管取得了这些进步，但众所周知，目前法规并不足以有效处理基于纳米材料产品的各个方面，尤其是毒性方面。本节将重点介绍各国监管机构制定的法规。

8.2.1　国际监管措施

1. 美国

2006 年，美国 FDA 成立了纳米技术（特别）工作组（task force），监管包含食品、化妆品、药品、医疗器械、动物相关产品在内的应用纳米技术和包含纳米材料的一系列产品。自 2009 年以来 FDA 在纳米技术研究方面累计投资超过 1.33 亿美元，并与其他国立研究机构共同成立了纳米表征实验室（Nanotechnology Characterization Lab）[6]。2011 年，FDA 开始组织研究、评价和出版纳米相关产品的行业指南。2014 年 FDA 组织发布了 *Final Guidance for Industry-Considering Whether an FDA-Regulated Product Involves the Application of Nanotechnology*（行业最终指南 - 考虑 FDA 监管的产品是否涉及纳米技术的应用）。2017 年，FDA 与白宫、美国国家纳米技术委员会以及其他美国政府机构以及国际监管机构，集中协调科学数据共享和政策方法，以确保纳米产品的安全性和有效性。2018 年 FDA 组织发布了纳米材料遗传毒性评估路线图。同年发布了 *Final Guidance for Industry-Liposome Drug Products*：*Chemistry*，*Manufacturing*，*and Controls*；*Human Pharmacokinetics and Bioavailability*；*and Labeling Documentation*（行业最终指南——脂质体药物产品：化学、制造和控制；人体药代动力学和生物利用度；和标签文档）。2022 年发布了 *Drug Products*，*Including Biological Products*（行业最终指南——含有纳米材料的药品，包括生物制品）。FDA 认为，在研究工程纳米材料的安全性、有效性、全球健康后果或监管状况时，应考虑纳米技术可能施加的任何独特品质和特性[7]。FDA 对含有纳米材料和纳米技术的产品要求包括风险框架，化学、生产和控制，尺度，人体药动学、生物利用度和毒理学，标签和文档，免疫原性以及环境的影响。

2. 欧盟

欧盟同样高度重视纳米技术领域的监管科学研究。欧盟于 2012 年 5 月成立了欧洲国际纳米药物理事会，专门研究与纳米药物安全性和有效性评价相关的科学问题。为欧盟委员会制定法规提供科学支持的新兴与新识别健康风险委员会（SCENIHR）于 2015 年 1 月制定了《医疗器械中应用的纳米材料潜在健康效应指导原则》，这是全世界第一份由监管机构制定的专门针对医疗器械应用的纳米材料安全性研究指导原则。

为帮助纳米药物开发人员准备药物上市许可申请，EMA 发布了一系列指导原则[8]，并于 2015 年 3 月 27 日修订了 2011 年发布的 *"Data requirements for intravenous iron-based nano-colloidal products developed with reference to an innovator medicinal product-Scientific guideline"*（参考创新医药产品开发的静脉注射铁基纳米胶体产品的数据要求 - 科学指南），有助于生成相关的质量、非临床和药代动力学临床比较数据，以支持参考创新产品开发的静脉注射铁基纳米胶体产品的上市许可。2013 年 3 月 13 日，EMA 发布的 *"Data requirements for intravenous liposomal products developed with reference to an innovator liposomal product-Scientific guideline"*（参考创新脂质体产品开发的静脉注射脂质体产品的数据要求 - 科学指南），有助于生成相关的质量、非临床和临床数据，以支持创新脂质体产品开发的静脉注射脂质体产品的上市许可。2014 年 10 月 1 日，EMA 发布 *"Development of block-copolymer-micelle medicinal products"*（嵌段共聚物胶束医药产品的开发 - 科学指南），为嵌段共聚物胶束药物产品的药物开发、非临床和早期临床研究提供了基本信息，这些药物产品影响体内掺入或偶联活性物质的药代动力学、稳定性和分布。这是厚生劳动省和欧洲药品管理局的联合反思文件。2013 年 8 月 15 日，EMA 发布了 *"Surface coatings: general issues for consideration regarding parenteral administration of coated nanomedicine products-Scientific guideline"*（表面涂层：关于涂层纳米药物产品肠胃外给药的一般考虑问题 - 科学指南），介绍了在专为肠胃外给药而设计的包被纳米药物产品的开发和生命周期中需要考虑的问题。

3. 日本

日本厚生劳动省（MHLW）、药品和医疗器械管理局（PMDA）、国立卫生科学研究所（NIHS）和医学研究开发机构控制着该领域的监管和监管科学。MHLW 下属独立行政法人医药品医疗器械综合机构（PMDA）成立了纳米医药工作组（Nanomedicine Initiative WG），以解决纳米医药的监管政策与技术问题[9]。

8.2.2　国内监管措施

在纳米医药领域，中国的发展与世界基本同步。在医疗器械产品中，除含有纳米银的敷料类产品，还有纳米穴位敷贴、纳米复合骨充填材料、牙科充填材料等产品，以及采用纳米材料或纳米技术的体外诊断试剂（IVD）已获批上市。科学界始终致力于纳米安全性研究。依据文献计量分析结果[10]，中国纳米材料安全性论文的发表数量逐年增长，这表明纳米安全性正受到越来越多学术研究人员的关注。然而，目前尚无具体的系统性指导原则来阐明纳米材料在医疗器械领域的风险。因此，为尽快推进纳米技术和纳米材料在医药领域的应用，迫切需要监管部门和科研部门的通力合作，通过制定指导原则、推进标准化工作等来系统地指导纳米材料安全性和有效性评价。

国家药品监督管理局（后文简称国家药监局）历来高度重视纳米技术医药产品监管。2020 年，批准了由国家纳米科学中心牵头，国家药品监督管理局医疗器械技术审评中心和中国食品药品检定研究院共同组建国家药品监督管理局纳米技术产品研究与评价重点实验室，该实验室以服务国家纳米医疗器械科学监管为宗旨，建立医疗器械领域技术 / 产品研究评价体系，深入探索纳米技术产品研究评价方法，深入探索纳米技术 - 产品性能 - 生物功效内在规律。2021 年 2 月，该实验室被国家药监局认定为第二批重点实验室（国药监科外函〔2021〕17 号）。2021 年 4 月，重点实验室建设方案报送国家药监局，正式开展相关研究工作。2021 年 6 月，国家药监局确定并发布了中国药品监管科学行动计划第二批重点项目。

该项目以纳米医疗器械指导原则体系构建作为核心任务，同时也是我国监管部门对纳米医疗器械安全性、有效性开展评价的系统性工具。

1. 指导原则制定

从 2020 年起，国家药监局医疗器械技术审评中心开始着手起草《应用纳米材料的医疗器械安全性和有效性评价》系列指导原则，该指导原则体系如图 8-1 所示。

《应用纳米材料的医疗器械安全性和有效性评价指导原则第一部分：体系框架》已于 2021 年 8 月由国家药监局正式发布，这也是国家药监局发布的第一个纳米医药相关指导原则。2023 年 4 月，《应用纳米材料的医疗器械安全性和有效性评价指导原则 第二部分：理化表征》国家药监局医疗器械技术审评中心在网站发布。

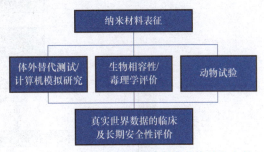

图 8-1　应用纳米材料的医疗器械安全性和有效性评价体系

应用纳米材料的医疗器械风险评估最重要的因素是纳米材料从医疗器械中释放的可能性，应按照 GB/T 16886.1—2011《医疗器械生物学评价 第 1 部分：风险管理过程中的评价与试验》进行风险评估。与纳米材料释放相关的风险评估的阶段性方法如图 8-2 所示。

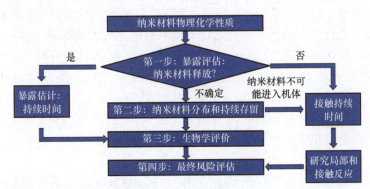

图 8-2　应用纳米材料的医疗器械风险评估：阶段法

根据医疗器械风险评估的普遍原理以及纳米材料的特殊风险，将应用纳米材料的医疗器械风险评估分为四个阶段：暴露评估（纳米材料释放）、纳米材料分布和持续存留、危害识别（生物学评价）、最终风险评估。应用纳米材料的医疗器械安全性评价流程如图 8-3 所示。

国家药监局药品审评中心于 2005 年 10 月 20 日组织国内制剂学、药理毒理以及临床领域专家，召开细胞毒类抗肿瘤药脂质体制剂专题讨论会[11]。2020 年 10 月 22 日，为推进特殊注射剂化学仿制药的研究与开发，在国家药监局部署下，国家药监局药品审评中心发布了《盐酸多柔比星脂质体注射液仿制药研究技术指导原则（试行）》和《注射用紫杉醇（白蛋白结合型）仿制药研究技术指导原则（试行）》。2022 年 11 月 25 日，为进一步指导注射用两性霉素 B 脂质体生物等效性研究的实施和评价，国家药监局药品审评中心发布了《注射用两性霉素 B 脂质体生物等效性研究技术指导原则》。2023 年 10 月 19 日，为规范和指导脂质体药物研究与评价，在国家药监局的部署下，国家药监局药品审评中心发布了《脂质体药物质量控制研究技术指导原则》《脂质体药物非临床药代动力学研究技术指导原则》。

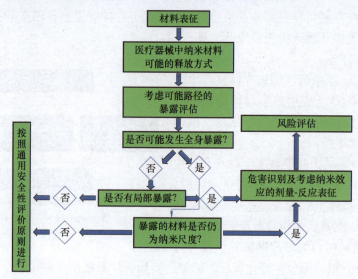

图 8-3　应用纳米材料的医疗器械安全性评价流程图

2. 标准化工作

纳米材料标准直接影响纳米技术和纳米材料相关医疗产品的转化，对于科学界、社会以及患者都至关重要。目前，全国医疗器械生物学评价标准化技术委员会纳米医疗器械生物学评价分技术委员会已经完成的标准化工作有国家标准化技术性指导文件 GB/Z 16886.22—2022《医疗器械生物学评价 第 22 部分：纳米材料指南》，推荐性行业标准 YY/T 0993—2015《医疗器械生物学评价 纳米材料：体外细胞毒性试验（MTT 试验和 LDH 试验）》、YY/T 1295—2015《医疗器械生物学评价 纳米材料：细菌内毒素试验》、YY/T 1532—2017《医疗器械生物学评价 纳米材料 溶血试验》、YY/T 1863—2023《纳米医疗器械生物学评价 含纳米银敷料中纳米银颗粒和银离子的释放与表征方法》。

8.3　标准化工作现状

基于全球视角，目前关于纳米材料的标准主要包括：纳米材料的定义 / 分类、纳米材料的相互作用、纳米材料的剂量测量、纳米材料的表征、纳米材料的毒理学评价、纳米材料的生物分布和纳米材料的风险分析。

8.3.1　纳米材料的定义 / 分类

根据 GB/T 19619—2004《纳米材料术语》，纳米材料是物质结构在三维空间中至少有一维处于纳米尺度，或由纳米结构单元构成的具有特殊性质的材料，这个定义可能排除了无法测量尺寸的纳米材料。

8.3.2　纳米材料相互作用

纳米材料既可以彼此相互作用也可以与其所处的环境相互作用。根据其相互作用的强度形成团聚体（类似于每个纳米材料的表面积之和）或聚集体（小于每个单个纳米材料的表面积之和）。纳米材料可以与生物体的调理素结合，被单核 - 巨噬细胞系统捕获，导致纳米材料被吞噬和清除。纳米材料的分散性和溶解性可能与其毒性特征有关。

8.3.3 纳米材料剂量测量

纳米材料剂量是确定纳米材料受益 / 风险比的基本参数，取决于测量方法和考虑的剂量类型。给药体积、分散介质、均质化与给药间隔时间、纳米材料之间涉及的力的类型以及尺寸分布均会影响纳米材料的有效剂量。使用广泛的参数是每单位体积纳米材料的质量或数量。

8.3.4 纳米材料的表征

纳米材料的表征是评估纳米材料的重要步骤。涉及的标准主要包括 XPCEN-EX17010、ISOTC 229、ISO 10993-18、ISO 13014、ISO 13097、ISO 13099-1/2/3、ISO 13318-1/2/3、ISO 17200、IS 18196、ISO 18757、ISO 19006、ISO 19590、ISO 21363、ISO 22412、OECD-15。下面列出了可能影响其体内毒性 / 功效或行为的不同纳米材料特性：

1）尺寸 / 尺寸分布。通过估计纳米材料的球面直径、长度、宽度、表面、体积以及这些参数的分布来评估。

2）聚集体 / 团聚体。它们是强（聚集体）或弱（团聚体）相互作用的纳米材料组件。

3）形状对应于纳米材料表面的轮廓。同一纳米材料可以具有不同的形状，这些形状由特定的设计术语定义，例如球形、矩形和立方体。

4）各向同性 / 各向异性。通过测量几何各向异性的纳米材料最小和最大长度之间的比率或测量磁各向异性的各向异性常数来评估。

5）表面积。定义为纳米材料周围的气体、液体或吸附剂可触及的纳米材料的表面。

6）组合物。包括具有有关纳米材料的杂质水平和化学计量信息的化学组合物，以及定义纳米材料的晶体和空间组参数的晶体组合物。

7）表面电荷或 Zeta 电位。即纳米材料表面的电荷，其中较大的 Zeta 电位值可通过促进它们之间的排斥来稳定纳米材料的分散，而低 Zeta 电位值会产生比排斥更强的纳米材料吸引力，从而导致纳米材料聚集。

8）溶解度 / 分散性。即纳米材料能够均匀地溶解或分散在溶剂或其他材料中，而不形成沉淀、聚集、溶解或改变其特性（如尺寸、形状、电荷）的程度或浓度。

8.3.5 纳米材料的毒理学评价

纳米材料开展的毒性测试类型取决于纳米材料与生物体之间相互作用的持续时间及生物体与纳米材料接触的器官、细胞、生物实体的类型和数量。

1）体外细胞毒性。根据 ISO 10993-5 评估的细胞毒性是由纳米材料在细胞水平上诱导的毒性。评估过程中，可以考虑许多可能对其产生影响的参数，如测试类型、纳米材料的组成、测试细胞的类型、孵育时间、是否加血清、细胞内吞、与细胞一起孵育的纳米材料的数量、纳米材料沉降 / 聚集速率、扩散与沉降、产生氧自由基、纳米材料的降解导致某些原子 / 离子的释放来自纳米材料。

2）遗传毒性。其评估方法描述于 ISO 10993-3，包括体外微核试验。当胸苷激酶基因使用哺乳动物细胞表达次黄嘌呤-鸟嘌呤磷酸核酸转移酶（HPRT）或黄嘌呤-鸟嘌呤磷酸核硼基转移酶（XPRT）时寻找 DNA 改变（OECD 476）；当基因 L5178Y 和 TK6 用于表达小鼠淋巴瘤时对 DNA 或染色体损伤的监测（OECD 490）；体内碱性彗星试验，其中在从动物组织分离的细胞或细胞核中寻找 DNA 链断裂（OECD489）；在哺乳动物红细胞中搜索微核的体内微核测试（OECD 474）；哺乳动物体内染色体畸变试验，其中监测动物骨髓细胞中的染色体畸变（OECD 475）；TGR 基因突变试验，其中在啮齿动物组织中测量突变（OECD 488）。

3）致癌性。可以根据 OCDE 451、OCDE 453 和 ISO 10993-3 来评估致癌性，使用啮齿动物在其一生中经常接受纳米材料，同时监测肿瘤的出现以及其他副作用。

4）生殖毒性。可根据 ISO 10993-3、ODCE 421、ODCE 414、ODCE 415、ODCE 416 和 ODCE 422 进行评估，使用雌性啮齿动物或兔子在偶联后几天接受纳米材料，然后监测毒性对胎儿发育的影响。

5）免疫毒性。根据 ISO/TS 10993-20、EHC 180、EHC 236 进行评估，通过：①检测体内重复施用纳米材料后免疫抑制/免疫刺激的最初迹象；②监测免疫细胞产生的核因子 κB；③评估纳米材料吞噬作用、嵌合性或巨噬细胞产生硝酸。

6）皮肤致敏性。根据 ISO 10993-10 评估，①在动物皮肤表面应用含有纳米材料的贴片，释放纳米材料，然后监测红斑和水肿（测试 BT、GPMT）；②动物耳朵后部局部应用纳米材料，然后测量淋巴结中淋巴细胞的增殖（LLNA 测试）。

7）刺激性。根据 ISO 10993-10 评估，在兔子身上进行测试，其中 0.5g/0.5mL 纳米材料涂在兔子的皮肤上，纳米材料区域被绷带覆盖数小时，并在取下绷带后监测红斑和水肿的存在。

8）血液相容性。根据 ISO 10993-4 评估的血液相容性使用内皮细胞和单核细胞的共培养模型测量血栓的形成、凝血、斑块聚集、白细胞活化、溶血、补体系统活化。

9）全身毒性。根据 ISO 10993-11 评估全身毒性，使用接受单次（急性毒性）或重复（慢性毒性）纳米材料给药的啮齿动物来测量纳米材料对器官的潜在毒性。给药的频率和剂量根据可预见的临床方案进行调整。为了评估毒性，测量动物的体重或水/食物消耗量的变化，监测宏观或临床病理。毒性也通过组织学分析、肿块变异或器官、组织或血液分析来检查。某些特定的纳米材料特性会对全身毒性产生影响，例如：①它们（或不）跨越生理屏障的能力，②它们与器官或组织接触时的潜在溶解，③它们在器官/组织中的可能积累。应特别注意单核吞噬细胞系统（肝脏和脾脏）、肾脏、大脑、骨髓，这些地方已经显示出一些纳米材料的积累。

10）热原。根据 ISO 29701、ISO 10993-11、USP 85、USP 151、ANSI/AAMI ST72 评估纳米材料的热原性。纳米材料表面可能存在的内毒素（如脂多糖）残留现象，主要归因于其高比表面积的物理特性对生物分子的吸附作用。美国药典建议在足够高的温度下处理纳米材料足够长的时间，以将内毒素的浓度降低到可接受的水平（通常最低温度为 250℃超过 30min，USP 1995）。热原性可通过以下方法测量：①在消除该测试与纳米材料之间的干扰后，按照 ISO 29701 进行鲎胺细胞裂解物（LAL）测试，②单核细胞活化测试（MAT），③兔子测试。

8.3.6 纳米材料的生物分布

纳米材料的生物分布特性取决于它们的内在特性，例如它们的大小、化学成分、电荷、

疏水性 / 亲水性、几何形状、形成聚集体 / 团聚体的倾向[12]。它们还与进行生物分布测试的条件有关，即它们的给药方式、动物物种的选择、纳米材料环境（如注射介质）、注射剂量、检查样品 / 组织的类型以及检查的频率。最后，它们受到所采用的表征方法的影响。目前仍缺乏指定一组应用于生物分布研究的参数的标准。由于这些材料之间的差异，生物分布行为很难推广到所有纳米材料。用于评估生物分布特性的方法在当前标准中也存在未解决的讨论，是否考虑纳米材料降解的情况也未有定论。

8.3.7　风险分析

根据 ISO 15499、ISO 14971、ISO 10993-22 进行风险分析可估计纳米材料可能造成损害的概率和严重程度。纳米材料可能造成损害的概率与纳米材料的暴露有关，主要取决于人体接触纳米材料的强度、频次和持续时间，纳米材料的给药方式，生物体吸收的纳米材料的数量，纳米材料在体内的命运。纳米材料可能造成损害的严重程度与纳米材料的生物学风险有关，主要取决于纳米材料的表征、纳米材料的制备、纳米材料的剂量选择和风险、测试方法、纳米材料毒代动力学、纳米材料风险描述（包括剂量 / 响应和作用机理）。

8.4　总　　结

近年来，习近平总书记在谈到科技创新与发展时，多次谈到"纳米科技"，体现了其对纳米技术进展的关注和关心。目前正是我国应用纳米材料医疗器械和纳米药物领域赶超国际强国的机遇。国际上包括中国在内的所有国家都面临着"论文众多，专利众多，但产品极少"的瓶颈性问题。纳米材料的特殊结构可突破传统的吸收途径和吸收方式，因此其在物理化学性质、药理学、药效学、药代动力学等方面可能表现出新的特征。同时，应用纳米材料的医疗器械和纳米药物过程中，会涉及具有功能各异、性状多样且种类繁多的不同种类纳米材料。这些纳米尺度的材料与生命体系相互作用，会产生特有的生物学效应及健康效应。针对海量的候选纳米材料，一方面需进行全面的功能有效性评价工作，另一方面系统性地生物体系安全性评价也是必不可少的。纳米技术在为应用纳米材料的医疗器械和纳米药物突破性创新发展带来新机遇的同时，也给监管部门带来了新挑战，还需要以系列指导原则编写和相关国 / 行标制订为重点工作，初步构建起适应我国相关科研领域和产业发展，符合纳米医药技术发展规律，具备先进性、可行性和拓展性的安全性有效性的评价体系。

参 考 文 献

[1] CHEN K, REN J, CHEN C, et al. Safety and effectiveness evaluation of flexible electronic materials for next generation wearable and implantable medical devices [J]. Nano Today, 2020, 35：100-939.

[2] GUAN S, WANG J, GU X, et al. Elastocapillary self-assembled neurotassels for stable neural activity recordings [J]. Science Advances, 5 (3)：2842.

[3] SHAN X, GONG X, LI J, et al. Current approaches of nanomedicines in the market and various stage of clinical translation [J]. Acta Pharmaceutica Sinica B, 2022, 12 (7)：3028-3048.

[4] JIA Y, JIANG Y, HE Y, et al. Approved Nanomedicine against Diseases [J]. Pharmaceutics, 2023, 15 (3), 774.

［5］ HAMBURG M A. Advancing Regulatory Science［J］. Science, 2011, 331 (6020): 987-987.

［6］ ALI F, NEHA K, PARVEEN S. Current regulatory landscape of nanomaterials and nanomedicines: A global perspective［J］. Journal of Drug Delivery Science and Technology, 2023, 80: 104118.

［7］ ZHU, S, LI, L, GU, Z, et al. 15 Years of Small: Research Trends in Nanosafety［J］. Small, 2020, 16 (36): 2000980.

［8］ BOUDREAU M D, IMAM M S, PAREDES A M, et al. Differential effects of silver nanoparticles and silver ions on tissue accumulation, distribution, and toxicity in the sprague dawley rat following daily oral gavage administration for 13 weeks［J］. Toxicological Sciences, 2016, 150 (1): 131-160.